王志刚 著

王志刚

医案医论集

U0130014

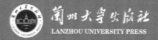
兰州大学出版社
LANZHOU UNIVERSITY PRESS

图书在版编目（ＣＩＰ）数据

王志刚医案医论集 / 王志刚著. -- 兰州 ： 兰州大学出版社，2023.5
ISBN 978-7-311-06483-9

Ⅰ．①王… Ⅱ．①王… Ⅲ．①医案－汇编－中国－现代②医论－汇编－中国－现代 Ⅳ．①R249.76

中国国家版本馆CIP数据核字(2023)第145256号

责任编辑　米宝琴　宋　婷
封面设计　琥珀视觉

书　　名　**王志刚医案医论集**
作　　者　王志刚　著
出版发行　兰州大学出版社　（地址:兰州市天水南路222号　730000）
电　　话　0931-8912613(总编办公室)　0931-8617156(营销中心)
网　　址　http://press.lzu.edu.cn
电子信箱　press@lzu.edu.cn
印　　刷　西安日报社印务中心
开　　本　710 mm×1020 mm　1/16
印　　张　19.25(插页2)
字　　数　288千
版　　次　2023年5月第1版
印　　次　2023年5月第1次印刷
书　　号　ISBN 978-7-311-06483-9
定　　价　58.00元

序

《孟子·梁惠王上》曰："医者，是乃仁术也。"此意原在解释医学的本质是为仁爱之术，后世则将此引申，专指行医之人怀有一颗仁爱之心，而今则又多指重德精术之医者。

今有陇上医者王志刚主任医师，自幼持仁德，喜读书，善思考，于中医药大学系统学习各科专业知识，继而进入临床岗位，视患者如亲人，把传承和弘扬中医学作为终生己任，勤求古训，博采众长，实践不懈，总结不息。他坚守临床从未有缺，三十五年如一日的付出，他在内科常见病、多发病及疑难重病，特别是内分泌糖尿病、心脑血管病、脾胃病、肾病等临证辨治方面积累了丰富的临床经验，在中医基本理论方面也有自己独到的见解和体会。他还先后发表论文数十篇，出版学术专著四部，主持参与省市科研课题数十项，荣获甘肃省皇甫谧中医药科技进步奖和天水市科研进步奖等十余项，带领工作室团队研发院内制剂数种。

近期，我有幸阅览了由王志刚主任医师主编，其传承工作室团队汇总精选，反映其数十年临证经验的《王志刚医案医论集》（简称《论集》）。《论集》所收个案，细叙症状，详辨病机，明晰治法，精遣方药，实述疗效，集经方研究之大成，重启迪开拓临证思维，旨在不竭提高临床疗效，服务百姓健康。《论集》内容遵循学术精髓，彰显时代使命，在充分继承传统的基础上广泛运用现代科学，使中医既保持传统特色，又体现创新理念。

唯愿《论集》能给予广大基层医务工作者及患者以借鉴、参考、启发和帮助，为护佑健康做出积极贡献！

乐为之序。

2023年3月23日

前　言

早在2015年，习近平总书记就指出："中医药学是中国古代科学的瑰宝，也是打开中华文明宝库的钥匙。"他强调，切实把中医药这一祖先留给我们的宝贵财富继承好、发展好、利用好，在建设健康中国、实现中国梦的伟大征程中谱写新的篇章。

正是基于对中医药事业的热爱和对传承发展中医药的坚持，以及更好地服务百姓健康的初心，近四十年来，王志刚主任医师秉承"人民至上，生命至上"的服务宗旨，坚守大道至简、大医精诚的职业操守；坚信中医药的生命力贵在疗效；坚持师古而不泥古，不囿于一偏之见，不执着一家之言，在采撷百家之长的基础上，善于化裁，勤于思辨。临证强调身心并调、四诊合参、病证结合、理法方药一致，注重疏肝运脾、调畅气机、兼以扶正，同时重视个体特质，以求疗效。

王志刚主任医师与其团队将相关医案医论整理出版，以便与同道交流切磋，不揣浅陋。本书所辑之医案医论，内容翔实可靠。案中评证，法扣医理，周以中规，折以中矩。本书突出反映了王志刚主任医师之气机论、火热论、脾胃论、古今接轨论和抓主症等学术思想，以及治疗消渴病、瘿病、心系病、肺系病、脾胃病、肾病、郁病、眩晕、失眠等内科杂病的独到经验。本书虽为王志刚主任医师医案医论中之一鳞半爪，然亦可窥其学术思想和临床经验之一斑。

该书由马小军校稿，杨霞、王颖东、马俊锋、赵迪、靳丁霞、马如龙、张录梅、李东峰、赵怡坤、樊俐慧参与整理，杨婕、宁金辉、陈芳艺、王元元、吴延凤、赵欣怡等校对。

由于时间及作者水平所限，本书编写过程中难免出现疏漏和错误之处，望广大读者批评指正。

目 录

上编 医案编

下编 医论编

上编

医案编

第一章 肺系病证

第一节 鼻渊

一、疏风散寒、宣肺通窍，治疗鼻渊

患者郭某，女，19岁。病历号：2008260068。

初诊（2020年8月26日）：鼻塞、流黄白涕3 d。患者3 d前因不慎受凉后出现鼻塞，流黄白涕，咳嗽，咽痒，头微痛，无汗，恶寒，发热，口干的症状，胃纳可，大便正常。患者有鼻窦炎病史。舌淡红，苔黄白相间，脉浮紧。

西医诊断：急性鼻窦炎。

中医诊断：鼻渊，证属风寒袭肺。

治此病宜祛风散寒，宣通鼻窍。拟处方：荆芥穗10 g，防风10 g，辛夷10 g，炒苍耳子10 g，紫苏叶10 g，蝉蜕10 g，生麻黄5 g，柴胡10 g，黄芩10 g，麦冬10 g，玄参10 g，生甘草10 g。共3剂，水煎服，每日1剂，分3次服。宜饭后服用，忌食生冷酸涩之品。服药后可能出汗，嘱患者避免汗出受凉。

二诊（2020年8月29日）：服上述药物后，患者自述无汗出，鼻塞、流黄白涕减轻，已无口干，头痛，仍恶寒，舌质淡，苔白，脉浮紧。守上

方去麦冬和玄参，加麻黄用量至10g。共3剂，水煎服，每日1剂，分3次服，宜饭后服用，忌食生冷酸涩之品。一周后患者未来就诊，电话随访，患者述服上方后汗出，诸症皆愈。

【按语】鼻窦炎属于中医"鼻渊"范畴，鼻渊是以鼻流浊涕、如泉下渗、量多不止为主要特征的鼻病，多因外感风热邪毒，或风寒侵袭，久而化热，邪热循经上蒸，犯及鼻窍；或胆经炎热，随经上犯，蒸灼鼻窍；或脾胃湿热，循胃经上扰等引起。《素问·阴阳应象大论》曰："肺开窍于鼻"；《医林绳墨·卷七·鼻》曰："鼻者肺之清窍也，鼻喜清而恶浊，盖浊气走于下，清气升于上，然清浊不分则窍隙有所闭焉，为痛、为痔、为衄、为涕，诸症之所由也。"肺开窍于鼻，肺受风寒，气机升降不利，风寒凝滞日久不散而化热，邪热熏蒸则鼻流浊涕如脓而秽臭，肺中壅遏则致鼻窍窒塞，不闻香臭。鼻通于脑，胆热移脑，脑受风热所烁，则渗下涓涓不绝。对此症应用辛散通窍，除痰止涕的药物。荆芥穗、防风、紫苏、生麻黄祛风散寒，为君药；辛夷、炒苍耳子宣通鼻窍，为臣药；柴胡、黄芩疏肝泄热，可制约君药之温燥，为佐制；蝉蜕利咽，加麦冬、玄参以养阴，又可防疏风药宣散太过而致耗阴之虞，生甘草调和诸药。二诊患者口干消失，患者初诊服药后无汗出，仍头痛恶寒，舌质淡，苔白，脉浮紧，表明寒邪较重，遂去麦冬、玄参，加大麻黄用量以祛风寒之邪。诸药合用，共奏祛风散寒、宣通鼻窍之功。

二、疏风散热、宣肺通窍，治疗鼻渊

患者刘某，男，24岁。病历号：10002754555。

初诊（2022年2月9日）：鼻干、流黄涕间作1年，加重伴咳嗽、咽痒一周。患者于一年前不慎受热后出现鼻干，流黄涕，咳嗽，咽痒，口干的症状，胃纳可，大便正常。舌淡红，苔黄，脉浮数。

西医诊断：慢性鼻炎。

中医诊断：鼻渊，证属风热犯肺。

治此病宜疏风散热，宣肺通窍。拟用苍耳子散加减，处方：金银花10 g，连翘10 g，鱼腥草30 g，桑叶10 g，辛夷10 g，炒苍耳子10 g，白芷10 g，蜜麻黄10 g，杏仁10 g，麦冬10 g，生地10 g，薄荷5 g。共5剂，水煎服，每日1剂，分3次服。宜饭后服用，忌食辛辣刺激、肥甘滋腻之品。服药后可能出汗，嘱患者避免汗出受凉。

二诊（2022年2月14日）：服上述药物后，患者自述症状明显好转，无其他不适，继续服药以巩固。一周后患者未来就诊，电话随访，患者自述诸症皆愈。

【按语】鼻渊是以鼻流腥臭浊涕、量多不止、鼻塞、嗅觉丧失、头痛等为主症的鼻科疾患，重者称为"脑漏"，是临床上的常见病、多发病。《素问·气厥论》中记载："鼻渊者，浊涕流不止也。"《景岳全书》曰："鼻为肺窍，若其为病……时流浊涕而或多臭气者，谓之鼻渊，又曰脑漏。"肺开窍于鼻，外感风热，或风寒袭表，郁而化热，肺热上蒸，灼伤窦窍，而成此病。对此症应用辛散通窍、除痰止涕的药物。苍耳子散出自《济生方》，由苍耳子、辛夷、白芷、薄荷四味药组成，其中苍耳子、辛夷宣通鼻窍，治疗鼻炎；白芷疏风散邪，可治疗鼻腔流脓；薄荷辛香祛风，清利头目，四药合用，为治疗鼻炎常用方。再配伍金银花、连翘、鱼腥草、桑叶以疏散风热，祛除外邪；麻黄辛温宣肺，杏仁味苦泄降，二者配伍，一宣一降，使肺经气机调畅，加麦冬、生地以养阴，可防疏风药宣散太过而耗阴。诸药合用，共奏祛风散热、宣通鼻窍之功。纵观该案，辨证准确，灵活化裁，活用经方，效如桴鼓。

第二节　肺胀

泻肺化痰、益气固本，治疗肺胀

患者李某，男，48岁。病历号：1911040534。

初诊（2019年11月11日）：反复咳嗽、咳痰10余年，急性加重1月。1月前因受凉出现咳嗽、咳白黏痰伴喉中有哮鸣音、活动后胸闷气短加重、饮食欠佳的症状。患者既往有慢阻肺病，病史6年。查体：舌质暗红，苔薄白，中有裂纹。脉左沉细，右弦滑。血压：92/67 mmHg；心率：65次/分。口唇发绀，双肺呼吸音粗，可闻及散在的哮鸣音，右下肺可闻及少量湿啰音，心音低钝，腹部无阳性体征。

西医诊断：慢性阻塞性肺疾病。

中医诊断：肺胀，证属痰湿阻滞。

治此病宜泻肺化痰，益气固本。拟用升陷汤和生脉饮加减，处方：法半夏10 g，陈皮10 g，杏仁10 g，川贝母5 g，枳壳10 g，黄芪10 g，黄芩10 g，生地黄30 g，知母10 g，桔梗10 g，升麻10 g，柴胡10 g，党参10 g，麦冬10 g，五味子10 g。共7剂，水煎服，每日1剂，分3次服用。宜饭后服用，忌食辛辣油腻之品。

二诊（2019年11月18日）：活动后胸闷气短明显减轻，咳嗽、咳痰减轻，痰鸣音减弱，考虑患者久病损伤肾气，上方加山萸肉15 g，益智仁15 g。继续服7剂，水煎服，每日1剂，分3次服，宜饭后服用。忌食辛辣油腻之品。

三诊（2019年11月28日）：咳嗽、咳痰明显好转，痰鸣音基本消失。现患者述有尿痛、尿急、夜尿增多，二诊处方加覆盆子15 g，萹蓄10 g，瞿麦10 g，以利尿通淋止痛。继续服7剂，水煎服，每日1剂，分3次服。宜饭后服用，忌食辛辣油腻之品。

四诊（2019年12月9日）：诸症基本消失，为巩固疗效继续服7剂，水煎服，每日1剂，分3次服。宜饭后服用，忌食辛辣油腻之品。

【按语】《灵枢·胀论》曰："肺胀者，虚满而喘咳。"《灵枢·经脉》曰："肺手太阴之脉……是动则病肺胀满，膨膨而喘咳。"均指出了本病虚满的基本性质和典型症状。东汉·张仲景《金匮要略》中记载肺胀可出现浮肿、烦躁、目如脱状等症状。因本病与痰饮有关，应用越婢加半夏汤，小青龙加石膏汤等方药进行辨证论治。隋·巢元方《诸病源候论》记载肺胀的发病机理是由于"肺虚为微寒所伤，则咳嗽，嗽则气还于肺间，则肺胀，肺胀则气逆，而肺本虚，气为不足，复为邪所乘，壅痞不能宣畅，故咳逆短气也。"金元时期，朱丹溪的《丹溪心法·咳嗽》云："肺胀而咳，或左或右不得眠，此痰夹瘀血碍气而病。"在病理上充实了痰瘀阻碍肺气的理论。清·张璐《张氏医通·肺痿》云："盖肺胀实证多。"清·李用粹《证治汇补·咳嗽》认为肺胀："气散而胀者，宜补肺，气逆而胀者，宜降气，当参虚实而施治。"提示肺胀应当分虚实辨证论治，更加完善了肺胀的辨证理论。根据辨证，本案病机诊断为虚实夹杂。患者慢性咳喘10余年，则宗气大伤，气机不利则咳嗽喘息；脾不健运，痰湿内停，津液失敷则咳嗽痰多、舌有裂纹；因久病及肾，肾气不固则夜尿频数，故以升陷汤升举胸中下陷之大气。黄芪既补气，又善升气，且其质疏松，与胸中大气有同气相求之妙用，惟其性稍热，故以知母之凉润者济之；柴胡为少阳之药，能引大气之陷者上升；桔梗为药中之舟楫，能载诸药之力上达胸中，故用之为向导也。生脉散滋心肺之阴液；以二陈汤加杏仁、川贝母化痰浊，宣肺气。山萸肉、益智仁固下元之肾气；黄芩清热燥湿，以防生热。诸药合用，灵活辨证，全方奏效。

第三节　咳嗽

养阴清肺、疏风解表，治疗咳嗽

患者张某，女，46岁。病历号：10002189229。

初诊（2022年1月15日）：咳嗽、咳痰半月，近期加重。患者半月前因外感风热后出现咳嗽、咳痰，痰不易咳出，咽喉干痛，口鼻干燥的症状，胃纳可，大便正常。舌红少津，苔薄黄，脉浮数。

西医诊断：急性支气管炎。

中医诊断：咳嗽，证属风热犯肺。

治此病宜养阴清肺，疏风解表，润燥止咳。拟用沙参麦冬汤加减，处方：北沙参10g，麦冬10g，玄参10g，浙贝母10g，紫菀20g，款冬花20g，蝉蜕10g，僵蚕10g，前胡10g，蜜麻黄10g，杏仁10g，防风10g，山慈菇5g，苏子10g。共5剂，水煎服，每日1剂，分3次服。宜饭后服用，忌食辛辣刺激、生冷油腻之品。服药后可能出汗，嘱患者避免汗出受凉。

二诊（2022年1月19日）：服上述药物后，患者自述咳嗽较之前有所减轻，但仍有咳痰、咽干，且有汗出，舌质淡红，脉细数。守上方去防风、山慈菇、苏子，加法半夏10g，浮小麦10g，枇杷叶10g，五倍子10g，百部10g，将浙贝母变为川贝母。共3剂，水煎服，每日1剂，分3次服。宜饭后服用，忌食辛辣刺激、生冷油腻之品。一周后患者未来就诊，电话随访，患者述服上方后咳嗽、咳痰好转，诸症皆愈。

【按语】咳嗽是肺系疾病的一个症状，又是独立的一种疾患。早在春秋战国时期，《黄帝内经》就对其病因、病机、证候分类、治疗列有专篇的论述。《素问·咳论》对咳嗽病因的认识中提到："皮毛者，肺之合也；

皮毛先受邪气，邪气以从其合也。其寒饮食入胃，从肺脉上至于肺，则肺寒，肺寒则外内合邪，因而客之，则为肺咳""五脏六腑皆令人咳，非独肺也"。意在说明咳嗽病因不只限于肺，也可因其他脏腑功能失调、内邪干肺导致。叶天士则在《临证指南医案·咳嗽》云："咳为气逆，嗽为有痰。内伤外感之因甚多，确不离乎肺脏为患也。若因于风者，辛平解之；因于寒者，辛温散之；因于暑者，为熏蒸之气，清肃必伤，当与微辛微凉……"阐明了咳嗽的基本规律和治疗原则，至今对临床仍具有重要的参考价值。本例患者属咳嗽之阴虚内燥证，患者久咳，伤津耗液，津液不足以内溉脏腑，外润腠理孔窍，使燥邪内生，肺失滋润，清肃失司。因此在组方中选用北沙参、麦冬以养阴润肺，加之玄参、浙贝母、前胡、山慈菇使滋阴润肺之力增强，起到清热化痰之功；紫菀长于化痰，款冬花长于止咳，二者配伍，且重剂以增强润肺下气，化痰止咳之力；蝉蜕、僵蚕二药皆入肺经，相须为用，可增强疏散风热、清热利咽的功效，再加防风，使其具有解表祛风之效；麻黄为宣肺平喘之要药，杏仁味苦泄降，二者配伍，一宣一降，使肺经气机调畅。二诊时患者仍有咳痰、咽干、盗汗，故去防风、山慈菇、苏子，加入燥湿化痰之要药半夏，化痰降逆之枇杷叶以及润肺下气之百部，同时用浮小麦益气固表、止汗，五倍子敛肺止咳。纵观该案例，因辨证准确、配伍严谨而获效。

第二章　心系病证

第一节　不寐

疏泄肝火、宁心安神，治疗不寐

患者焦某，男，39岁。病历号：1907060601。

初诊（2019年7月6日）：入睡困难、多梦，间作1年。患者于半月前因心情不悦出现入睡困难、多梦，伴烦躁易怒，头晕头胀，目赤耳鸣，口干口苦的症状，舌红苔黄，脉弦数。既往无其他病史，否认外伤史。血压：129/87 mmHg；心率：77次/分；心肺无明显异常，腹软、平坦，未见肠型及蠕动波，无明显压痛及反跳痛，肠鸣音正常。

西医诊断：自主神经功能紊乱。

中医诊断：不寐，证属肝郁化火。

治此病宜疏泄肝火，宁心安神。拟用柴胡疏肝散加减，处方：柴胡15 g，枳壳10 g，炒白芍20 g，生地黄10 g，黄芩10 g，醋香附10 g，茯苓10 g，太子参10 g，金银花10 g，连翘10 g，酸枣仁30 g，柏子仁10 g，生甘草10 g。共6剂，水煎服，每日1剂，分2次服。宜饭后服用，忌食辛辣刺激、生冷油腻之品。

二诊（2019年7月27日）：上方服用6剂后，头晕减轻，仍然烦躁，入睡困难加重，时感浑身潮热。故上方减茯苓、连翘、太子参、醋香附，加地骨皮20g，龙骨30g，生牡蛎30g，首乌藤30g，以清心安神。水煎服，每日1剂，分2次服。宜饭后服用，忌食辛辣刺激之品。

三诊（2019年11月30日）：服二诊处方后，睡眠较以往有好转，然胃里泛酸，大便溏，纳呆，细察其舌苔厚腻。守二诊处方减金银花，加土茯苓15g，海螵蛸15g，煅瓦楞子20g，炒苍术10g。共6剂，水煎服，每日1剂，分2次服。宜饭后服用，忌食辛辣刺激之品。后随访，睡眠正常，无其他不适。

【按语】不寐在《黄帝内经》中称为"不得卧""目不瞑"，认为是邪气客于脏腑，卫气行于阳，不能入阴所致。直至东汉时期，张仲景丰富了《黄帝内经》对不寐的临床证候和治法的论述，补充了阴虚火旺及虚劳病虚热烦躁的不寐证。不寐病位主要在心，与肝、肾关系密切，病理性质有虚有实。本例患者烦躁易怒，肝气不疏，久而化火，当属实证中的肝郁化火，故选用柴胡疏肝散，以疏肝理气为主，疏肝之中兼以养肝，理气之中兼以调血和胃。方中以柴胡疏肝解郁为君药。香附理气疏肝而止痛，川芎活血行气以止痛，两药相合，助柴胡解肝经之瘀滞，并增强行气活血止痛之效，共为臣药。陈皮、枳壳理气行滞，芍药、甘草养血柔肝，缓急止痛，共为佐药。患者口干而苦，加入黄芩、太子参清肝经之火，并生津润肺。加酸枣仁、柏子仁，宁心安神。甘草调和诸药，为使药。诸药配伍，共奏疏泄肝火，行气理血之功。

第二节　心悸

一、化痰通络、宁心安神，治疗心悸

患者陈某，女，53岁。病历号：1906240237。

初诊（2019年6月24日）：心悸、气短，情绪不畅半年，伴头晕头疼，失眠，咳白色黏痰，舌淡苔白腻，脉弦滑时有结代。未予重视，后在当地诊所诊治，诊断治疗不详，效果不佳，遂至我院就诊。既往无其他病史。血压：125/86 mmHg；心率：111次/分；心肺无明显异常，腹软、平坦，未见肠型及蠕动波，无明显压痛及反跳痛，肠鸣音正常；心电图：频发房早。

西医诊断：心律失常。

中医诊断：心悸，证属痰浊内阻。

治此病宜化痰通络，宁心安神。拟用半夏白术天麻汤加减，处方：法半夏10 g，天麻10 g，茯苓20 g，泽泻10 g，生牡蛎（先煎）30 g，生龙骨（先煎）30 g，磁石（先煎）30 g，炒白术10 g，炙甘草10 g，陈皮10 g，木香15 g，炒苍术10 g，胆南星10 g，生黄芪30 g。共6剂，水煎服，每日1剂，分2次服。宜饭后服用，忌食辛辣刺激、生冷油腻之品。

二诊（2019年7月1日）：服用上方后心悸、气短有好转，睡眠尚可，自诉腰膝关节酸痛，行走后不适明显，舌苔白腻，脉细。守上方加木瓜30 g，桂枝15 g，炒白芍15 g。共3剂，水煎服，每日1剂，分2次服。宜饭后服用，忌食辛辣刺激、生冷油腻之品。

三诊（2019年7月6日）：服用二诊处方后，患者自诉心悸气短明显好转，情绪控制良好，无腰膝关节酸痛，行走自如，略感胸腹胀满，消化不良，察其舌苔厚腻，脉细。守二诊处方加厚朴10 g，建曲20 g，以行气除满、健脾、消食。服用6剂，每日1剂，分2次服。宜饭后服用，忌食辛辣刺激之品。后复诊，诸症皆愈。

【按语】《黄帝内经》中认为心悸的病因有宗气外泄，心脉不通，突受惊恐，复感外邪等。本病的病机较为复杂，但本质无外乎气血阴阳亏虚，其主要病位在心，与肝、脾、肺、肾的关系密切，如肝失疏泄、脾失健运、肺失肃降、心肾不交等均可导致心失所养、心神不宁，从而引发心悸。本例患者属心悸病中的痰浊内阻证，故选用半夏白术天麻汤，方中半夏燥湿化痰；天麻平肝熄风，而止头眩，二药合用，为治疗风痰眩晕头痛之要药。李东垣在《脾胃论》中说："足太阴痰厥头痛，非半夏不能疗；眼黑头眩，风虚内作，非天麻不能除。"故以半夏、天麻为君药；以白术、茯苓为臣药，健脾祛湿，能治生痰之源；佐以橘红理气化痰，脾气顺则痰消；甘草和中调药，加生龙骨、生牡蛎、磁石以重镇安神，陈皮、木香、胆南星以理气化痰。临床上大多认为半夏白术天麻汤是治疗痰湿阻滞之眩晕病的常用方，这体现了中医"异病同治"和"同病异治"之理。痰湿阻滞气机同样可以引起心悸的发生，半夏白术天麻汤是化痰祛湿之良方，对于痰湿体质的患者来说，予以祛湿化痰、调理气机的治法，往往效如桴鼓。

二、疏肝解郁、活血安神，治疗心悸

患者钟某，女，64岁。病历号：2013110017。

初诊（2013年11月18日）：心慌、气短1周。患者既往有心肌炎病史5年，近1周无明显诱因出现心慌、气短，急躁易怒伴手足心热，失眠，多梦，舌暗红，苔薄白少津，脉细数。在当地诊所给予口服药（具体不详），病情无好转，遂来我院诊治。查体：血压110/80 mmHg，心律80次/分，神清，咽部无充血，扁桃体（–），心肺（–），肝、脾、腹（–），双眼震（–），闭目难立征（+）。动态心电图：①偶发房早；②阵发性房性心动过速，心室率130次/分。

西医诊断：心律失常，即①偶发房早；②阵发性房性心动过速。

中医诊断：心悸，证属肝郁气滞、心血瘀阻。

治此病宜疏肝解郁，活血安神。拟用柴胡疏肝散加减，处方：柴胡15 g，枳壳10 g，郁金30 g，香附10 g，磁石20 g，龙骨20 g，生地黄15 g，麦冬10 g，五味子10 g，紫石英20 g，首乌藤30 g，酸枣仁30 g，茯神15 g，炙甘草10 g。共3剂，水煎服，每日1剂，分2次服。宜饭后服用，忌食辛辣刺激、肥甘油腻之品。嘱患者心情要开朗，遇事要乐观，勿经常为烦琐小事而烦心。

二诊（2013年11月23日）：服药后心慌、气短减轻，心情较前平静，手足心热、失眠多梦明显好转，大便如常，苔薄微黄，舌暗红，脉细。初诊处方去郁金30 g，香附10 g，加白人参20 g，丹参15 g，以益气养心、活血化瘀。共10剂，水煎服，每日1剂，分2次服。宜饭后服用，忌食辛辣刺激、生冷油腻之品。

三诊（2013年12月5日）：患者复诊，自诉无心慌、气短，心情平静，夜寐安，头不晕，无手足心热、失眠多梦，大便如常，苔薄，舌淡暗，脉细。再续二诊处方15剂巩固疗效。

【按语】肝为多气多血之脏，具有调畅气机、贮藏血液之功。肝气以舒畅为顺，肝气调畅则血液在体内有序运行。忧思恼怒易致肝气郁结，气机运行不畅，血液运行迟缓而发病，气滞则血瘀，气郁日久化火，火灼津液成痰；痰瘀阻滞心脉，引发心悸。本例患者因肝郁气滞，心血瘀阻，引发心悸。《素问·六元正纪大论》云："木郁者，达之。"故治疗此病以疏肝解郁活血为主，方中柴胡、郁金、枳壳、香附，疏肝解郁；磁石、生龙骨、紫石英，镇心安神；郁金、丹参，活血安神；生地黄、麦冬、白人参，益气养阴。全方标本同治，气血同调，疗效显著。

三、疏肝理气、清热安神，治疗心悸

患者覃某，男，34岁。病历号：10001773768。

初诊（2021年10月4日）：1周前无明显诱因出现心悸、心慌、口干、口苦、胸闷烦躁、手足心发热等症状，舌红、苔黄、脉弦数。患者既往无其他病史，血压：127/86 mmHg；心率：62次/分；心肺无明显异常，腹软、平坦，未见肠型及蠕动波，无明显压痛及反跳痛，肠鸣音正常。

西医诊断：心律失常。

中医诊断：心悸，证属肝经郁热。

治此病宜疏肝理气，清热安神。拟用龙胆泻肝汤加减，处方：柴胡20 g，生地黄10 g，黄芩10 g，龙胆10 g，通草5 g，栀子10 g，麦冬10 g，醋香附10 g，炒白芍10 g，地骨皮30 g，磁石20 g，生黄芪30 g。共5剂，水煎服，每日1剂，分3次服。宜饭后服用，忌食辛辣刺激、肥甘油腻之品。嘱：心情要开朗，做人要乐观，勿经常为烦琐小事而烦心。

二诊（2021年11月22日）：患者服药后心悸、心慌减轻，心情较前平静，仍有手足心热、失眠、多梦、咳白色黏痰，苔黄腻、舌红、脉弦数。前方去生地黄10 g，黄芩10 g，龙胆10 g，通草5 g，栀子10 g，麦冬10 g，醋香附10 g，地骨皮30 g，生黄芪30 g，加枳壳10 g，煅龙骨30 g（先煎），煅牡蛎30 g（先煎），南五味子10 g，海风藤15 g，忍冬藤30 g，胆南星10 g，竹茹10 g，炙甘草10 g，以清热化痰、安神。共5剂，水煎服，每日1剂，分3次服。宜饭后服用，忌食辛辣刺激、肥甘油腻之品。

三诊（2021年12月5日）：患者复诊，自诉无心慌、气短，心情平静，夜寐安，无头晕，无手足心热、失眠多梦，大便如常，苔薄，舌淡暗，脉细，再继续服用二诊处方5剂巩固疗效。

【按语】心悸病首见于东汉·张仲景的《金匮要略·惊悸吐衄下血胸满瘀血病脉证治》和《伤寒论·辨太阳病脉证并治》，称之为"心动悸""心下悸""心中悸"及"惊悸"等，并认为其主要病因有惊扰、水饮、虚

劳及汗后受邪等，提出了基本治则，并以炙甘草汤作为治疗心悸的常用方剂。该病病位在心，与肝、脾、肺、肾关系密切，肝为多气多血之脏，具有调畅气机、贮藏血液之功。肝气调畅则血液在体内有序运行；忧思恼怒易致肝气郁结，气机运行不畅，血液运行迟缓而发病，气滞则血瘀，气郁日久化火，火灼津成痰，痰瘀阻于心脉使病情进一步加重。本例患者因肝郁气滞，郁而化热，引起心悸，故治疗以疏肝理气、清热为主。处方用龙胆泻肝汤加减，方中柴胡、枳壳、香附，疏肝解郁；磁石、煅龙骨、煅牡蛎，镇心安神；生黄芪、生地、麦冬、白芍，益气养阴。全方标本同治、气血同调，疗效显著。

四、温补心阳、安神定悸，治疗惊悸

患者任某，女，43岁。病历号：2013100011。

初诊（2013年10月2日）：胸痛、胸闷、气短、心悸3月。患者诉3月前无明显诱因出现胸闷、气短、心悸易惊，四肢末端冷而不温，动则汗出，头昏目眩等症状，未行检查及治疗。近1月心悸、气短、胸痛、胸闷、乏力症状加重，纳食、夜眠尚可，二便调。查体：双肺呼吸音清，未闻及干湿啰音，心率80次/分，律不齐，各瓣膜听诊区未闻及病理性杂音，腹部平软，无压痛及反跳痛。双下肢无浮肿。舌暗红，苔薄白，脉沉滑。查心电图示：预激症候群伴短暂性室上性心动过速。西药治疗月余，疗效欠佳。

西医诊断：①冠心病；②预激症候群伴短暂性室上性心动过速。

中医诊断：惊悸，证属心阳不足。

治此病宜温补心阳，安神定悸。拟用桂枝甘草龙骨牡蛎汤加减，处方：桂枝15g，炙甘草5g，生龙骨40g，生牡蛎40g，瓜蒌10g，丹参20g，党参10g，赤芍10g，茯神10g，琥珀5g，檀香10g，三七10g，生黄芪30g。共5剂，水煎服，每日1剂，分3次服。宜饭后服用，忌食寒凉之品。

二诊（2013年10月8日）：心悸好转，肢冷转温，仍觉气短，动则汗出。细察舌边、舌尖有小紫色斑点，此乃阳虚夹瘀也，继续用上方加桃仁10 g，连服7剂后复诊。宜饭后服用，忌食寒凉之品。

三诊（2013年10月16日）：服二诊处方7剂后，心慌、乏力、气短好转，睡眠仍差，时而心烦、急躁，舌苔白，脉沉弦细。当养血清热，降饮安神，给予柴胡龙骨牡蛎汤加减治疗。处方：当归10 g，白芍10 g，白术10 g，茯苓15 g，柴胡12 g，炙甘草6 g，桂枝15 g，生龙牡各30 g，合欢皮15 g，远志10 g，菖蒲10 g，酸枣仁15 g。共7剂，每日1剂，水煎服，分3次服。宜饭后服用，忌食辛辣刺激、寒凉之品。

四诊（2013年10月23日）：服三诊处方7剂后，睡眠可，口中和，但服药后心下痞满，走路则甚，舌苔薄黄，脉弦细略滑。当通阳散结，化饮宽胸，给予瓜蒌薤白半夏汤合茯苓饮加减治疗。处方：瓜蒌45 g，薤白10 g，法半夏15 g，桂枝10 g，党参10 g，陈皮30 g，枳实10 g，茯苓15 g。共7剂，水煎服，每日1剂，分3次服。宜饭后服用，忌食辛辣油腻之品。

五诊（2013年11月1日）：服四诊处方7剂后，睡眠可，诸症皆愈。

【按语】 桂枝甘草龙骨牡蛎汤出自《伤寒论》第118条："火逆下之，因烧针烦躁者，桂枝甘草龙骨牡蛎汤主之。"患者因平素阳虚，心失温养而病。在选方上遵《难经》中"损其心者，调其营卫"之法，选桂枝甘草汤补助心阳，生阳化气。龙骨、牡蛎安神定惊，加党参、檀香、赤芍、三七以补养心气，活血化瘀，药证相符，收效甚佳；三诊表现为心慌、睡眠差、心烦等一些血虚痰扰之象，所以转用柴胡龙骨牡蛎汤加减治疗，疗效显著；四诊时有痰饮阻于胸，胸阳不畅的表现，故用瓜蒌薤白半夏汤合茯苓饮加减。冠心病多由胸阳痹阻而发心悸、短气，但究其根本，则多为痰饮瘀血作祟，病情又常有变，故治疗不应拘泥于活血化瘀，有时祛痰除饮也是治疗心悸或冠心病的一个重要方法。

第三节 胸痹

一、通阳泻浊、豁痰宣痹，治疗胸痹

患者刘某，女，44岁。病历号：2002240915。

初诊（2020年2月24日）：胸闷、气短2周。患者诉2周前无明显诱因出现胸闷、气短，未予重视，今日上述症状加重，遂来我院门诊就医。现症：胸闷、气短、乏力，劳累后加重，经休息后胸闷、气短、乏力可缓解，口唇青紫，咽喉肿痛，饮食可，睡眠可，双侧乳腺有结节伴压痛，舌体暗，苔黄，脉滑。

西医诊断：①冠心病；②乳腺增生。

中医诊断：胸痹，证属痰浊阻滞。

治此病宜通阳泻浊，豁痰宣痹。拟用瓜蒌薤白半夏汤加减，处方：瓜蒌30g，薤白10g，法半夏10g，浙贝母10g，牛蒡子10g，胖大海15g，射干10g，生甘草10g，三棱10g，莪术10g，山慈菇10g，生牡蛎10g，干姜10g，陈皮10g。共5剂，水煎服，每日1剂，分3次服。宜饭后服用，忌食辛辣刺激、生冷油腻之品。

二诊（2020年3月1日）：胸闷、气短较前好转，咽喉觉舒，胸胁胀痛，患者时时叹息，舌暗红，苔薄黄，脉弦。遂上方去牛蒡子，胖大海，射干，加丹参20g，郁金10g，枳壳10g，木香10g，以活血行气。共5剂，水煎服，每日1剂，分3次服。宜饭后服用，忌食辛辣刺激、肥甘油腻之品。

三诊（2020年3月6日）：服二诊处方后，患者胸闷、气短基本消失，胸胁胀痛缓解，乏力明显减轻，现咳嗽，遂在原方基础上加枇杷叶15g，乌梅15g，大腹皮15g，以敛肺行气止咳。共5剂，水煎服，每日1剂，分3次服。饭后服用，忌食辛辣刺激、生冷油腻之品。后胸闷、气短再未出现，胸胁胀痛消失，咳嗽止，嘱患者避免劳累，不适随诊。

【按语】胸痹一病，"阳微阴弦"，上焦为阳位，阳气不足，阴必袭之，胸背疼痛者，血脉痹而不通，当用辛温之药，使阳气得行。胸痹属于西医"冠心病、心绞痛、心肌梗死"范畴。医者经过辨证论治、辨病论治、病证合参等多途径审病，认为胸痹一证，兼有瘀、痰、虚、实等多重因素，不可片面观之，其病机可归纳为阳虚寒凝、痰浊阻滞、痰瘀互结，治法当为温阳化痰、宽胸散结、益气养阴、活血行气，故以《金匮要略》中经典方剂瓜蒌薤白半夏汤为主方，联合活血、行气、散结药物。针对患者的乳腺结节，故用薤白、瓜蒌、干姜宽胸散结，回阳通脉，驱散阴寒之凝滞，温通胸阳之痹结。痰浊内停，是胸痹的重要病因之一，寒邪痹阻，脾运受遏，痰湿化生，故化痰之力，不可不足。瓜蒌涤痰散结、宽胸理气，半夏燥湿化痰、降逆止呕，浙贝母化痰消痈。针对乳腺增生，用三棱、莪术、山慈菇、生牡蛎破血散结，牛蒡子、胖大海、射干、生甘草清热解毒，消痰利咽，阴寒痰浊易阻碍气血运行，不通则痛，加陈皮理气燥湿化痰，生甘草益气补中，防止三棱、莪术破散太过耗伤正气，又可调和诸药。二诊患者咽喉觉舒，去牛蒡子、胖大海、射干，患者时时叹息，胸胁胀痛，舌暗红，苔薄黄，脉弦，有肝郁血瘀之征，加丹参、郁金、枳壳、木香以活血行气。全方配伍，主辅有序，直中本病痰瘀互结的核心病机，对胸痹起到明显改善的作用。

二、温通心阳、活血化瘀，治疗胸痹

患者马某，男，66岁。病历号：2013030021。

初诊（2014年3月28日）：胸痛、胸闷伴气短乏力1月。患者1月前无明显诱因出现胸痛彻背，感寒痛甚、胸闷、气短、汗出、肢冷、烦躁、乏力症状，活动后加重，休息后缓解，无发热、恶心呕吐、咳嗽咳痰，饮食睡眠可，二便正常。查体：面白唇紫，双肺呼吸音清，未闻及干、湿啰音，无胸膜摩擦音。心前区无隆起，心脏各瓣膜区未闻及病理性杂音，未闻及心包摩擦音，舌暗淡，苔薄白，脉沉细。

西医诊断：冠心病。

中医诊断：胸痹，证属胸阳不振。

治此病宜温通心阳，活血化瘀。拟用瓜蒌薤白桂枝汤加减，处方：瓜蒌10 g，薤白10 g，姜半夏10 g，枳壳10 g，桂枝10 g，檀香10 g，麦冬10 g，紫石英15 g，胆南星5 g，磁石20 g，郁金10 g，柴胡10 g，丹参10 g，北沙参15 g。共7剂，水煎服，每日1剂，分2次服。饭后服用，忌食辛辣刺激、寒凉之品。

二诊（2014年4月5日）：患者复诊，诉服药后胸闷、胸痛均较前有所减轻。气短仍有发作，仍以活动后为重。观其舌淡胖大，于上方中加黄芪30 g，茯苓10 g，白术10 g，继续服用。

三诊（2014年4月15日）：患者诉服用二诊处方10剂后，胸闷痛、气短乏力均明显好转。观舌苔转为舌淡，苔薄白。二诊处方去胆南星、磁石、郁金，加五味子10 g，继续服用15剂。

四诊（2014年5月1日）：患者诉无不适，为求进一步巩固疗效故来诊。三诊处方去沙参，继续服用一周。嘱继服参松养心胶囊一月余，避免劳累，定期复查。后随访未再复发。

【按语】本例患者以胸痛、气短、乏力为主诉就诊，符合中医辨病"胸痹"的诊断。胸痹为病，往往"阳微阴弦"，胸阳不振，故初诊选用《伤寒论》中瓜蒌薤白桂枝汤化裁。本病病机有虚实两方面：实为寒凝、气滞、血瘀、痰阻，痹遏胸阳，阻滞心脉；虚为心脾肝肾亏虚，心脉失养。临诊时寒凝、气滞、血瘀、痰阻往往交杂在一起而发病，虚实夹杂，病初以实证为主，病久以虚证为主，以胸痹的代表方瓜蒌薤白桂枝汤加减进行治疗，疗效显著。方中瓜蒌、枳壳开胸中痰结，利气宽胸；檀香温胃畅中，能疏散胸中郁闷，温中理气；紫石英辛温散寒，行气宽中；薤白辛温通阳，豁痰下气；桂枝温通心阳，通百脉，专攻胸阳不振；南星、半夏行气消痰，温散寒结，宽中消痞；丹参活血化瘀，通利血脉而消痞；磁石、柴胡、郁金镇心解郁；沙参、麦冬滋养心阴，以防补阳而周伤阴；且方中桂枝可加强温散寒结的作用。丹参可加强瓜蒌、枳壳行气化痰的功效。全方温通心阳，行气化块，温散寒结，活血化瘀可消除胸闷。二诊结合症状加强扶正之药，黄芪、白术以益气改善气短，又含苓桂术甘汤之意，改善心脏功能，合"治痰饮者当以温药和之"之意，切合胸阳不振而亦生痰之中医病机。三诊、四诊时，因邪渐去，故去寒凉药，再加五味子而敛心气，亦有从本论治之意。纵观该案例，因辨证准确，灵活化裁，活用经方而获效。

三、祛痰宽胸、活血化瘀，治疗胸痹

患者安某，女，51岁。病历号：10001787109。

初诊（2021年1月2日）：胸闷、胸痛3年。患者自诉三年前无明显诱因出现胸痛、胸闷，胸痛发作时难以平卧，疼痛多为闷痛，偶见刺痛，伴有痰多气短，肢体沉重，遇阴雨天而易发作，倦怠乏力，劳累后加重，纳呆，小便清长，大便溏，夜间易醒。观舌体胖大，边有齿痕，舌下脉络迂曲，苔白腻，脉滑。

西医诊断：劳力型心绞痛。

中医诊断：胸痹，证属痰瘀互结。

治此病宜祛痰宽胸，活血化瘀。拟用瓜蒌薤白半夏汤合丹参饮加减，处方：瓜蒌30g，薤白10g，姜半夏10g，厚朴10g，枳实10g，檀香10g，丹参20g，砂仁5g，炒苍术20g，酸枣仁30g，首乌藤30g，生黄芪30g，木香10g，茯神20g。共5剂，水煎服，每日1剂，分2次服，饭后服用，忌食辛辣刺激、油腻之品。嘱患者避免劳累。

二诊（2021年1月9日）：服上述药物后，患者自述胸闷情况好转，胸胁刺痛，夜眠明显改善，新见干咳少痰，诊其舌，淡苔白腻，右手寸部脉

浮。守上方去酸枣仁，首乌藤，茯神，加紫苏子10 g，川贝10 g。共7剂，水煎服，每日1剂，分2次服。饭后服用，忌食辛辣刺激、寒凉之品。

三诊（2021年1月17日）：服二诊处方后，患者诉诸症减轻，劳累后出现下肢麻木，屈伸不利，轻微浮肿，舌红，苔白腻，脉沉滑。守二诊处方加威灵仙30 g，木瓜30 g，以舒筋活络，祛湿和胃。共7剂，水煎服，每日1剂，分2次服。饭后服用，忌食辛辣刺激、寒凉之品。一周后随诊，患者诸症皆愈。

【按语】患者以胸闷胸痛为主诉，中医以"胸痹"论治，《金匮要略》云："胸痹不得卧，心痛彻背者，瓜蒌薤白半夏汤主之。"患者胸痛以闷痛为主，偶见刺痛，痰邪阻滞中焦脾土，气血运行失和，不通则痛，而瘀阻脉络可见刺痛；脾喜燥恶湿，痰浊入脾则见纳呆；痰湿入气血则倦怠乏力。四诊合参诊为痰瘀互结，拟用瓜蒌薤白半夏汤合丹参饮加减，方中加苍术燥湿运脾，利水渗湿；枳实行气消痞；酸枣仁、首乌藤、茯神以宁心安神；木香行气止痛，健脾化湿，合檀香使行气之功更著。二诊时胸闷情况好转，新见干咳少痰，诊其右寸脉浮，此为风燥伤肺，加紫苏子降气平喘，川贝润肺止咳。三诊时诸症减轻，症见大便干结，下肢麻木浮肿，守二诊处方加威灵仙祛风除湿，木瓜舒筋和胃。全方总体体现了祛痰宽胸，活血化瘀的治疗方法。

四、调和营卫、安神定悸，治疗胸痹

患者陈某，女，46岁。病历号：2013100004。

初诊（2013年10月5日）：心悸伴胸憋气短3 d。患者3 d前忽觉胸中悸动，怔忡不安，胸憋气短，动则尤剧。在当地诊所给予输液治疗（具体用药不详），病情无好转，遂急来我院。望其面带菜色，头发枯槁，肌肤干燥，形体瘦削，舌淡红，苔薄白。询知时发热，自汗出，微恶寒，易外感，饮食不思，大便两三日一行。诊其脉，细数中参伍不调，此促脉也。触其腹，腹皮薄，柔软不痛。心电图检查：心房纤颤。

西医诊断：冠心病。

中医诊断：胸痹，证属营卫不和，血虚心悸。

治此病宜调和营卫，安神定悸。拟桂枝加龙骨牡蛎汤，处方：桂枝10 g，白芍10 g，炙甘草6 g，煅龙骨30 g（先煎），煅牡蛎30 g（先煎），生姜6片，红枣5枚。共3剂，水煎服，每日1剂，分2次服。饭后服用，忌食寒凉之品。

二诊（2013年10月8日）：心悸、气短减轻，汗出、恶寒消失。新增五心烦热、口鼻干燥、牙龈出血、喜冷思饮等阴虚血热之症，此过用辛温故也，宜滋阴凉血，以纠其偏。拟增液汤加味，处方：生地20 g，元参15 g，麦冬15 g，丹皮10 g，茯苓10 g，甘草6 g，石膏30 g，乌梅30 g。共3剂，水煎服，每日1剂，分2次服。饭后服用，忌食辛辣刺激之品。

三诊（2013年10月12日）：心悸止，烦热思冷大减，齿衄不再。心电图检查：窦性心律。守二诊处方继续服用3剂，嘱其好生休息，食疗善后。

【按语】患者家贫齿繁，操劳任重，气血暗耗于无形，加之疏食充饥，纳运不健，生化之源匮乏，心神失养累年。观其脉证，病属营卫不和，血虚心悸。盖脾为营之源，胃为卫之本，劳伤脾胃则营卫不和，心神失养则悸动不宁，《难经》中有"损其心者，调其营卫"之说。桂枝汤系调和营卫之方，药后寒热休、汗出止，示营卫和谐，阴平阳秘。用本方，仲圣有"一服病瘥停后服，不必尽剂"之训，而本案例连用三剂，致使辛温过盛，出现阴伤之证，亦即"桂枝下咽，阳盛则毙"之候。幸得及时滋阴，方使症状得解，实乃一教训也。

第三章　脑系病证

第一节　头痛

一、泻肝胆实火、清下焦湿热，治疗内伤头痛

患者李某，女，43岁。病历号：2001110035。

初诊（2020年1月11日）：颈项疼痛、头痛间作1周。患者1周前无明显原因出现颈项疼痛、头痛，伴口苦、两胁肋胀痛、夜寐欠佳，月经前期带下黄臭。舌红，苔黄腻，脉弦数。患者自诉既往无其他病史。查体：血压为117/74 mmHg，心率为59次/分；心肺无明显异常；腹软、平坦，未见肠型及蠕动波，无明显压痛及反跳痛，肠鸣音正常。

西医诊断：血管性头痛。

中医诊断：内伤头痛，证属肝胆湿热。

治此病宜泻肝胆实火，清下焦湿热，通络止痛。拟用龙胆泻肝汤加减，处方：柴胡15 g，生地黄10 g，黄芩10 g，栀子10 g，泽泻10 g，龙胆10 g，通草5 g，生龙骨30 g（先煎），生牡蛎30 g（先煎），珍珠母20 g（先煎），当归10 g，菊花15 g，桑叶10 g，干姜10 g，蒺藜10 g，粉葛根30 g，威灵仙30 g，甘草6 g。共7剂，水煎服，每日1剂，分3次服用。宜饭后服用，忌食辛辣刺激、寒凉之品。

二诊（2020年1月20日）：服药后，颈项疼痛、头痛、睡眠、口苦明显减轻。现患者述月经周期较前延长，经量较上次行经增多，伴乏力，守上方加地榆炭10g，仙鹤草10g。继续服用7剂，水煎服，每日1剂，分3次服用。宜饭后服用，忌食辛辣刺激、寒凉之品。

三诊（2020年2月1日）：服二诊药后颈项疼痛、头痛、口苦基本消失，为巩固疗效，再服7剂，水煎服，每日1剂，分3次服用。宜饭后服用，忌食辛辣刺激、寒凉之品。

【按语】中医认为血管性头痛是一种顽固性疾病，肝胆两经循行于头部两侧，肝经又上达巅顶，加之人们的饮食习惯和情志因素，肝易失条达，肝阳上亢易化热、化火，故临床上血管性头痛的肝火上炎证较为多见，且与龙胆泻肝汤的辨证要点相契合。方中龙胆草为君药，以泻肝胆实火为著，并能清下焦湿热，配以黄芩、栀子、柴胡清泻三焦之火，通草、泽泻清利湿热之邪，使之从小便而解，肝经有热，耗阴伤津，故用生地、当归相佐，以达补血养阴之效，即组成泻肝胆实火，清肝经湿热之名方。《医方集解》云："此足厥阴，少阳药也。"龙胆泻厥阴之热，柴胡平少阳之热，黄芩、栀子清肺与三焦之热以佐之，泽泻泻肾经之湿，通草除脾胃之湿以佐之，然皆为苦寒下泻之药，故用当归、生地以养血补肝，用甘草缓中而不伤肠胃，为臣使。加菊花、桑叶、蒺藜走肝经，清肝热；加葛根、威灵仙以通络止痛；加生龙骨、生牡蛎、珍珠母以镇静安神；加干姜以防苦寒药物伐胃。二诊月经期出血量较以前增多，伴乏力，故加地榆炭、仙鹤草以凉血止血。《滇南本草》曰："仙鹤草性微温，味苦涩，治妇人月经或前或后，赤白带下，面寒腹痛，日久赤白血痢，又名脱力草。"此病以实证为主，虚实夹杂，结合症状，随证加减，灵活运用经方，以获全效。

二、健脾化湿、化痰通络，治疗头痛

患者马某，女，40岁。病历号：201403007。

初诊（2014年3月28日）：头痛、头晕反复发作10年，加重2 d。患者近10年无明显诱因出现头痛、头晕，伴乏力、纳差、胃脘痛。在当地诊所及医院间断治疗，病情反复发作。近2 d头痛进一步加重，无发热、恶心呕吐及意识障碍，睡眠欠佳，大小便正常。舌淡白，苔厚腻，脉濡缓。查体：眼球运动灵活，双侧瞳孔等大等圆，对光反射灵敏。脊柱生理弯曲存在，生理反射存在，病理反射未引出。四肢肌力正常，运动自如，双下肢无水肿。

西医诊断：神经血管性头痛。

中医诊断：头痛，证属痰浊阻络。

治此病宜健脾化湿，化痰通络。拟半夏白术天麻汤加减，处方：姜半夏10 g，炒苍术10 g，天麻10 g，茯苓10 g，檀香10 g，丹参20 g，鸡内金10 g，天台乌药10 g，竹茹10 g，延胡索10 g，柴胡15 g，枳壳10 g，泽泻10 g，川楝子10 g。共5剂，水煎服，每日1剂，分2次服。宜饭后服用，忌饮酒、生冷甜腻之品。

二诊（2014年4月3日）：患者复诊，服上述药物后头痛头晕减轻，诸症有所改善，为求进一步巩固疗效，故来。上方加川芎10 g继用，嘱舒畅情志，避风寒。

三诊（2014年4月10日）：患者复诊，诉头痛眩晕基本消失，乏力、纳差、胃脘痛、睡眠均有好转，原方继服。后随访，未再有复发。

【按语】患者头痛、眩晕反复发作10年，经久不愈，结合脉证，诊为痰浊阻络。头痛为病首见于《内经·风论》，时称首风、脑风等，根据病因不同，可分为外感和内伤两类。本例患者头痛、眩晕反复发作10年，经久不愈，当属内伤头痛。患者因脾失健运，痰浊中阻，上蒙清窍，则发为头痛。治宜健脾化湿，化痰降逆，方中天麻、延胡索、天台乌药平肝熄风，通络止痛，姜半夏、茯苓、炒苍术、泽泻和中化痰。中医认为"久病多瘀"，故加丹参活血化瘀止痛，檀香、枳壳、柴胡、川楝子等行气以助丹参之功；鸡内金消食化积，竹茹可防燥热药物伤阴之弊。二诊时头痛头晕减轻，古有"头痛必用川芎"之说，故加川芎，以祛风止痛。诸药合用，治病求本，疗效显著。

三、疏肝健脾、暖肝止痛，治疗头痛

患者赵某，男，65岁。病历号：2013090010。

初诊（2013年9月11日）：左侧太阳穴附近疼痛反复发作4年。患者4年前即开始左侧太阳穴附近疼痛，伴恶心、呕吐，夜晚或天冷时加剧，按之稍舒。两肩周疼约3年，睡眠时易上肢受压发麻。睡眠欠佳，夜尿2～3次。不欲饮食，或食多则不消化，轻微口干，有时欲饮。自诉易发脾气，人际关系紧张。脉弦，舌淡红，苔白。血压124/94 mmHg。

西医诊断：神经性头痛。

中医诊断：头痛，证属肝郁脾虚、肝气上逆。

治此病宜疏肝健脾，暖肝止痛。拟用逍遥散合吴茱萸汤加减，处方：当归10 g，白芍15 g，柴胡10 g，薄荷10 g，茯苓15 g，炙甘草10 g，白术10 g，生姜10 g，吴茱萸10 g，党参10 g，大枣10枚，川芎10 g，黄芩10 g，制附片6 g，羌活10 g，防风10 g，桑寄生15 g，杜仲15 g。共3剂，水煎服，每日1剂，分3次服。饭后服用，忌食生冷油腻之品、饮酒。

二诊（2013年9月16日）：头痛大减，夜尿减为1～2次，睡眠好转，其余无明显不适。脉舌同上。血压116/88 mmHg，守上方再服7剂以收全功。

【按语】患者易发脾气、头痛、脉弦，不欲饮食或食多则不消化，口干欲饮水及舌淡红，此乃肝郁脾虚之象，首以逍遥散疏肝健脾。头痛且夜晚及天冷尤剧，恶心、呕吐，与《伤寒论》第309条"少阴病，吐利，手足逆冷，烦躁欲死者，吴茱萸汤主之"及第378条"干呕，吐涎沫，头痛

者，吴茱萸汤主之"相似，故加用吴茱萸汤。加羌活、防风胜湿止痛，川芎、黄芩为少阳经引经药，且古有"头痛必用川芎"之说。方中加入杜仲、桑寄生、制附片，体现"从阳引阴"的用药思路，诸药合用，疗效显著。

四、健脾祛湿、清利湿热，治疗头痛

患者苏某，女，32岁。病历号：2013080024。

初诊（2013年8月28日）：两太阳穴附近疼痛10余年，加重3 d。患者10多年前因产后受凉，出现两侧太阳穴附近疼痛，夏天尤剧，在当地诊所及医院间断治疗，病情反复发作。3 d前月经来潮，伴腰腹胸俱痛，经色黑、有块，白带多，呈絮状，味腥（有霉菌性阴道炎）。时感胸闷，睡眠较差，口臭，早起尤剧，口干思水，口苦，大便溏，尿微黄。舌质淡，苔厚腻，偏黄，脉细微数。

西医诊断：①神经性头痛；②霉菌性阴道炎。

中医诊断：①头痛；②带下病，证属湿热下注。

治此病宜健脾祛湿，清利湿热。拟用投五苓散合四妙丸加味，处方：泽泻30 g，桂枝5 g，茯苓10 g，白术10 g，猪苓10 g，生地15 g，当归10 g，川楝子10 g，北沙参10 g，麦冬10 g，枸杞子15 g，苍术10 g，黄柏10 g，怀牛膝15 g，薏苡仁20 g，川芎10 g，黄芩10 g，苦参10 g，土茯苓10 g，知母10 g，蒲公英10 g。共6剂，水煎服，每日1剂，分3次服。饭后服用，忌食生冷、辛辣刺激之品。

二诊（2013年9月10日）：头痛大减，痛经亦减，排便顺畅，口干口苦不显。守上方，再服7剂以观后效。

【按语】该病大便溏乃脾虚生湿之象，《伤寒大白·头痛》中言："少阳经头角痛，痛引耳前后……"，证属少阳郁热（郁火）、阴虚肝郁。该患者头痛、大便溏、舌质淡、苔厚腻、偏黄乃脾虚生湿之象，故投五苓散以健脾祛湿，使其不继续侮肝、传肾；腰腹胸俱痛，脉弦，舌红少苔乃脾虚

肝郁之证，故投川楝子以疏肝；白带量多，呈絮状，其味腥臭，乃湿热下注之象，故用四妙丸以清利湿热，佐以当归养血止痛，苦参、土茯苓清热燥湿，知母清热泻火，蒲公英清热利湿通淋。黄芩、川芎乃治少阳头痛的常用药。

五、暖肝和胃、补血和血，治疗头痛

郭某，女，18岁。病历号：1308281325。

初诊（2013年8月28日）：主诉头痛10余年，加重2年。患者10年前无明显诱因出现头痛，初发时发作次数较少，后逐渐频繁。近2年，每逢月经前后、疲劳及休息不好时均有头痛，以两太阳穴附近为剧，时而伴有恶冷、头晕或呕吐。近几日气候变化受凉后出现头痛、鼻塞、低烧、颈项不适。平素月经量少，目眶发黑。舌红，苔白略厚，脉细。

西医诊断：神经性头痛。

中医诊断：头痛，证属少阴病，肝寒犯胃、营血不足兼外感。

治此病宜暖肝和胃，补血和血兼解表。拟用吴茱萸汤、四物汤合桂枝汤化裁，处方：吴茱萸10 g，党参10 g，熟地10 g，当归10 g，川芎20 g，桂枝10 g，白芍20 g，大枣12枚，炙甘草5 g，生姜10 g，葛根15 g，羌活10 g，防风10 g，乌药10 g，黄芩10 g，黄芪20 g。共3剂，水煎服，每日1剂，分3次服。饭后服用，忌食辛辣刺激、生冷之品。

二诊（2013年9月16日）：服药后感觉良好，头痛次数减少，但就诊前一夜头部隐痛，睡眠欠佳，舌红，苔白略厚，脉细。守上方加炙远志10 g。共7剂，水煎服，每日1剂。

三诊（2013年9月24日）：诉服药后头部较舒适，未见明显头痛，但乏力明显，睡眠饮食欠佳，舌暗，苔白厚，脉细数。守二诊处方去葛根、羌活、防风，加泽泻20 g，茯苓10 g，猪苓10 g，白术10 g，龟板胶20 g，洋参片5 g，红参片5 g，神曲10 g，地龙10 g。共10剂，水煎服，每日1剂，分3次服。饭后服用，忌食辛辣刺激之品。

四诊（2013年10月15日）：诸症消失，已获全效，为巩固疗效，再进20剂粉末，每次5g，每日3次冲服。一月后随访，痊愈。

【按语】《伤寒论》中第309条："少阴病，吐利，手足逆冷，烦躁欲死者，吴茱萸汤主之。"及第378条："干呕，吐涎沫，头痛者，吴茱萸汤主之。"患者两侧太阳穴周围疼痛、头痛，证属少阴病。头晕、呕吐甚或恶冷，脉细乃厥阴肝经寒邪犯胃而成，投吴茱萸汤以暖肝和胃；月经量少、头晕乃营血亏虚所致，投四物汤以健脾养血。患者近几日有轻微感冒鼻塞，低烧，后颈项疼痛，乃肝之阴阳两虚反侮于肺所致，投桂枝汤加葛根以祛风解表。川芎入肝可行血中之气，黄芪补气健脾，防风祛风解表可增强桂枝汤解表之功。二诊加炙远志以改善睡眠。三诊时加五苓散以健脾祛湿，脾健则气血生化有源。四诊制成粉剂使服药便利，逐步巩固疗效。

第二节　眩晕

一、补益气血、调养心脾，治疗眩晕

患者董某，女，17岁。病历号：1905061207。

初诊（2019年5月6日）：头晕1年。1年前无明显诱因出现头晕，伴神疲乏力，面色萎黄，脘腹胀满，纳差，二便调，舌淡红，苔薄白，脉沉。患者既往无其他病史，于当地医院就医，诊断为：营养不良性贫血。今来我院进一步诊治。查体：心肺无明显异常，腹软、平坦，未见肠型及蠕动波，无明显压痛及反跳痛，肠鸣音正常。

西医诊断：营养不良性贫血。

中医诊断：眩晕，证属气血两虚证。

治此病宜补益气血，调养心脾。拟方八珍汤加减，处方：人参10 g，茯苓10 g，麸炒白术10 g，生姜10 g，熟地黄10 g，当归10 g，炒白芍15 g，党参10 g，川芎10 g，石菖蒲20 g，木香10 g，建曲20 g，鸡内金15 g。共7剂，水煎服，每日1剂，分3次服。饭后服用，忌食辛辣刺激、油腻之品。

二诊（2019年5月13日）：患者自述服用上述药物后头晕、乏力症状较前减轻，但仍不思饮食，情志不舒，观其舌淡红，苔白，脉细缓。守上方去白术、当归，加生黄芪30 g，炒麦芽30 g，枳壳10 g。共14剂，水煎服，每日1剂，分3次服。饭后服用，忌食辛辣刺激、油腻之品。

三诊（2019年5月27日）：服药后患者上述诸症基本消失，现症为患者汗出较甚，入睡不易，舌淡红，苔薄白，脉细无力。

治此病宜补益气血，养心安神，方用归芍六君子汤合牡蛎散加减：党参20 g，茯苓20 g，炒苍术20 g，生姜10 g，炒白芍20 g，阿胶冲服1袋，浮小麦30 g，麻黄根20 g，建曲20 g，鸡内金20 g，生黄芪50 g，炒麦芽30 g，枳壳10 g，陈皮10 g，煅龙骨（先煎）30 g，煅牡蛎（先煎）30 g。共5剂，每日1剂，分3次服。饭后服用，忌食生冷油腻之品。一月后随访，诸症消失未发。

【按语】本案例中患者平素体弱，气血生化乏源，根据症状体征辨病证为"眩晕"气血两虚证。眩晕虚证涉及肾精、气、血、阴、阳各方面。《内经》首开因虚致眩的先河，如《灵枢·海论》曰："髓海不足，则脑转耳鸣，胫疫眩冒，目无所见，懈怠安卧。"《灵枢·口问》中记载："上气不足，脑为之不满，耳为之苦鸣，头为之苦倾，目为之眩。"认为肾精不足，髓海空虚或气血亏虚均可导致眩冒。八珍汤出自《正体类要》，是四物汤与四君子汤的合方，具有健脾补肾、益气补血的功效。方中熟地、党参相配为君药，益气同时兼以养血；茯苓、白术为臣药，助党参益气补脾，健脾渗湿；当归、白芍助熟地滋养心肾、养血合营。川芎为佐药，行气活血，使熟地、白芍、当归补而不滞；炙甘草调和诸药、益气和中，加入鸡内金、建曲以健脾消食，加木香以行气健脾，加石菖蒲以醒脾开胃。本案例以八珍汤为基础加减，健脾补后天以充养先天，标本兼治，对血虚造成的眩晕疗效显著，且安全性好，值得推广应用。

二、平肝潜阳、滋养肝肾、熄风定眩，治疗眩晕

患者王某，女，48岁。病历号：2013100020。

初诊（2013年10月23日）：眩晕反复1年，伴头痛、耳鸣、失眠、多梦10 d。患者自诉眩晕反复1年，近10 d头痛、耳鸣加重，记忆减退，视物模糊，口苦，手足心热，心悸，失眠，多梦，舌暗红，苔薄白少津，脉细数。在当地诊断为"眩晕症（梅尼尔氏综合征）"，予对症治疗（具体用药不详），仍眩晕、头痛、恶心等，遂要求中医治疗，慕名求诊。患者自患病以来，精神疲倦，胃纳减少，睡眠差，大小便正常。刻下症：眩晕，头痛，耳鸣，神疲食少，记忆减退，视物模糊，口苦，手足心热，心悸，失眠，多梦。舌红苔少，脉弦细。血压：160/105 mmHg。头颅CT：脑动脉硬化。

西医诊断：①原发性高血压2级；②脑动脉硬化并供血不足。

中医诊断：眩晕，证属肝肾阴虚、肝阳上亢。

治此病宜平肝潜阳，滋养肝肾，熄风定眩。拟方天麻钩藤饮加减，处方：益母草30 g，茯神20 g，首乌藤45 g，栀子10 g，黄芩10 g，石决明30 g，桑寄生20 g，生地黄20 g，川牛膝15 g，钩藤15 g，天麻10 g，焦杜仲10 g。共6剂，水煎服，每日1剂，分3次服。宜饭后服用，忌食辛辣刺激、生冷油腻之品。

二诊（2013年11月1日）：头痛轻微，仍有眩晕，但较前减轻，视物旋转和耳鸣减轻，偶有恶心，食欲一般，大小便正常，舌暗红，苔薄白少津，脉弦细。本次复诊诸症得到改善，以眩晕为主，结合舌、脉象，认为此时肝阳上亢是关键，故选天麻钩藤饮减去清热活血之益母草，治宜平肝

潜阳、滋养肝肾。共10剂，水煎服，每日1剂，分3次服。宜饭后服用，忌食辛辣刺激、生冷油腻之品。

三诊（2013年11月12日）：眩晕、头痛消失，无耳鸣耳聋，胃纳睡眠改善，大小便正常。守方继续服用10剂巩固疗效。

【按语】 高血压属中医的"头痛""眩晕"范畴，中医认为其病机不外风、火、痰、虚四个方面。各类眩晕可单独出现，也可相互并见。从临床来看，以肝肾阴虚，肝阳上亢较为多见，《临证指南医案·眩晕门》华岫云按说："所患眩晕者，非外来之邪，乃肝阳之风阳上冒耳，甚则有昏厥跌扑之虞。其症有夹痰，夹火，中虚，下虚，治胆，治胃，治肝之分……下虚者必从肝治，补肾滋肝，育阴潜阳，镇摄之治是也。"故治疗上宜采用平肝潜阳、滋补肝肾之法。眩晕病位在脑，病变与肝脾肾三脏关系密切。本案例前后使用天麻钩藤饮加减，治疗肝阳上亢之眩晕，疗效显著。方中天麻、钩藤为君药，具有平肝熄风之功；臣药石决明与牛膝，助君药加强平肝熄风之力，并引血下行；佐药杜仲、桑寄生补益肝肾，诸药配伍，共奏平肝潜阳、滋养肝肾之功，使全身阴阳平衡，血脉畅通，以达到治疗目的。现代药理学研究表明，天麻具有降低外周血管阻力，降低血压，增加脑血流量等作用；钩藤具有降压、镇静的作用；杜仲、桑寄生也具有降压作用；天麻钩藤饮的降压原理与其具有扩张血管，减轻容量负荷及阻力负荷的作用相关。

三、健脾化痰、清热升清，治疗眩晕

患者王某，女，72岁。病历号：2013100022。

初诊（2013年10月23日）：头晕伴四肢麻木、乏力、纳差、恶心欲吐4个月。患者有高血压病史多年，规律服药（具体药物及剂量不详），血压（140～155）/（95～100）mmHg，时感头晕、头重，视物模糊，近4个月头晕进一步加重，伴四肢麻木、乏力、纳差、恶心欲吐，在当地医院多次诊治，病情无好转，遂慕名前来就诊。舌红，苔白腻，脉细数。

西医诊断：①原发性高血压2级；②脑动脉硬化并供血不足。

中医诊断：眩晕，证属虚湿盛，清阳不升。

治此病宜健脾化痰，清热升清。拟用泽泻汤加减，处方：泽泻20 g，白术10 g，法半夏10 g，枸杞子20 g，石菖蒲20 g，珍珠母20 g，茯苓10 g，菊花10 g，夏枯草10 g。共3剂，水煎服，每日1剂，分3次服。宜饭后服用，忌食油腻、刺激之品。

二诊（2013年10月27日）：服用初诊药物3剂后，头晕减轻，大便日行一次，平卧仍胸闷，四肢麻，舌色如前，苔白润，脉沉弦细。仍遵前法。

三诊（2013年11月10日）：继续服用7剂后，头晕已经不明显，大便一日行，恶心欲吐减轻，四肢麻木明显减轻，睡眠可，故在前方中减去珍珠母、石菖蒲，加入熟地20 g、山茱萸20 g、益母草20 g，以达补益肝肾，活血利水之效。共7剂，水煎服，每日1剂，分3次服。宜饭后服用，忌食油腻、刺激之品。

四诊（2013年11月20日）：服用三诊药物7剂后，病情稳定，自诉无明显不适。

【按语】高血压属中医的"眩晕""头痛"范畴，中医认为其病机不外风、火、痰、虚四个方面。各类证型可单独出现，也可相互并见。从临床来看，以肝肾阴虚、肝阳上亢为多见。《临证指南医案·眩晕门》华岫云按说："所患眩晕者，非外来之邪，乃肝阳之风阳上冒耳，甚则有昏厥跌扑之虞。其症有夹痰，夹火，中虚，下虚，治胆，治胃，治肝之分……下虚者必从肝治，补肾滋肝，育阴潜阳，镇摄之治是也。"因此治疗上常采用平肝潜阳、滋补肝肾之法。故方中加入枸杞子、珍珠母、菊花、夏枯草以平肝潜阳、滋补肝肾。据《金匮要略·痰饮咳嗽病脉证并治第十二》有云："心下有支饮，其人苦冒眩，泽泻汤主之。"可见痰饮是头昏眩晕的重要病理因素之一。因泽泻利水除饮，白术补脾制饮之治，重用泽泻五两，引水下行，以治其标；用白术二两，健脾制水，使水不生，以治其本，两者相伍，共制痰饮上犯，使浊阴下行，上窍得清；加法半夏、茯苓、石菖蒲助白术健脾利水化湿，法半夏还可降逆止呕。本病属本虚标实之证，痰湿困脾，清阳不升为标，脾虚为本。脾虚则中焦运化失职，痰湿聚而为饮。饮停心下，清阳不升，浊阴上犯清窍，故致头目眩晕。

四、化痰降逆、活血升清，治疗眩晕

患者张某，男，78岁。病历号：10002336227。

初诊（2022年3月11日）：头晕、头痛伴乏力、双手麻木1月有余。患者既往有多年高血压史，血压：143/60 mmHg；心率：74次/分。近1月头晕、头痛、视物模糊加重，伴四肢麻木、乏力、纳差，恶心欲吐，睡眠欠安。舌红，苔白腻，脉沉滑。

西医诊断：①原发性高血压2级；②脑动脉硬化并供血不足。

中医诊断：眩晕，证属痰浊阻络，清阳不升。

治此病宜化痰降逆，活血升清。拟用半夏白术天麻汤加减，处方：法半夏10 g，天麻10 g，白术20 g，五倍子10 g，夏枯草30 g，钩藤30 g，桃仁10 g，红花10 g，煅龙骨40 g（先煎），煅牡蛎40 g（先煎），生地黄30 g，姜厚朴10 g，浮小麦30 g，蜜远志10 g，酸枣仁30 g，首乌藤30 g。共7剂，水煎服，每日1剂，分3次服。宜饭后服用，忌食生冷、油腻之品。

二诊（2022年3月18日）：服用7剂后，头晕减轻，睡眠可，仍四肢麻木、乏力，舌色如前，苔白润，脉沉弦细。守上方去夏枯草、姜厚朴、酸枣仁、首乌藤、远志，加川芎10 g，石菖蒲10 g，茯苓10 g，生黄芪30 g，西洋参10 g。共7剂，每日1剂，水煎服，分3次服。宜饭后服用，忌食生冷、油腻之品。

三诊（2022年3月28日）：服用二诊处方7剂后，头晕已经不明显，四肢麻木明显减轻，然饮食差，故在前方中减去川芎，石菖蒲，茯苓，五倍子，加入建曲20 g，麦冬10 g，白芷10 g，以达健脾消食，滋补胃阴之效。共7剂，每日1剂，水煎服，分3次服。宜饭后服用，忌食生冷、油腻之

品。一周后患者未来就诊，电话随访，患者述服二诊处方后病情稳定，无明显不适。

【按语】 眩晕的论述始见于《黄帝内经》，称之为"眩冒""眩"。该书认为眩晕属肝所主，《灵枢·海论》曰："髓海不足，则脑转耳鸣，胫酸眩冒。"认为眩晕与髓海不足密切相关。朱丹溪在《丹溪心法·头眩》中力倡"无痰则不作眩"之说，并提出当"治痰为先"。本例患者证属痰浊阻滞，风痰上扰，闭塞清窍，而成眩晕，再加其素有高血压病史，久病入络，致使痰凝血瘀而清窍不利。因此治宜化痰降逆，活血通络，熄风定眩，选用半夏白术天麻汤加减治疗。其中半夏燥湿化痰，降逆止呕，天麻平肝熄风，二者合用，为治风痰眩晕头痛之要药。李东垣在《脾胃论》中说："足太阴痰厥头痛，非半夏不能疗；眼黑头眩，风虚内作，非天麻不能除。"再配伍白术益气健脾，以制约生痰之源；厚朴苦辛降气，与半夏相配，痰气并治；风痰易化热，故用钩藤清热平肝，助天麻熄风止痉之功；夏枯草、生地清肝泻火，养阴清热，滋阴润燥；煅龙骨、煅牡蛎平肝潜阳，镇静安神；同时配伍五倍子、浮小麦，使收敛固涩之力增强，用于预防阴虚盗汗；酸枣仁、首乌藤、远志养心安神，亦可敛汗生津；桃仁、红花具有活血化瘀之功，用于治疗肢体麻木不仁。二诊时患者仍觉四肢麻木，故加入川芎增强活血化瘀之力；并且加入石菖蒲、茯苓、生黄芪、西洋参，旨在益气健脾，祛痰除湿。三诊时患者饮食较差，加入建曲、麦冬、白芷以健脾消食，养阴，燥湿。纵观全案，治标亦治本，祛痰亦补脾，诸药合用，疗效显著。

第四章　脾胃系病证

第一节　痢疾

温肾健脾、涩肠止泻，治疗痢疾

患者丁某，男，47岁。病历号：2004150098。

初诊（2020年4月15日）：脓血便间作1年，伴腹痛。患者自述1年前因过食生冷食物及饮酒过度出现脓血便及腹痛，在当地医院行电子结肠镜示：黏膜血管纹理模糊紊乱、充血、水肿，被诊断为溃疡性结肠炎，予中药汤剂（具体药物不详）治疗后症状时轻时重。近日加重，为求进一步治疗，遂来门诊。现症：便中有黏液及脓血，赤少白多，腹痛，里急后重，腹冷，肠鸣腹泻，大便溏薄，日行5～6次，不思饮食，脘腹满闷，肢倦乏力，舌质淡，苔白，脉细弱。查体：心肺无明显异常，腹软、平坦，有压痛，无反跳痛，肠鸣音亢进，听诊可闻及气过水声。

西医诊断：溃疡性结肠炎（缓解期）。

中医诊断：痢疾，证属脾肾虚寒。

治此病宜温肾健脾，涩肠止泻。拟用四君子汤合真人养脏汤加减，处方：太子参10 g，茯苓10 g，陈皮10 g，白术10 g，五倍子15 g，诃子10 g，石榴皮10 g，三七5 g（冲服），干姜10 g，延胡索10 g，首乌藤30 g，肉豆蔻20 g，防风10 g。共5剂，水煎服，每日1剂，分2次服用。饭后服用，忌食寒凉、辛辣刺激之品。

二诊（2020年4月20日）：服上述药物后疼痛明显减轻，出血减少，但仍脘腹满闷不舒，大便溏泄黏腻，口臭，乏力，腹冷。上方茯苓用至20 g、五倍子至20 g，去延胡索、防风、肉豆蔻，加炒薏苡仁30 g，炒苍术20 g，枳壳10 g，竹茹10 g，肉桂5 g，陈皮10 g。共5剂，水煎服，每日1剂，分2次服用。饭后服用，忌食寒凉、辛辣之品。

三诊（2020年4月25日）：服二诊药物后，腹痛症状基本消失，便中脓血量明显减少，大便次数减少，轻微乏力，无其他不适。守二诊处方继续服用5剂，每日1剂，水煎服，分2次服用。饭后服用，忌食辛辣、寒凉之品。后病愈，未再复发。

【按语】 痢疾以大便次数增多、腹痛、里急后重、痢下赤白黏冻为主症。溃疡性结肠炎可归属于中医的"肠澼""小肠泄""滞下""休息痢"等范畴，中医认为本病是由于感受外邪，饮食劳倦，情志内伤，素体虚弱等导致脾胃受损，运化失司，湿热蕴结，气滞血瘀而成。初起时以邪实为主，多见湿热，气滞；病久迁延可致脾胃虚弱，或脾肾两虚，虚实夹杂的症候表现。拟方真人养脏汤加减，太子参、茯苓健脾渗湿，陈皮理气燥湿，五倍子、诃子、石榴皮、肉豆蔻涩肠止泻，干姜温中散寒，延胡索、首乌藤、防风行气祛风，体现调气则后重自除，痢疾日久，又会留瘀，加三七活血祛瘀，又体现了行血则便脓自愈。二诊患者大便溏泄黏腻，口臭，说明内有湿热，故加入薏苡仁、炒苍术、竹茹以清热祛湿。脘腹满闷不舒，加入枳壳、陈皮以理气健脾，少量肉桂可以发挥温肾固摄的功效，同时又可防止竹茹寒凉伤正，诸药合用，疗效显著。

第二节　胃脘痛

一、芳香化湿、行气导滞，治疗胃脘痛

患者李某，女，46岁。病历号：1312192129。

初诊（2013年12月19日）：间歇性胃脘部疼痛3年，加重5 d。患者于3年前无明显诱因出现胃脘部疼痛，呈间歇性发作。5 d前因饮食不节出现胃脘部胀痛，伴有呃逆，泛酸，烧心，纳差，疲乏无力，自服药物（药物及剂量不详）效果不佳，今来我院就诊。舌尖红，苔厚腻，脉弦滑。胃镜检查确诊为浅表性胃炎。

西医诊断：慢性胃炎急性发作。

中医诊断：胃脘痛，证属食滞气郁、湿浊中阻。

治此病宜芳香化湿，行气导滞。拟用藿香正气散合枳实导滞丸加减，处方：木香15 g，郁金10 g，柿蒂10 g，赭石15 g，瓜蒌30 g，柴胡15 g，枳实10 g，干姜10 g，熟大黄5 g，竹茹10 g，建曲10 g，厚朴10 g，茯苓10 g，姜半夏5 g，紫苏梗10 g，藿香10 g。共3剂，每日1剂，水煎服，分2次服用。

二诊（2013年12月23日）：服药后胃痛渐止。食后胃脘胀，不易消化，嗳气不舒。脉仍弦沉，守方继进，并加炒枳壳6 g，焦三仙各10 g，炒白术10 g。共7剂，水煎服，每日1剂，分2次服用。饭后服用，忌食辛辣、寒凉之品。

三诊（2013年12月30日）：胃痛已愈。脘腹胀满亦减。自觉一身乏力，困倦嗜睡。脉象弦细，按之沉濡，舌红苔白，肝胆湿热未清。用清泄肝胆之法，处方：荆芥炭10 g，防风6 g，川楝子6 g，延胡索6 g，炒山栀

6g，茵陈10g，佩兰10g（后下），藿香10g（后下），焦三仙各10g。共7剂，水煎服，每日1剂，分2次服用。饭后服用，忌食辛辣、寒凉之品。

四诊（2014年1月12日）：药后嗜睡明显减轻，精神转佳，唯下肢困乏无力，大便干结。肝胆热郁渐减，仍用原方进退。处方：佩兰10g（后下），藿香10g（后下），苏叶10g，大黄3g，青陈皮各10g，炒山栀6g，茵陈10g，槟榔10g，焦三仙各10g，大腹皮10g。共7剂，水煎服，每日1剂，分2次服用。饭后服用，忌食寒凉之品。

五诊（2014年1月20日）：大便干结难下，每周始便一次。心烦梦多，胃痛脘胀皆愈，精神亦佳。肝胆郁热已久，正值长夏，湿热偏盛，仍用清化湿热方法。处方：茵陈10g，栀子6g，柴胡6g，黄芩10g，川楝子6g，佩兰6g（后下），藿香10g。服药后大便睡眠均佳，脉舌如常，胃痛始终未发，遂停药观察。并嘱其慎饮食，加强锻炼，以增强体质，青陈皮各10g，滑石10g，大黄3g。共3剂，水煎服，每日1剂，分2次服用。饭后服用，忌食油腻之品。后期电话随访，患者大便通畅，状况良好。

【按语】胃为仓廪之官，乃多气多血之腑，是人身气机升降的枢纽，主纳食消谷。盖胃禀冲和之气，稍有偏胜，每易成病，古人有"六腑以通为用"的说法，故治疗胃脘痛则以"通则不痛"而立论。余曰："通之之法，迥然各异，虚者补之，寒者温之，气陷者升之，气郁者舒之，火热者清之，湿阻者化之，食滞者导之，痰凝者开之，血瘀者行之，气逆者降之，皆通之之义也，倘若拘于泄下为通，则差矣。"在临证治疗胃脘痛中，必须掌握行气疏通之法，即使属于脾胃虚弱的胃脘痛，也须"补中寓疏"或"疏中寓补"。临证处方多喜用花类药物以行气解郁，乃因花类药别具芳香之味，轻灵之性，和胃悦脾，故常辨证选用川朴花、扁豆花、玫瑰花、旋覆花、红花、绿萼梅花、葛花等以治疗胃脘痛，恒收卓效。对于某些顽固性胃脘痛，则根据"久痛入络"，选用虫类诸药如全蝎、蜈蚣、九香虫、地龙等以通络止痛，搜风解痉。本例为肝气郁结日久，横造犯胃，加之饮食积滞、湿浊中阻，投以藿香正气散合枳实导滞丸加减方以芳香化湿、调理气机、消食导滞，立收止痛之效。方中未用传统的止痛药物，而收止痛之效，因治在其本也。

二、疏肝和胃、理气止痛，治疗胃脘痛

患者王某，男，67岁。病历号：1909210406。

初诊（2019年9月21日）：胃脘部不适间作2月。患者2月前因情志不舒、饮食不规律，出现胃脘部不适伴嘈杂，泛酸，恶心，夜寐欠佳，烦躁。患者既往无其他病史。查体：舌两边红、中间白厚腻，脉弦细而缓；血压：123/79 mmHg；心率：65次/分；心肺无明显异常，腹胀满，未见肠型及蠕动波，无明显压痛及反跳痛，肠鸣音正常。

西医诊断：慢性胃炎。

中医诊断：胃脘痛，证属肝胃不和。

治此病宜疏肝和胃，理气止痛。拟用柴胡疏肝散合左金丸加减，处方：柴胡15 g，陈皮10 g，枳壳10 g，炒白芍15 g，黄连5 g，吴茱萸10 g，太子参10 g，茯苓10 g，炒苍术10 g，龙齿30 g（先煎），生牡蛎30 g（先煎），酸枣仁30 g，首乌藤30 g。共7剂，水煎服，每日1剂，分2次服用。饭后服用，忌食辛辣、寒凉之品。嘱患者调节情志。

二诊（2019年9月28日）：服药后嘈杂、泛酸较前减轻，睡眠好转，舌质淡红、苔薄白腻，现患者述时有呃逆、小便频数的症状，守上方加金樱子30 g，覆盆子15 g，柿蒂10 g，赭石20 g。继服7剂，水煎服，每日1剂，分2次服用。饭后服用，忌食寒凉之品。

三诊（2019年10月22日）：服二诊药后嘈杂泛酸、呃逆明显好转，小便基本正常，现患者述因与家人吵架后出现两胁下疼痛、口苦，二诊处方加延胡索10 g，川楝子10 g。共7剂，水煎服，每日1剂，分2次服用。饭后服用，忌食辛辣、寒凉之品。嘱患者调节情志。

四诊（2019年11月4日）：服三诊药物后诸症基本消失，为巩固疗效三诊处方继服7剂，水煎服，每日1剂，分2次服用。饭后服用，忌食辛辣

刺激之品。嘱患者保持心情舒畅。一月后随访，基本痊愈。

【按语】 患者胃脘部不适伴嘈杂，泛酸，夜寐欠佳，舌两边红、中间白厚腻，脉弦细而缓，乃肝火犯胃之象。首以柴胡疏肝散以疏肝解郁，行气止痛，左金丸辛开苦降，肝胃同治，清肝泻火的同时降逆和胃。肝气疏泄条达，则脾胃升降和顺；肝气失于疏泄，郁久化热，横逆犯胃，则胃气失于和降；肝胃郁热，则呕酸嘈杂。左金丸方中黄连与吴茱萸配伍，疏肝和胃，共治嘈杂吐酸之功。龙齿、生牡蛎、酸枣仁、首乌藤以助睡眠，改善情志。二诊用柿蒂、赭石降逆止呃。三诊以金铃子散治疗情志不舒所致两胁部疼痛，此方出自《太平圣惠方》，具有疏肝泄热，行气止痛之效。川楝子味苦性寒，善入肝经，疏肝气，泻肝火；延胡索性苦而温，行气活血，长于止痛。纵观本案例，辨证准确，灵活化裁，故效如桴鼓。

三、疏肝解郁、健脾理气，治胃脘痛

患者庞某，男，46岁。病历号：10002327591。

初诊：（2021年10月4日）：胃脘部胀痛不适间作1月，加重7 d。患者于1月前无明显诱因出现胃脘部胀痛，心烦易怒，善太息，呃逆，嗳气，疲乏无力，便溏，舌淡红，苔薄白，脉弦。在当地诊所诊疗，诊断治疗不详，效果欠佳，故来我院就诊。患者既往无其他病史，血压：111/93 mmHg；心率：84次/分；神志清楚，精神尚可，口唇无发绀，瞳孔对光反射灵敏，巩膜及全身皮肤未见黄染，扁桃体不肿大，颈部及颌下淋巴结未触及，舌尖红，苔白厚而腻，脉弦滑。

西医诊断：慢性胃炎急性发作。

中医诊断：胃脘痛，证属肝郁脾虚。

治此病宜疏肝解郁，健脾理气。拟用逍遥散合香砂六君子汤加减，处方：柴胡10 g，茯苓20 g，炒苍术20 g，人参叶20 g，陈皮10 g，木香20 g，清半夏10 g，佛手10 g，柿蒂10 g，赭石30 g，大腹皮15 g，牛膝10 g，盐杜仲20 g，干姜10 g，生黄芪50 g，威灵仙30 g，姜黄10 g。共5剂，每日1

剂，分2次服用，水煎服。饭后服用，忌食辛辣刺激、寒凉之品。

二诊（2021年10月1日）：服药后胃痛减轻。呃逆、嗳气好转，但仍体倦乏力，在原方上减牛膝，加厚朴、延胡索。共5剂，每日1剂，分2次服用，水煎服。饭后服用，忌食辛辣、寒凉之品。

三诊（2021年10月20日）：服二诊药后诸症基本消失，为巩固疗效，二诊处方继服5剂，水煎服，每日1剂，分2次服用。饭后服用，忌食辛辣之品，清淡饮食。嘱患者保持心情舒畅，一月后随访，基本痊愈。

【按语】"胃脘痛"之名最早记载于《黄帝内经》。《灵枢·邪气脏腑病形》指出："胃病者，腹胀，胃脘当心而痛。"首先提出胃痛的发生与肝、脾有关。《素问·六元正纪大论》曰："木郁之发……民病胃脘当心而痛。"《灵枢·经脉》曰："脾足太阴之脉……入腹属脾络胃……是动则病舌本强，食则呕，胃脘痛，腹胀善噫，得后与气则快然如衰。"患者胃脘部胀痛伴太息、呃逆、心烦易怒，为肝气不疏的症状，又见便溏、疲乏无力之脾虚症状，投以逍遥散合香砂六君子汤以疏肝解郁，健脾理气。加佛手入肝经以疏肝解郁；加姜黄，威灵仙以理气止痛；加柿蒂、赭石以降逆止呃；加炒苍术、黄芪以健脾补气，以治脾气不足导致的便溏。纵观本案例，辨证准确，灵活化裁，故效如桴鼓。

四、疏肝理气、益气健脾，治疗胃脘痛

患者张某，女，55岁。病历号：10002342270。

初诊（2021年3月15日）：主诉胃脘部胀痛间作1月。现病史：患者诉1月前无明显诱因出现胃脘部胀痛，时有呃逆，口干口渴，脾气急躁，胸胁偶有胀痛不舒，平素脾胃功能较差，食后易困。大小便可，睡眠正常，舌质淡，苔薄，脉弦缓。

西医诊断：慢性胃炎。

中医诊断：胃脘痛，证属脾虚肝郁。

治此病宜疏肝理气，益气健脾。拟用柴胡疏肝散合四君子汤加减，

处方：柴胡15g，枳壳10g，炒白芍15g，陈皮10g，太子参10g，茯苓10g，木香10g，延胡索20g，柿蒂10g，代赭石20g，麦冬10g，玄参10g。共6剂，水煎服，每日1剂，分2次温服。饭后服用，忌食辛辣、寒凉之品。

二诊（2021年3月24日）：服上述药物后，患者胃胀减轻，呃逆依旧，出现泛酸、腰痛，舌质淡，苔薄，脉弦缓。上方去陈皮，代赭石加至30g，炒白芍加至20g，加杜仲20g，牛膝10g，磁石20g，海螵蛸20g。处方：柴胡15g，枳壳10g，炒白芍20g，太子参10g，茯苓10g，木香10g，延胡索20g，柿蒂10g，代赭石30g，麦冬10g，玄参10g，杜仲20g，牛膝10g，磁石20g，海螵蛸20g。共6剂，水煎服，每日1剂，分2次温服。饭后服用，忌食寒凉之品。

三诊（2021年4月7日）：患者胃脘部胀痛较前好转，呃逆、泛酸减轻，仍旧口干口渴，舌质淡，苔薄干，脉弦缓。二诊药方去玄参，加生石膏40g。处方：柴胡15g，枳壳10g，炒白芍20g，太子参10g，茯苓10g，木香10g，延胡索20g，柿蒂10g，代赭石30g，麦冬10g，杜仲20g，牛膝10g，磁石20g，海螵蛸20g，生石膏40g。共6剂，水煎服，每日1剂，分2次温服。饭后服用，忌食辛辣、寒凉之品。

四诊（2021年4月14日）：服三诊药后，患者胃脘部胀痛好转，口干口渴有所缓解，呃逆基本消失。查其舌象，舌质淡，苔薄干，脉弦缓。麦冬加至15g，减少代赭石用量至20g。处方：柴胡15g，枳壳10g，炒白芍20g，太子参10g，茯苓10g，木香10g，延胡索20g，柿蒂10g，代赭石20g，麦冬15g，杜仲20g，牛膝10g，磁石20g，海螵蛸20g，生石膏40g。共6剂，水煎服，每日1剂，分2次温服。饭后服用，忌食辛辣之品。

五诊（2021年4月21日）：服四诊药后，患者胃脘部胀痛好转，无呃逆、泛酸。患者舌质淡，苔薄，脉弦。茯苓加至20g，去枳壳、麦冬、海螵蛸、柿蒂、代赭石。处方：柴胡15g，炒白芍20g，太子参10g，茯苓20g，木香10g，延胡索20g，杜仲20g，牛膝10g，磁石20g，生石膏

40 g。共6剂，水煎服，每日1剂，分2次温服。饭后服用，忌食辛辣、寒凉之品。

六诊（2021年4月28日）：患者已无明显不适，去生石膏，查其舌脉，患者舌质淡，苔薄，脉弦。处方：柴胡15 g，炒白芍20 g，太子参10 g，茯苓20 g，木香10 g，延胡索20 g，杜仲20 g，牛膝10 g，磁石20 g。服用6剂以巩固疗效，水煎服，每日1剂，分2次温服。饭后服用，忌食寒凉之品。嘱患者调情志。

【按语】胃痛之名最早见于《黄帝内经》。胃痛是由于脾胃受损、气血失调而引起的胃脘部疼痛，又称胃脘痛。胃痛往往兼见胃脘部痞闷、胀满、嗳气、泛酸、纳呆、胁痛、腹胀等症状，历代文献中的"心下痛""心痛"多指胃痛。患者胃脘部疼痛不舒，故中医诊断为胃痛，患者脾胃素虚，现又出现胀痛、胸胁不适，脾气急躁，结合舌脉，故中医证型诊断为脾虚肝郁证。《沈氏尊生书·胃痛》云："胃痛，邪干胃脘，痛也……惟肝气相乘为尤甚，以木性暴，且正克也。"治宜理脾疏肝，用方四君子汤合柴胡疏肝散加减。柴胡疏肝散出自《景岳全书》，是在四逆散的基础上加陈皮、川芎、香附而成，为疏肝理气之良方。"见肝之病，知肝传脾，当先实脾。"四君子汤为培补脾土之基本方，立脾胃中州之义，太子参健脾益气，茯苓健脾利湿，柴胡、枳壳、陈皮、木香疏肝理气，柿蒂、代赭石降逆止呃，麦冬、玄参、炒白芍养阴润燥，延胡索理气止痛。二诊患者呃逆依旧，故加重代赭石，新加磁石以降逆止呃，出现腰酸，故新加杜仲、牛膝，胃胀减轻可去陈皮，泛酸加海螵蛸制酸止痛。三诊患者情况整体好转，唯独口干较重，可将玄参换为生津止渴力较强的生石膏，余方不变。四诊呃逆基本消失，故减少代赭石用量，口干口渴缓解，舌质偏干，加麦冬用量，余不变。五诊患者胃脘部胀痛、泛酸、呃逆消失，去掉枳壳、海螵蛸、代赭石、柿蒂，患者口干，去掉麦冬，原方又有大剂量寒凉药物恐生湿，故增加茯苓剂量。六诊患者不适基本消失，口干口渴缓解，故去掉生石膏，守方6剂巩固疗效。全方配伍，肝脾同治，效如桴鼓。

五、益气健脾、行气化痰，治疗胃脘痛

患者卢某，男，16岁。病历号：2013100029。

初诊（2013年10月2日）：腹胀纳差1年，加重1月。患者于1年前，因上述症状行胃镜检查示：慢性浅表性胃炎，此后症状反复加重，未系统治疗。近1月腹胀、疲乏、纳差加重，伴头晕、气短、懒言、便溏、食欲减退、泛酸、精神倦怠。患者既往史：无重大疾病史。体格检查：血压120/70 mmHg，脉搏75次/分；心肺无明显阳性体征；心率75次/分，律齐心音正常，未闻及杂音；腹软，肝脾肋下未及，中上腹轻压痛，双下肢无水肿。舌质淡红，苔白腻，脉沉细。辅助检查：HP为504（++）；胃镜示：慢性浅表性胃炎。

西医诊断：慢性浅表性胃炎。

中医诊断：胃脘痛，证属脾胃气虚、痰阻气滞证。

治此病宜益气健脾，行气化痰。拟用香砂六君子汤加减，处方：党参10 g，炒白术10 g，茯苓10 g，炙甘草10 g，陈皮10 g，姜半夏10 g，木香10 g，砂仁5 g，五味子10 g，鸡内金10 g，藿香10 g，建曲10 g。共5剂，每日1剂，水煎取汁300 mL，分2次服用。饭后服用，忌食辛辣、寒凉之品。嘱患者保持心情舒畅。

二诊（2013年10月7日）：服药后症状减轻，时有胃灼热感，胃痛泛酸较前减轻，食欲好转，睡眠可，大便正常，原方加煅瓦楞子20 g，继服14剂。

三诊（2013年10月22日）：服二诊药后胃痛减轻，食纳可，睡眠可，大便正常。因与家人吵架后出现两胁下窜痛，但胃中嘈杂，泛酸嗳气减轻，舌淡，苔薄白，脉滑。处方：二诊方中加元胡10 g，川楝子10 g。共7剂，每日1剂，水煎，分2次服用。饭后服用，忌食辛辣之品。嘱患者调节情志。

四诊（2013年10月30日）：病情稳定，胃镜复查"浅表性胃炎"，自

觉纳可，大便正常，无特别不适，病情基本痊愈。

【按语】香砂六君子汤出自《古今名医方论》，由党参、白术、茯苓、炙甘草、陈皮、半夏、木香、砂仁八味药物组成，具有益气健脾、行气化痰之功效。在《口齿类要》中香砂六君子汤药组成为：人参1钱，白术1钱，茯苓1钱，半夏1钱，陈皮1钱，藿香8分，甘草（炒）6分，缩砂仁（炒）8分。该方主治脾胃虚寒，恶心呕吐，食欲不振，或口舌生疮。用法用量：加生姜，水煎服。本例患者证属脾胃气虚，痰阻气滞。肝之病，易传至脾，治法当健脾扶土抑木，采用《口齿类要》中香砂六君子汤方益气健脾、行气化痰，使脾气健旺，继之佐以金铃子散疏肝之剂，用药层次清晰，因果关系明确，如兵家之用兵，经历防守、反击、歼灭的一系列过程，培补正气，去除邪气，使患者逐步好转。同时，在治疗的过程中，对于幽门螺杆菌感染，采用西药的四联疗法给予杀灭。中医古籍对香砂六君子汤也多有记载，如《景岳全书》云："欲呕作呕，胃气虚也，补胃为主，或用香砂六君子汤。"《医方简义》云："子烦者，若气虚而胃不和者，亦有虚烦也，香砂六君子汤治之。"在临床实践运用中灵活化裁，治疗消化系统如各种胃炎、消化道疡、十二指肠炎、消化不良以及治疗消化道肿瘤晚期病人，疗效显著。现代药理学试验研究表明，香砂六君子汤有调节胃肠动力（解痉和促胃肠运动）、抗消化道黏膜炎症、抗消化道溃疡、止泻、促消化、抗抑郁等作用。

六、健脾止泻、制酸止痛，治疗胃脘痛

患者王某，男，24岁。病历号10002169214。

初诊（2021年8月11日）：间歇性胃脘部疼痛伴呃逆3月。患者于近期因饮食不慎，出现胃脘部胀痛，泛酸，烧心，嘈杂，食少便溏，疲乏无力的症状，自服药物效果不佳（药名及剂量不详），自觉腰膝酸软。患者既往有慢性胃炎病史2年。体格检查：心肺无明显异常，胃部压痛明显，腹软、平坦，未见肠型及蠕动波，无明显压痛及反跳痛，肠鸣音正常。血

压：102/71 mmHg；心率：101次/分。舌质淡，苔薄白，脉弦滑。

西医诊断：慢性胃炎。

中医诊断：胃脘痛，脾虚湿滞证。

治此病宜健脾止泻，制酸止痛。拟方参苓白术散加左金丸加减，处方：太子参10 g，茯苓10 g，炒白术15 g，莲子10 g，陈皮10 g，海螵蛸15 g，瓦楞子20 g，柿蒂10 g，赭石20 g，黄连5 g，吴茱萸10 g，延胡索20 g，金樱子30 g，覆盆子15 g，芡实10 g。共5剂，水煎服，每日1剂，分2次服。饭后服用，忌食寒凉、油腻之品。

二诊（2021年8月18日）：服药后，患者胃脘部胀痛、泛酸、烧心等症状较前明显缓解，但仍觉疲乏无力，失眠多梦。上方去太子参、陈皮、莲子，加煅龙骨30 g（先煎），煅牡蛎30 g（先煎），生黄芪30 g，人参叶20 g，磁石20 g（先煎）。共5剂，水煎服，每日1剂，分2次服。1月后随访，诸症痊愈。

【按语】《灵枢·邪气脏腑病形》指出："胃病者，腹胀，胃脘当心而痛。上支两胁，膈咽不通，食饮不下，取之三里也。"清·高世栻《医学真传·心腹痛》指出要广义理解和运用"通"法："夫通者不痛，理也。但通之法，各有不同。调气以和血，调血以和气，通也；下逆者使之上行，中结者使之旁达，亦通也；虚者助之使之通，寒者温之使之通，无非通之之法也。若要以下泄为通，则妄矣。"其为后世辨治胃痛拓展了思路。本例患者以胃脘部胀痛、泛酸、烧心、嘈杂、纳差、食少便溏、疲乏无力为主症，根据患者临床表现及既往病史，辨病证为胃痛，脾虚湿滞证。方中太子参补脾肺气；茯苓、白术健脾祛湿；陈皮、延胡索行气止痛；柿蒂降气止呃；海螵蛸、瓦楞子制酸止痛；赭石平肝潜阳；黄连清热燥湿；吴茱萸散寒止痛，降逆止呕；金樱子、覆盆子补益肝肾；芡实、莲子益肾固精。二诊时，患者疼痛好转，但疲乏无力，失眠多梦如前，此系脾胃脏腑功能失常，运化失司，水谷精微不生，人体所需阳气、阴津、血液不足，机体虚弱所致，一诊处方加煅龙骨、煅牡蛎、磁石以镇静安神；黄芪、人参叶以补气健脾。全方共奏健脾止泻，制酸止痛之功。

第三节　胃痞病

疏肝和胃、理气止痛，治疗胃痞病

患者李某，女，56岁。病历号：10002319907。

初诊（2021年3月31日）：主诉上腹部胀满疼痛半月，胃脘部胀满灼痛伴心悸5d。患者既往有慢性胃炎病史，半月前无明显诱因出现上腹部间歇性胀满疼痛，痛连两胁。5d前又感胃脘部胀满灼痛，畏寒喜暖，心烦急躁，易怒，失眠，口微渴，不思饮食，小便正常，大便褐色。舌质红，苔薄黄，脉弦滑。

西医诊断：慢性胃炎。

中医诊断：胃痞病，证属肝胃郁热。

治此病宜疏肝和胃，理气止痛。拟方龙胆泻肝汤加减，处方：柴胡15g，生地黄10g，黄芩10g，栀子10g，龙胆草10g，通草5g，海风藤15g，忍冬藤30g，延胡索10g，木香10g，酸枣仁20g，首乌藤30g，羌活10g，葛根30g，炒白芍15g，干姜10g。共5剂，水煎服，每日1剂，分2次温服。饭后服用，忌食辛辣、油腻之品。

二诊（2021年4月10日）：患者诉服药后胃脘部胀满灼热感减轻，疼痛依旧，失眠程度未缓解，出现头部微痛，经脉不利。舌质红，苔黄，脉弦滑。故上方去栀子、龙胆草、通草，加延胡索剂量至20g、炒白芍加至20g以缓急止痛，酸枣仁剂量加至30g以宁心安神，加石菖蒲20g，蔓荆子10g以通窍醒神、清利头目。处方：柴胡15g，生地黄10g，黄芩10g，海风藤15g，忍冬藤30g，延胡索20g，木香10g，酸枣仁30g，首乌藤30g，羌活10g，葛根30g，炒白芍20g，干姜10g，石菖蒲20g，蔓荆子10g。共5剂，水煎服，每日1剂，分2次温服。饭后服用，忌食寒凉之品。

三诊（2021年4月28日）：服二诊药后，患者胃脘部胀满疼痛减轻，灼热感消失，失眠好转，口微渴。舌质淡红，苔薄，脉弦。二诊药方去海风藤、首乌藤、酸枣仁、羌活。处方：柴胡15g，生地黄10g，黄芩10g，延胡索20g，木香10g，首乌藤30g，葛根30g，炒白芍20g，干姜10g，石菖蒲20g，蔓荆子10g。共5剂，水煎服，每日1剂，分2次温服。饭后服用，忌食辛辣刺激之品。患者未来就诊，电话随访，疾病痊愈未再发。

【按语】 所谓"胃痞"，即临床以胃脘痞满、痛或不痛、纳食减少、大便异常为主要表现。张仲景在《伤寒论》里称："心下痞硬而满""但满而不痛者，此为痞。"《类证治裁》云："痞则闭而不开，满则闷而不舒。病在胸膈气分而外不胀急，但不知饥，不欲食。"王肯堂在《证治准绳》云："痞在心下，其病无形。"患者胃脘部胀满灼热疼痛，故中医诊断为胃痞病，根据症状心烦急躁、失眠易怒、口渴，结合舌脉，故诊断为肝胃郁热证，治此病宜疏肝和胃，理气止痛，处方以龙胆泻肝汤加减，方中柴胡为君药，可疏肝解郁；合黄芩清肝泻火；栀子、龙胆草可加强黄芩清肝泻火之力；生地黄、白芍、葛根可养阴止渴。结合患者症状及舌脉，患者体内存有湿邪，故加海风藤、忍冬藤、羌活祛湿通络止痛，木香助脾胃气机调达，酸枣仁、首乌藤安神助眠，患者又有畏寒喜暖症状，加之全方寒凉恐伤及脾胃，少佐干姜。二诊时患者胃部灼热感消失，故减去清火之栀子、龙胆草、通草，疼痛仍未改变，加重延胡索、白芍的剂量以增强止痛之效，患者头部不适，经络不利，故加通窍醒神之石菖蒲，清利头目之蔓荆子。三诊时患者胃脘部疼痛好转，故去掉海风藤、羌活，睡眠情况好转，去掉酸枣仁、首乌藤，守方5剂巩固疗效。全方配伍，清中有温，又兼顾引起疼痛的多个方面，包括气滞、湿邪、火邪、瘀血等，故治病求本，疗效显著。

第五章　肝系病证

第一节　耳聋耳鸣

一、清热祛湿、化痰熄风，治疗耳聋耳鸣

患者张某，男，38岁。病历号：2008110891。

初诊（2020年8月12日）：耳鸣耳聋间作3年余。患者自述三年前无明显诱因出现双耳耳鸣，听力下降，头痛眩晕，口干口渴，饮食可，小便不利，大便黏腻。舌红，苔黄腻，脉弦滑数。查体：体温36.3℃；收缩压108 mmHg；舒张压78 mmHg；心率82次/分；呼吸19次/分。心肺无明显异常，腹软、平坦，未见肠型及蠕动波，无明显压痛及反跳痛，肠鸣音正常。

西医诊断：神经性耳鸣。

中医诊断：耳聋耳鸣，证属湿热内蕴，风痰上扰。

治此病宜清热祛湿，化痰熄风。拟用四妙散合半夏白术天麻汤加减，处方：炒苍术20 g，黄柏10 g，生薏苡仁30 g，姜半夏10 g，天麻10 g，茯苓20 g，生龙骨30 g（先煎），生牡蛎30 g（先煎），黄芩10 g，磁石20 g（先煎），生地黄20 g，通草5 g。共7剂，每日1剂，分2次服用，水煎服。饭后服用，忌食油腻之品。

二诊（2020年8月19日）：服药后耳鸣缓解，小便通利，大便黏腻，口干，舌质红，苔黄，脉弦滑数。上方去通草加地骨皮10 g，泽泻20 g，粉葛30 g。共5剂，每日1剂，分2次服用，水煎服。饭后服用，忌食油腻、刺激之品。

三诊（2020年8月24日）：服二诊药后，耳鸣好转，大便黏腻较前好转，头晕头痛，观其舌红，苔黄，脉弦滑。二诊处方去生薏苡仁，加石菖蒲20 g，蔓荆子10 g。共5剂，每日1剂，分2次服用，水煎服。饭后服用，忌食油腻之品。

四诊（2020年8月30日）：服三诊药后，耳鸣消失，听力提高，无头晕头痛，大便正常。为巩固疗效，守三诊处方7剂，每日1剂，分2次服用，水煎服。饭后服用，忌食油腻之品。三月后电话随访，并未复发。

【按语】《丹溪心法》云："耳聋、耳鸣，有痰、有火、有气虚。"其高度概括出耳鸣、耳聋的发病主要包括"因痰、因火、因虚"这三大方面。本案例患者为青年人，因过食醇酒厚味，致脾胃受伤，运化不利，酿生痰湿，清阳不升而至耳鸣耳聋。半夏白术天麻汤是临床常用治疗痰湿的基础方，如有湿热可加四妙散清利湿热。方中半夏燥湿化痰，天麻平肝熄风共为君药；茯苓健脾渗湿，苍术合黄柏、薏苡仁、黄芩以清热燥湿；生龙骨、生牡蛎、磁石可平肝潜阳治疗头痛眩晕，通草清热通利小便，头部不舒加石菖蒲以开脑利窍，蔓荆子可清利头目。二诊时患者小便通利，去通草，口渴加地骨皮、粉葛滋阴生津，加泽泻利水渗湿，化浊泄热，防生津太过而滋阴。三诊时患者湿邪减轻，去生薏苡仁，头部不舒加石菖蒲、蔓荆子。诸药合用，即可奏效。

二、益气养阴、滋养肝肾，治疗耳聋

患者周某，女，51岁。病历号：2013040023。

初诊（2013年4月24日）：自诉听力下降10年，加重伴耳鸣1周。患者近10月来右耳听力下降，进行性加重，1周前出现伴耳鸣，头昏思睡，视力模糊，口干，便秘等症状。饮食可，小便可，睡眠欠佳，睡中易醒，平素易疲乏。舌质淡红，苔黄，脉细弦。

西医诊断：神经性耳聋。

中医诊断：耳聋，证属气阴两虚，肝肾亏虚。

治此病宜益气养阴，滋养肝肾。拟用黄芪八君子汤加减，处方：生黄芪20 g，枸杞子12 g，太子参15 g，川石斛10 g，灵磁石（先煎）20 g，决明子15 g，谷精草12 g，石菖蒲10 g，甘草6 g。共10剂，每日1剂，分2次服用，水煎服。饭后服用，忌食寒凉之品。

二诊（2013年5月5日）：服药后头晕耳鸣、便秘均见改善，右耳听力未变。守前方调治，上方加女贞子15 g，旱莲草20 g，桑椹15 g。继服14剂。

三诊（2013年5月20日）：服二诊药后症状明显好转，唯耳鸣，右耳听力未复，苔薄白，脉细弦。此系肾虚难复，再拟前法进之。处方：生黄芪30 g，骨碎补15 g，枸杞子15 g，升麻8 g，女贞子15 g，石菖蒲10 g，太子参15 g，鹿衔草20 g，熟地黄15 g，甘草6 g。继服14剂。

四诊（2013年6月5日）：自觉头稍昏，右耳听力有所提高，耳鸣，苔薄腻，脉细弦。继续以滋养肝肾，益气升清，通窍为主调治。三诊处方加灵磁石（先煎）30 g。继服14剂。

五诊（2013年6月20日）：耳鸣，目糊，大便干燥，腹胀，舌红，苔薄，脉细弦。血压110/70 mmHg。肝肾阴虚之象明显，仍从滋养肝肾论治。处方：枸杞子10 g，菊花10 g，决明子15 g，密蒙花10 g，生麦芽10 g，灵磁石（先煎）20 g，全瓜蒌20 g，徐长卿15 g，女贞子15 g，制首乌20 g，甘草6 g。继服14剂。

六诊（2013年7月5日）：服药后耳鸣好转，目糊存在，舌红，苔薄，脉细弦，前方继进之。处方：枸杞子10 g，菊花10 g，决明子15 g，密蒙花10 g，生麦芽15 g，灵磁石（先煎）20 g，全瓜蒌20 g，徐长卿15 g，女贞子15 g，制首乌20 g，谷精草12 g，玉竹15 g，甘草6 g。继服14剂。

七诊（2013年7月20日）：听力较前相比明显好转，耳鸣亦减，右耳有轰鸣声，舌红，苔薄，脉细弦，原法继进。处方：枸杞子10g，菊花10g，灵磁石（先煎）30g，王不留行15g，全瓜蒌20g，谷精草12g，制首乌20g，丹参15g，生地黄、熟地黄各15g，甘草6g。继服14剂。

【按语】耳聋为听力减弱的病证，在《仁斋直指附遗方论·耳》云："肾通于耳，所主者精，精气调和，肾气充足，则耳闻而聪。若劳伤气血，风邪袭虚，使精脱肾惫，则耳转而聋。"《医碥·耳》篇中指出："若气虚下陷则亦聋，以清气自下，浊气自上，清不升而浊不降也。"本案例患者平素体虚，脾虚气血生化不足，清气不升，兼肝肾阴虚，无以上承，耳窍失养，故见听力下降、头晕、目糊、口干、便秘等症。该病为气阴两虚，清气不升，兼肝肾阴虚，无以上承，濡养耳目，治疗先以生黄芪、太子参益气养阴升清，枸杞子、石斛、谷精草明目养肝，决明子清肝明目，磁石镇慑潜阳，石菖蒲通窍利耳。二诊时加入女贞子、桑椹子，滋阴填精后继予益气升清，滋养肝肾为之调治。七诊中佐以王不留行、丹参活血化瘀通络。《素问·六元正纪大论》曰："木郁之发，甚则耳鸣旋转。"意思就是肝郁会引起头晕耳鸣。王不留行善于通行，走而不守，行而不驻，可治脑鸣。诸药合用，即可奏效。

三、清利湿热、醒神开窍，治疗耳鸣病

患者李某，女，43岁。病历号：1912091294。

初诊（2019年11月7日）：两侧耳鸣间作2年。患者2年前无明显诱因出现两侧耳鸣，左侧为重，伴心烦易怒，口干口苦，夜寐欠佳。患者既往无其他病史。查体：舌红有瘀斑，苔薄黄，脉弦，听力正常，心肺无明显异常，腹软、平坦，未见肠型及蠕动波，无明显压痛及反跳痛，肠鸣音正常。

西医诊断：神经性耳鸣。

中医诊断：耳鸣病，证属湿热壅滞，清阳不升。

治此病宜清利湿热，醒神开窍。。拟用龙胆泻肝汤加减，处方：柴胡15 g，生地黄10 g，黄芩10 g，栀子10 g，龙胆草10 g，通草5 g，泽泻10 g，当归10 g，甘草6 g，生龙骨30 g（先煎），生牡蛎30 g（先煎），磁石20 g（先煎），粉葛根30 g，炒白芍20 g，石菖蒲20 g。共7剂，每日1剂，水煎服，分2次服。饭后服用，忌食滋腻、辛辣之品。

二诊（2019年11月18日）：服药后耳鸣、口苦减轻，睡眠好转，效不更方，上药继服7剂。每日1剂，水煎服，分2次服用。饭后服用，忌食滋腻之品。

三诊（2019年11月28日）：药后左侧耳鸣好转，其他症状渐消失，初诊处方去通草、龙胆等苦寒药物，因久病多瘀，加丹参20 g以活血化瘀。继服7剂，每日1剂，水煎服，分2次服用。饭后服用，忌食寒凉之品。一月后随访，诸症痊愈。

【按语】该病为肝胆之火上扰清窍。神经性耳鸣属于"暴聋""厥聋""卒聋"等范畴，多因急性热病、反复感冒，或因痰火、肝热上扰，体虚久病，气血不能濡养清窍所致。龙胆泻肝汤方中龙胆草、黄芩、栀子为君药，龙胆草清热燥湿，清肝胆实火，泻下焦湿热；黄芩清热燥湿，清肺泻上焦之火；栀子泻三焦之火，共奏清热利湿之功；泽泻祛湿利水清热，生地黄清热凉血、养阴生津，当归养血柔肝共为臣药，柴胡作引经药，甘草调和诸药，温中有补，降中寓升，祛邪而不伤正。生龙骨、生牡蛎、磁石重镇安神；粉葛根生津、生发阳气，炒白芍生津止渴、养阴、柔肝。二诊、三诊时，因邪渐去，去寒凉药物，因久病多瘀，加一味丹参，其在《神农本草经》中："味苦，微寒，主心腹邪气，肠鸣幽幽如走水，寒热积聚，破癥除瘕，止烦满，益气。"获效满意。

第二节 瘿病

一、疏肝理气、清热散结，治疗瘿病

患者马某，女，41岁。病历号：1911271400。

初诊（2019年11月30日）：咽喉疼痛间作半年。半年前出现咽喉疼痛，心烦急躁，易怒，记忆力下降，手足心热，左耳鸣，疲乏倦怠，食欲不振，月经量少。舌淡红，苔薄黄，脉弦细。查体：触诊可扪及颈部甲状腺肿大，并且会随吞咽移动，无压痛感。收缩压：138 mmHg；舒张压：89 mmHg；心率：57次/分；心肺无明显异常，腹软，平坦，未见肠型及蠕动波，无明显压痛及反跳痛，肠鸣音正常。

西医诊断：甲状腺结节。

中医诊断：瘿病，证属肝郁气滞，湿热蕴结。

治此病宜疏肝理气，清热散结。拟用柴胡加龙骨牡蛎汤加减，处方：柴胡15 g，枳壳10 g，炒白芍20 g，浙贝母10 g，龙骨30 g，生牡蛎30 g，山慈菇20 g，地骨皮30 g，牛蒡子10 g，夏枯草10 g，首乌藤30 g，酸枣仁15 g，生地黄10 g，枸杞子20 g，石菖蒲20 g。共5剂，每日1剂，水煎服，分2次服用。饭后服用，忌食辛辣、滋腻之品。嘱患者保持心情舒畅。

二诊（2019年12月11日）：服药后咽痛减轻，情绪烦躁好转，仍感乏力、疲倦。上方加西洋参10 g，炙黄芪30 g，木香10 g，生白术20 g，即达益气之效。继续服用5剂，水煎服。饭后服用，忌食辛辣刺激之品。嘱患者保持心情舒畅。

三诊（2019年12月25日）：服用二诊药后症状明显减轻，乏力、耳鸣减轻，时有食欲欠佳。二诊处方去龙骨、牡蛎，加当归10 g，鸡血藤30 g，阿胶一袋（冲服），建曲20 g，以达健脾活血止痛之效。继服5剂，水煎服。饭后服用，忌食辛辣之品。嘱患者清淡饮食。

四诊（2020年1月12日）：服用三诊处方5剂后，食欲佳，睡眠可，诸症皆愈。

【按语】甲状腺结节在中医中属于"瘿病"范畴，其病因比较复杂，一般为先天禀赋不足、后天调理失度及外邪侵袭所致。以怕热多汗、心悸易怒、多食消瘦、指舌颤抖、甲状腺肿大为中心证候，病变脏腑涉及肝、肾、心、脾、肺，但以肝、肾为主。郁怒伤肝，肝失疏泄，一则致气机郁滞、血行不畅，二则化火生热伤阴，三则横逆犯脾致湿生痰，最终痰热瘀互结为患。结于颈前为甲状腺肿大；内扰心神则为心悸易怒，怕热多汗；上犯肝窍则见突眼之症；热扰中焦则消谷善饥，壮火食气；肌肤失养则形体消瘦；火热伤阴，筋脉失养则见指舌颤抖。饮食不节，多指恣食肥甘，损伤中焦。明·陈实功《外科正宗·瘿瘤论》指出瘿瘤主要由气、痰瘀结而成，采用的主要治法是"行散气血""行痰顺气""活血散坚"，该书所载的海藻玉壶汤等方，至今仍为临床所习用。清·沈金鳌《杂病源流犀烛·颈项病源流》指出："瘿又称为瘿气、影袋，多因气血凝滞，日久渐结而成。"栀子清肝汤由柴胡、栀子、丹皮、当归、白芍、牛蒡子、川芎、茯苓组成，具有清热凉血、疏肝解肌之功效。方中牛蒡子具有疏散风热、消肿解毒之效；栀子可护肝、消肿；白芍可柔肝止痛、养血调经；茯苓可健脾宁心、渗湿利水；当归可调经止痛、活血补血；柴胡可疏肝升阳、和解表里；牡丹皮可活血化瘀、凉血清热；川芎可活血化瘀、行气止痛；甘草可清热解毒、益气补脾。全方可疏肝理气、活血化瘀。消瘰丸由玄参、牡蛎、浙贝母等组成，具有软坚散结之功，广泛用于痰瘀互结之瘰疬、痰核、结节、肿块的治疗。二诊时用黄芪、西洋参、木香使补而不滞，以治乏力。三诊时因邪减去，去寒凉之药物，加当归、鸡血藤活血止痛，建曲消痞除胀，阿胶滋阴补血，以获全方之功效。

二、行气利水、温阳散结，治疗瘿病

患者冯某，女，34岁。病历号：1906150193。

初诊（2019年6月15日）：自诉颈前区憋胀不适半年余。患者半年前无明显诱因出现颈部不适，伴颜面部浮肿，胸闷，乏力，气短，入睡困难，舌淡苔白，脉细弱。近期加重，遂来就诊。查体：血压109/74 mmHg；心率84次/分；心肺无明显异常，腹软、平坦，未见肠型及蠕动波，无明显压痛及反跳痛，肠鸣音正常。

西医诊断：原发性甲状腺功能减退。

中医诊断：瘿病，证属气虚水阻。

治此病宜行气利水，温阳散结。拟用实脾饮加减，处方：太子参10 g，茯苓15 g，炒苍术10 g，厚朴10 g，生白术20 g，大腹皮15 g，淡附片10 g（先煎），干姜10 g，生甘草10 g，炒白芍20 g，生姜10 g，首乌藤30 g，木香10 g，龙齿30 g（先煎），生牡蛎30 g（先煎）。水煎服，每日1剂，分2次服。饭后服用，忌食寒凉之品。

二诊（2019年6月24日）：气短、乏力有好转，但肢体不舒。上方去首乌藤、通草，加木瓜30 g，泽泻10 g。连服5剂后复诊。

三诊（2019年7月3日）：服用二诊处方5剂后，胸闷，恶寒好转，睡眠良好，然全身水肿加重，小便不利，细察舌苔薄白，舌边有紫红色小斑点。此乃水瘀互结也，于二诊处方减木瓜，龙齿，牡蛎，黄芩，加入红花10 g，防己10 g，益母草10 g，桃仁10 g，猪苓10 g。共5剂，每日1剂，分2次服用，水煎服。饭后服用，忌食寒凉之品。

四诊（2019年9月4日）：服三诊处方后，全身水肿基本减退，小便恢复正常，守三诊药方加入当归10 g，赤芍10 g，服用5剂。后随访，未复发。

【按语】甲状腺疾病属于中医"瘿病"的范畴。目前中医对于甲状腺术后甲减论治尚无统一标准。《外科正宗·瘿瘤论》云："夫人生瘿瘤之症，非阴阳正气结肿，乃五脏瘀血、浊气、痰滞而成。"《医宗金鉴》曰："多外因六邪，荣卫气血凝郁；内因七情，忧恚怒气，湿痰瘀滞，山岚水气而成。"提示瘿病多与外邪、情志、痰结、瘀血、饮食及居住环境等有关。对于本患者面部浮肿、面色萎黄、苍白无华、神疲乏力、少言，可用实脾饮进行对症治疗。方中以附子、干姜为君药，附子善于温肾阳而助气化以行水；干姜偏于温脾阳而助运化以制水，两药相合，温肾暖脾，扶阳抑阴。茯苓、白术渗湿健脾，使水湿从小便去。佐以木瓜除湿醒脾和中；厚朴、木香、大腹子行气导滞，令气化则湿化，气顺则胀消，且厚朴兼可燥湿，槟榔且能利水。加入龙齿、牡蛎、首乌藤以重镇安神，木香以行气之功。甘草、生姜益脾和中，生姜兼能温散水气，甘草还可调和诸药，同为佐使之用。

三、清肝泻火、消瘿散结，治疗瘿病

患者朱某，女，51岁。病历号：1904080209。

初诊（2019年4月8日）：患者颈项不适间作3月，伴咽干、双手肿胀。3月前无明显诱因出现颈项不适、口干、双手肿胀，自觉发热。来我院就诊，望其面色红、颈部肿胀，有恶寒发热，颈部痰肿疼痛，伴心悸多汗，大便不畅，舌边尖红，苔白腻，脉弦滑。体格检查：血压146/95 mmHg；心率76次/分；心肺无明显异常，腹软、平坦，未见肠型及蠕动波，无明显压痛及反跳痛，肠鸣音正常。

西医诊断：亚急性甲状腺炎。

中医诊断：瘿病（瘿痈），证属痰火互结。

治此病宜清肝泻火，消瘿散结。拟用栀子清肝汤加减，处方：栀子10 g，柴胡10 g，牡丹皮10 g，茯苓10 g，炒白芍10 g，牛蒡子10 g，玄参15 g，浙贝母10 g，当归10 g，山慈菇10 g，黄芩10 g，生甘草10 g，夏枯草10 g，金银花10 g。共3剂，每日1剂，分2次服用，水煎服。饭后服用，忌食滋腻之品。

二诊（2019年4月13日）：服用上药后，患者颈部疼痛有缓解，双手肿胀减退，大便可，睡眠正常，仍有口干口渴，望其舌淡苔红，脉弦数。守上方加入粉葛30g。共5剂，每日1剂，分2次服用，水煎服。饭后服用，忌食肥甘厚腻之品。嘱咐患者保持心情愉悦，清淡饮食。

三诊（2019年4月22日）：服二诊处方后，上述症状有所好转，自诉咽喉不舒，胸闷，望其面色暗淡，舌边青紫，脉弦沉，此乃气滞血瘀。治宜理气安神，破血逐瘀。于二诊处方减牛蒡子，加入磁石（先煎）30g，木香10g，三棱5g，莪术5g。共5剂，每日1剂，分2次服用，水煎服。饭后服用，嘱患者保持心情舒畅。后随访，颈部无不适，余症痊愈。

【按语】瘿是甲状腺疾病的总称，而甲状腺疾病种类繁多，均以颈前结块或逐渐形成瘿肿为典型表现，故统称为"瘿病"。顾伯康主编的全国高等中医药教材《中医外科学》（五版教材）首次将亚甲炎中医病名定为"瘿痈"，并沿用至今。对于亚甲炎的病因病机，后代医家各有看法。多数学者认为本病的发生与肝的关系密切，加之外感风热邪毒而发病。机体外感风温、风热之邪，客于肺胃，内有肝郁胃热，湿浊内生，痰热蕴结，营卫失和，湿热毒邪搏结于颈面部致瘿病。亚甲炎病机总属外感风热，内有肝气郁结，气滞血瘀，痰热互结。本例患者属瘿病中的肝火旺盛证，当选栀子清肝汤。方中山栀、牡丹皮清肝泻火，凉血止血；柴胡疏肝解郁；芍药、甘草敛阴柔肝；当归、川芎养血和营；茯苓实脾助运；牛蒡子疏散肝经风热。诸药合用，共奏清肝泻火，凉血止血之效。

四、清虚热、滋阴降火，治疗瘿病

患者刘某，女，49岁。病历号：2013090029。

初诊（2013年9月30日）：心悸、乏力、气短、消瘦1年，加重1月。患者于1年前无明显诱因出现心悸、乏力、气短、体重下降，至我院住院治疗，确诊为"甲亢"，经治疗后上述症状缓解，一直服用丙硫氧嘧啶等西药，但病情反复。近1月来上述症状加重，至我院就诊。刻诊：形体较瘦、眼突、心悸、气短、心烦易怒、失眠多梦、口干不喜饮、易饥多食、乏力、大小便正常。舌边尖红，苔薄白，脉细弦数。查体：双侧甲状腺Ⅱ度肿大，无压痛。T_3 5.2 nmol/L，T_4 178 nmol/L，FT_3 0.87 pmol/L。

西医诊断：甲状腺功能亢进。

中医诊断：瘿病，证属阴虚火旺。

治此病宜清虚热，滋阴降火。拟用当归六黄汤煎剂加减，处方：黄柏10 g，生黄芪30 g，黄连5 g，生地15 g，熟地10 g，当归15 g，茯神15 g，首乌藤30 g，酸枣仁30 g，地骨皮20 g，郁金10 g，黄芩15 g，枳壳10 g，党参15 g，石菖蒲10 g。共5剂，每日1剂，水煎取汁300 mL，分2次服用。饭后服用，忌食滋腻之品。

二诊（2013年10月7日）：患者心悸、气短、失眠、心烦明显缓解，舌淡红，苔薄白。双侧甲状腺Ⅱ度肿大，眼突如前。上方加白芍、夏枯草各15 g。每日1剂，分2次服用。饭后服用，忌食辛辣刺激之品。嘱患者1个月后复查。

三诊（2013年10月15日）：查T_3 1.67 nmol/L，T_4 148 nmol/L，FT_3 0.6 pmol/L。嘱续上方，每2日1剂。饭后服用，忌食辛辣之品。

四诊（2014年4月30日）：调理半年后颈部肿块缩小为Ⅰ度，眼突消失。查T_3、T_4、FT_3正常。嘱半年后复查各项指标。

【按语】 甲亢在中医中归于"瘿病"范畴，其病因比较复杂，一般为先天禀赋不足，后天调理失度及外邪侵袭所致。以怕热多汗、心悸易怒、多食消瘦、指舌颤抖、甲状腺肿大为中心证候，病变脏腑涉及肝、肾、心、脾、肺，但以肝、肾为主。郁怒伤肝，肝失疏泄，一则致气机郁滞、血行不畅，二则化火生热伤阴，三则横逆犯脾致湿生，最终痰热瘀结为患。结于颈前则为甲状腺肿大；内扰心神则心悸易怒、怕热多汗；上犯肝窍则见突眼之症；热扰中焦则消谷善饥、壮火食气；肌肤失养则形体消瘦；火热伤阴、筋脉失养则见指舌颤抖。饮食不节，多指恣食肥甘之品，损伤中焦，运化失职，聚湿生痰为患，其症多以身倦乏力、精神不振、形体消瘦、苔白厚腻为主。本病涉及脏腑较多，各证型之间联系密切，常互为因果，相互转化，其病机总不离阴虚火旺，因此治疗上常需滋阴降火，选用当归六黄汤为基础方。当归六黄汤出自《兰室秘藏》，主要用于治疗阴虚火旺之盗汗，即肝气有余，而致肺虚盗汗者。方中当归养血增液，血充则心火可制；生地、熟地入肝肾而滋肾阴。三药合用，使阴血充则水能制火，共为君药；黄连、黄芩、黄柏泻火除烦，清热坚阴；黄芪益气生津，以阳养阴，诸药配合恰当，故能取得较好疗效。根据中医传统理论辨证论治，结合现代医学对该病的认识，以中药配合西药治疗，采用当归六黄汤加丙硫氧嘧啶治疗甲亢患者，可发挥各自的优势，取长补短，提高疗效，减少西药的用量和不良反应，值得临床推广使用。

五、疏肝解郁、滋阴敛汗，治疗瘿病

患者郭某，女，47岁。病历号：2009190117。

初诊（2020年9月19日）：乏力，气短，多汗间作1年余。患者于1年前无明显诱因出现乏力，气短，多汗等症状，遂来我院就诊，诊断为"甲状腺功能亢进症"，经口服药物治疗后上述症状缓解，但病情反复。1月来上述症状加重，刻下症见：眼突，气短，乏力，多汗，心烦易怒，失眠多梦，多食易饥，大便干，夜寐尚可。查体：舌淡红，苔薄白，脉细。查甲状腺功能提示：T_3 7.0 nmol/L，FT_3 34.4 pmol/L；$T_4 >$ 320 nmol/L，FT_4 7.00 pmol/L；TSH 0.005 uIU/ mL。

西医诊断：甲状腺功能亢进症。

中医诊断：瘿病，证属肝郁气滞。

治此病宜疏肝解郁，滋阴敛汗。拟用柴胡疏肝散加减化裁，处方：柴胡10 g，枳壳10 g，炒白芍10 g，党参20 g，茯苓10 g，陈皮10 g，枸杞子20 g，石菖蒲20 g，浮小麦30 g，麦冬10 g，玄参10 g，生甘草10 g。共5剂，水煎服，每日1剂，分2次服。饭后服用，忌食寒凉之品。嘱患者保持心情舒畅。

二诊（2020年9月28日）：患者乏力、多汗症状较前好转，但失眠多梦，烦躁易怒等症状未见明显改善，伴咽干咽痛。上方去陈皮，加胖大海15 g，浙贝母10 g，木蝴蝶10 g，芦根20 g。共5剂，水煎服，每日1剂，分2次服。饭后服用，忌食辛辣刺激之品，保持清淡饮食。

三诊（2020年10月12日）：心烦易怒，失眠多梦，乏力、多汗等症状均明显好转，复查甲状腺功能：T_3 1.7 nmol/L，FT_3 3.3 pmol/L；T_4 94.7 nmom/L，FT_4 18.6 pmol/L；TSH 0.013 uIU/ mL。加减处方后继续服药，处方：柴胡10 g，枳壳10 g，炒白芍10 g，党参20 g，茯苓20 g，枸杞子20 g，石菖蒲20 g，麦冬10 g，玄参10 g，胖大海15 g，浙贝母10 g，黄芩5 g。共5剂，水煎服，每日1剂，分2次服。饭后服用，嘱患者保持心情舒畅。

【按语】甲亢属于中医"瘿病"范畴，其病因较为复杂，一般为先天禀赋不足，后天调理失度及外邪侵袭所致。以怕热多汗、心急易怒，多食消瘦，甲状腺肿大为主要症状。病变脏腑多涉及肝、肾、心、脾、肺等，但以肝、肾为主。郁怒伤肝，肝失疏泄，一则致气机郁滞，血行不畅；二则化火生热伤阴；三则横逆犯脾而生痰，最终痰、热、瘀互结为患。结于颈前则为甲状腺肿大；内扰心神则为心悸易怒，怕热多汗；上犯肝窍则为突眼；热扰中焦则消谷善饥；肌肤失养则形体消瘦。本病涉及脏腑较多，各个证型之间联系密切，常互为因果，互相转化，本患者是由于情志郁怒而致肝失疏泄，肝郁化火所致，故用柴胡疏肝散治疗。方中柴胡疏肝解郁为君药，陈皮、枳壳理气行滞，白芍、甘草养血柔肝，缓急止痛，浮小麦固涩止汗，麦冬、玄参滋阴生津。诸药合用，共奏疏肝解郁，敛汗滋阴之功。

六、疏肝解郁、清热散结，治疗瘿病

患者赵某，女，30岁。病历号：2008260904。

初诊（2020年9月2日）：颈部包块伴烦躁2年，心慌、眼睑浮肿1月。患者2年前无明显诱因出现烦躁，易怒，心慌，气短等症状，后颈部肿大，

于当地医院就诊，诊断为甲状腺功能亢进症，西药治疗后，上述症状好转，后患者未及时复诊，近一月来再次出现心慌症状，伴双眼睑浮肿，乏力，口干、口苦，心烦，纳差，睡眠尚可，大便干结。查体：舌暗红，苔薄白，脉弦细。双侧甲状腺Ⅲ度肿大。甲状腺功能提示：T_3 2.1 nmol/L，T_4 105.5 nmol/L，TSH 2.69 uIU/ mL，TGAb 121.2 IU/ mL。

西医诊断：甲状腺功能减退症。

中医诊断：瘿病，证属肝经郁热。

治此病宜疏肝解郁，清热散结。拟用小柴胡汤加减，处方：柴胡15 g，生地黄10 g，黄芩10 g，浙贝母10 g，胖大海15 g，木蝴蝶10 g，炒白芍20 g，茯苓10 g，厚朴10 g，熟大黄5 g，生白术40 g，枳实10 g，木瓜30 g，路路通10 g。共5剂，水煎服，每日1剂，分2次服。饭后服用，忌食滋腻之品。嘱患者保持心情舒畅。

二诊（2020年9月16日）：患者乏力、烦躁症状稍好转，颈部包块未见缩小。原方基础上去白芍，茯苓，路路通，加玄参15 g，杜仲20 g，干姜5 g。共5剂，水煎服，每日1剂，分2次服。饭后服用，嘱患者调节情志。

三诊（2020年9月23日）：烦躁，乏力等症状明显好转，查甲状腺功能提示：T_3 2.0 nmol/L，T_4 139.1 nmol/L，TSH 1.26 uIU/ mL，TGAb 249.9 IU/ mL。二诊处方去浙贝母，木瓜，加三棱5 g，莪术5 g，金银花10 g，川牛膝10 g以增强软坚散结之效。共5剂，水煎服，每日1剂，分2次服。

四诊（2020年9月30日）：诸症向愈，去金银花，加延胡索20 g。再服6剂，水煎服，每日1剂，分2次服。一月后随访，诸症皆无。

【按语】"瘿病"是传统中医学病名，以颈前喉结两旁结块肿大为基本临床特征。其主要由情志内伤，饮食及水土失宜引起，并与体质有密切关系。气滞、痰凝、血瘀壅结颈前是瘿病的基本病理。临床常见证型有气滞痰阻、痰结血瘀、肝火旺盛、心肝阴虚四种，以上四种证型之间常发生转化。治疗瘿病的主要原则是理气化痰，消瘿散结，活血软坚，滋阴降火。

本例中患者是由肝气郁结化热而致病，口苦、口干，心烦等均属肝火旺盛表现，治疗当以疏肝解郁为基本方法，配合清咽散结等治法使本病向愈，方剂选用小柴胡汤加减。小柴胡汤出自《伤寒论》，有寒热并用，补泻兼施，和解表里，疏利枢机，恢复升降，通调三焦，疏肝利胆，化痰和胃等功能，适应证非常广泛，作为少阳病的主方，自然成为少阳经盘根错节，虚实互见的甲状腺相关疾病的不二之选。

七、疏肝健脾、软坚散结，治疗瘿病

患者薛某，女，35岁。病历号：10002311455。

初诊（2021年6月3日）：颈部不适间作1月。患者1月前无明显诱因出现颈部不适伴烦躁易怒、胃脘胀满、纳差的症状。既往无其他病史。查体：舌红，苔薄黄，脉弦数。收缩压：118 mmHg；舒张压：74 mmHg；心率：94次/分；心肺无明显异常，腹软、平坦，未见肠型及蠕动波，无明显压痛及反跳痛，肠鸣音正常。甲状腺彩超提示：双侧甲状腺结节。

西医诊断：甲状腺结节。

中医诊断：瘿病，证属脾虚肝郁。

治此病宜疏肝健脾，软坚散结。拟用四逆散合失笑散加减，处方：太子参10 g，茯苓10 g，柴胡15 g，枳壳10 g，炒白芍15 g，木香10 g，生牡蛎20 g（先煎），浙贝母10 g，金银花10 g，山慈菇5 g，麦冬10 g，炒蒲黄10 g，五灵脂10 g，延胡索20 g。共5剂，每日1剂，水煎服，分2次服用。饭后服用，忌食辛辣之品。嘱患者保持心情舒畅。

二诊（2021年6月11日）：烦躁易怒较前明显缓解，胃脘胀满、纳差好转，患者现诉咽痛口干。上方减去延胡索，改木香5 g，加胖大海15 g以清热解毒利咽，生石膏40 g以滋阴利咽。继服5剂，每日1剂，水煎服，分2次服用。饭后服用，忌食辛辣刺激之品，宜清淡饮食。

三诊（2021年6月18日）：烦躁易怒、胃脘胀满、纳差好转。咽痛较前明显缓解，偶有口干。二诊方减胖大海、炒蒲黄、五灵脂，改生石膏

30 g，加玄参10 g。继服5剂，每日1剂，水煎服，分2次服用。3月后随访，诸症基本痊愈。

【按语】《外科正宗·瘿瘤论》认为："夫人生瘿瘤之症，非阴阳正气结肿，乃五脏瘀血、浊气、痰滞而成。"指出瘿瘤主要由气、痰、瘀壅结而成。采用的主要治法是"行散气血""行痰顺气""活血散坚"。现代医家认为瘿病的病因主要是情志内伤、饮食及水土失宜，但也与体质因素有密切关系。方中枳壳破气而除里热；柴胡疏肝解郁，和解少阳；芍药益养血柔肝；太子参、茯苓益气健脾；失笑散活血化瘀，散结止痛。方中五灵脂苦咸甘温，入肝经血分，功擅通利血脉，散瘀止痛；蒲黄甘平，行血消瘀。药简力专，共奏祛瘀止痛，推陈出新之功，使瘀血得去，脉道通畅。二诊时咽痛口干，以胖大海清热解毒利咽，以生石膏滋阴利咽。三诊时患者偶有口干，麦冬、玄参相配伍可滋阴利咽，润燥止咳。诸方随证加减，共奏疗效。

第六章 肾系病证

第一节 淋证

一、清热利湿、排石通淋，治疗石淋

患者陈某，男，21岁。病历号：1903201327。

初诊（2019年3月13日）：头晕、乏力伴腰背部痛1周。患者1周前无明显诱因出现头痛，眩晕，腰背部疼痛，症状反复出现，时轻时重，时有尿频、尿急、尿痛，无恶寒发热，饮食可，睡眠佳。舌淡红，苔薄白，脉细。患者既往无其他病史。查体：收缩压102 mmHg；舒张压79 mmHg；心率133次/分；心肺无明显异常，腹软、平坦，未见肠型及蠕动波，无明显压痛及反跳痛，肠鸣音正常。

西医诊断：慢性肾炎。

中医诊断：石淋，证属湿热蕴结。

治此病宜清热利湿，排石通淋。拟用石苇散加减，处方：金钱草20 g，海金沙15 g，海浮石15 g，鸡内金15 g，石苇15 g，冬葵子15 g，焦杜仲20 g，乌药10 g，白茅根20 g，生牡蛎30 g（先煎），续断10 g，龙骨30 g（先煎）。共6剂，水煎服，每日1剂，早晚饭后分服。忌食辛辣刺激、生冷之品。

二诊（2019年3月20日）：服药后头晕、腰痛减轻，因情绪不稳定，与家人吵架后，两侧胁肋疼痛。上方加延胡索10 g，川楝子10 g，郁金10 g，石菖蒲10 g。共6剂，水煎服。

三诊（2019年3月27日）：头痛，腰痛，乏力明显减轻，两胁部疼痛明显好转。二诊处方去延胡索、川楝子，继服6剂。一月后随访，基本痊愈。

【按语】《中藏经·论诸淋及小便》："五脏不通，六腑不和。三焦癖涩，营卫耗失。砂淋者，腹脐中隐痛，小便难，其痛不可忍，须臾以小便中下如砂石之类。"本例患者自诉腰背部疼痛，症状反复出现，时轻时重，时有尿频、尿急、尿痛。病为石淋，证属湿热蕴结。湿热蕴结下焦，肾与膀胱气化不利，病位在肾与膀胱，腰为肾之府，若湿热久蕴，熬尿成石，则致石淋，可见腰部疼痛，反复发作，可放射至外阴部。本病病情轻者一般预后良好，若处理不当可致热毒入营血等重症。本病辨证准确，拟用石韦散加减。方中石韦、海浮石、海金沙、金钱草排石化石通淋；冬葵子、郁金等清热利湿；杜仲、续断强筋骨，补益肝肾；鸡内金活血软坚。全方共奏清热利湿、排石通淋之功效。石淋日久，患者出现两胁部疼痛，小腹胀痛等症状，为虚实夹杂，当标本兼顾，故原方中加入延胡索、川楝子，以行气活血化瘀。故获效满意。

二、清利湿热、健脾利水，治疗热淋

患者曹某，女，48岁。病历号：2013080012。

初诊（2013年8月19日）：发热恶寒2月伴小便频数、涩痛。患者2月前无明显诱因出现发热恶寒时作，口苦咽干，头晕恶心，全身困疼酸痛，小便频数、涩痛，小腹胀痛，腰痛反复发作，在当地医院多次诊治，病情反复发作，为进一步诊治慕名前来求诊。刻诊：舌质淡红，苔薄白微腻，脉滑。尿常规显示：白细胞（+++），红细胞（+），蛋白尿（+）。

西医诊断：急性肾盂肾炎。

中医诊断：热淋兼伤寒中风少阳病，证属湿热下注。

治此病宜清利湿热，健脾利水。拟用仲景经方小柴胡汤合龙胆泻肝丸加减，处方：龙胆草5g，清半夏10g，柴胡20g，生甘草5g，生白术10g，党参10g，猪苓10g，茯苓10g，泽泻10g，黄芩10g，连翘20g，桂枝5g，黄芩10g，山药10g。共3剂，每日1剂，水煎早晚饭后分服。忌食辛辣刺激、生冷之品。

二诊（2013年8月23日）：服药后发热畏寒时作，口苦咽干，头晕恶心及全身酸痛症状消失，小便频数、涩痛，小腹胀痛，腰痛明显减轻，舌质红，苔微腻，脉滑。上方去党参、桂枝，加泽泻、木通、车前子清热利湿，可使湿热从小便而解。加生地、当归有滋阴养血之功，旁顾阴血。共5剂，每日1剂，水煎服，早晚饭后分2次服。忌食辛辣刺激、生冷之品。

三诊（2013年8月29日）：诸症消失，已获全效，为巩固疗效，再服3剂。一月后随访，已痊愈。

【按语】 该病为下焦湿热兼伤寒中风少阳病，见寒热往来无定时，胸满，默默不欲食，心烦喜呕，或腹中痛，或渴或咳，或利或悸，小便不利，口苦耳聋，脉弦。因病邪至半表半里，正邪相争，正胜则发热，邪胜则恶寒，故恶寒与发热交替出现，发无定时。《素问·气厥论篇》曰："胞移热于膀胱，则溲血、溺血。"《金匮要略·五脏风寒积聚病篇》谓："热在下焦，则尿血。"明确指出尿血的病机为肾热移于膀胱，病变部位在膀胱。龙胆泻肝丸来源于《医方集解》，其中龙胆草上泻肝胆实火，下清下焦湿热，为君药；黄芩、栀子苦寒，有清热燥湿、导热下行之效，为臣药；泽泻、木通、车前子清热利湿，可使湿热从小便而解；生地、当归有滋阴养血之功。柴胡有疏肝解郁和引经之用；甘草调和诸药。全方配伍相辅相成，可起到泻肝而不伤肝，利湿而不伤阴的功效。

三、清热利湿、排石通淋，治疗石淋

患者蔡某，女，52岁。病历号：1403280512。

初诊（2014年3月28日）：腰背部疼痛反复发作1个月。患者1个月前

无明显诱因出现腰背部疼痛，症状反复出现，时轻时重，时有尿频、尿急、尿痛，无发热恶寒，饮食睡眠可，大小便正常。既往有糖尿病病史5年，在当地间断治疗。查体：舌红，苔薄黄，脉弦数；心肺查体未见明显异常，腹平软，无压痛及反跳痛，眼睑及双下肢无水肿。

西医诊断：①泌尿系结石合并感染；②2型糖尿病。

中医诊断：①石淋，证属湿热蕴结；②消渴。

治宜清热利湿，排石通淋。拟用石韦散加减，处方：石韦15 g，续断10 g，台乌药10 g，生地黄10 g，地骨皮20 g，柴胡15 g，郁金10 g，滑石20 g，海浮石15 g，海金沙15 g，金钱草15 g，茯苓10 g，炒苍术15 g，冬葵子15 g，川牛膝10 g，焦杜仲15 g。5剂，每日1剂，水煎早晚饭后分2次服，忌食辛辣刺激、生冷、肥甘厚腻。

二诊（2014年4月7日）：服药后腰背部疼痛及尿频、尿急、尿痛症状较前减轻，症见神疲乏力，小腹坠胀，舌红，苔薄黄，脉弦数。上方加黄芪、白术各30 g，继服5剂，每日1剂，水煎，早晚饭后分服，忌食辛辣刺激、生冷、肥甘厚腻之品。

三诊（2014年4月14日）：腰背部疼痛明显减轻，再无尿频、尿急、尿痛症状，舌红，苔薄黄，脉弦数。二诊处方继服5剂，每日1剂，水煎早晚饭后分服，忌食辛辣刺激、生冷、肥甘厚腻之品。后随访，未再有复发。

【按语】《中藏经·论诸淋及小便》云："五脏不通，六腑不和。三焦痞涩，营卫耗失。砂淋者，腹脐中隐痛，小便难，其痛不可忍，须臾以小便中下如砂石之类。"本例患者自诉腰背部疼痛，症状反复出现，时轻时重，时有尿频，尿急，尿痛。病为石淋，证属湿热蕴结，病理变化为湿热蕴结下焦，肾与膀胱气化不利，病位在肾与膀胱。腰为肾之府，若湿热久蕴，熬尿成石，则致石淋，可见腰部疼痛，反复发作，可放射至外阴部。本病病情好者一般预后良好，若处理不当可致热毒入营血等重症。本病辨证准确，方用石韦散加减。方中石韦、海浮石、海金沙、金钱草排石化石通淋；滑石、柴胡、郁金等清热利湿；地骨皮、杜仲等强筋骨，补益肝肾；川牛膝活血软坚。全方共奏清热利湿，排石通淋之功效。石淋日久，患者出现神疲乏力，小腹坠胀等症状，为虚实夹杂，当标本兼顾，故原方中加入黄芪、白术以补益中气。故获效满意。

四、清热利湿、利尿通淋，治疗热淋

患者成某，男，51岁。病历号：10008685361。

初诊（2021年5月6日）：尿频、尿急间作3月。患者3月前无明显诱因出现尿频、尿急伴腰困不适，既往无其他病史。查体：舌红，苔黄厚腻，舌两边伴有齿痕，脉弦数。收缩压：120 mmHg；舒张压：80 mmHg；心率：90次/分；心肺无明显异常，腹软、平坦，未见肠型及蠕动波，无明显压痛及反跳痛，肠鸣音正常。

西医诊断：前列腺炎。

中医诊断：热淋，证属湿热蕴结。

治此病宜清热利湿，利尿通淋。拟用八正散加减，处方：萹蓄10 g，瞿麦10 g，焦栀子15 g，车前子20 g，玉米须20 g，石苇10 g，冬葵子10 g，生地黄10 g，熟地黄10 g，炒山药10 g，山茱萸10 g，金樱子30 g，覆盆子15 g。共5剂，水煎服，每日1剂，早晚饭后分服。忌食辛辣刺激、生冷、肥甘厚腻之品。

二诊（2021年5月12日）：尿频、尿急症状明显缓解，腰困不适好转，舌苔稍薄腻，脉弦缓。患者现诉偶感乏力，去焦栀子、车前子，加白茅根20 g。共5剂，水煎服，每日1剂，早晚饭后分服。忌食辛辣刺激、生冷、肥甘厚腻之品。

三诊（2021年5月19日）：尿频、尿急、乏力、腰困等症状较前明显好转，舌淡红，苔少腻，舌两边齿痕减退，脉缓。守二诊处方，共5剂，水煎服，每日1剂，早晚饭后分2次服。忌食辛辣刺激、生冷、肥甘厚腻之品。

【按语】淋之名称，始见于《内经》。《素问·六元正纪大论》称本病为"淋"，是以小便频数、淋沥涩痛、小腹拘急引痛为主症的疾病。基本病机为湿热蕴结下焦，肾与膀胱气化不利。若湿热客于下焦，膀胱气化不利，小便灼热刺痛，则为热淋。八正散以泻火与利湿合法，利尿与通腑并行，诸药合用，既可直入膀胱清利而除邪，又兼通利大肠导浊以分消，使湿热之邪尽从二便而去，共成清热泻火，利水通淋之剂。湿热蕴结日久，耗损机体津液，水不涵木，而致肝肾阴虚。故以六味地黄丸加减以益肾养肝。熟地黄滋阴补肾，填精益髓；山萸肉补养肝肾，并能涩精；炒山药补益脾阴，亦能固精。三药相配，滋养肝、脾、肾，称为"三补"。二诊时诸症好转，偶感乏力，去寒凉之物焦栀子、车前子，加白茅根以补中益气，利小便。《本经》曰："白茅根可治劳伤虚羸，补中益气，除瘀血、血闭寒热，利小便。"金樱子、覆盆子相配伍以补益肝肾，固精缩尿。诸药合用，共奏良效。

第二节　水肿

一、温阳健脾、利水消肿，治疗水肿

患者褚某，女，47岁。病历号：1909160161。

初诊（2019年8月14日）：双下肢浮肿反复发作8年，头痛、头晕间作1年。患者8年前无明显诱因出现双下肢水肿，伴腰痛、腰酸，微恶寒，小便频数，夜寐欠佳。患者既往有"慢性肾小球肾炎""高血压病"史。查体：面色白，舌质淡胖，舌两边齿痕，苔白腻，脉沉细。心肺无明显异常，腹软、平坦，未见肠型及蠕动波，无明显压痛及反跳痛，肠鸣音正常。血压：155/95 mmHg；心率：93次/分；辅助检查：尿蛋白（+）。

西医诊断：慢性肾小球肾炎。

中医诊断：水肿，证属脾肾阳虚。

治此病宜温阳健脾，利水消肿。拟用实脾饮加减，处方：白茅根30 g，炒苍术20 g，木香10 g，厚朴10 g，益母草30 g，芡实30 g，续断15 g，盐杜仲20 g，大腹皮20 g，地骨皮20 g，白鲜皮30 g，乌药10 g，磁石20 g（先煎），龙齿30 g（先煎），生牡蛎30 g（先煎），茯苓10 g，怀牛膝10 g。共10剂，每日1剂，水煎，早晚饭后分服。忌食生冷、肥甘厚腻之品。

二诊（2019年9月4日）：服上药后双下肢水肿、头晕、头痛明显减轻，小便次数减少。查体：收缩压为147 mmHg；舒张压为88 mmHg；心率为81次/分；尿常规：尿蛋白（±）。上方去乌药，加泽泻10 g，猪苓20 g，加强利水养阴之功。共10剂，每日1剂，水煎服。

三诊（2019年9月16日）：服二诊药物后双下肢水肿基本好转，头晕、头痛等诸症基本消失，睡眠佳，二诊处方去磁石、龙齿、牡蛎。再10剂，每日1剂，水煎，早晚饭后分服。忌食生冷、肥甘厚腻之品。

四诊（2019年10月9日）：诸症消失，尿蛋白（–），已获全效。为巩固疗效，再进10剂。一月后随访，痊愈。

【按语】患者双下肢浮肿8年，经久不愈，头晕、头痛间作1年，结合脉证分析为脾肾阳虚。对于水肿病，《金匮要略》在治则上指出："诸有水者，腰以下肿当利小便，腰以上肿当发汗乃愈。"本例患者主因脾失健运，不能运化水湿，肾阳虚衰，不能温化水液，故发为水肿，治以健脾温肾利水。本方重用白茅根，《神农本草经》曰："白茅根味甘，性寒，主劳伤虚羸，补中益气，除淤血血闭，寒热，利小便。"其中苍术、芡实、茯苓健脾燥湿；厚朴、木香、益母草、大腹皮行气导滞，化湿行水，使气行则湿化，气顺则胀消；乌药温肾散寒，助膀胱之气化；怀牛膝利尿通淋，活血化瘀，以助利水消肿之功；杜仲、续断、怀牛膝补益肝肾，强筋骨，以减轻腰痛；磁石、龙齿、生牡蛎平肝潜阳，镇惊安神以助睡眠。患者手足心热，佐以地骨皮清虚热。二诊时加泽泻，其在《神农本草经》中记载："主风寒湿痹，乳难消水，养五脏，益气力，肥健。久服耳目聪明，不饥，延年轻身，面生光，能行水上。一名水泻，一名芒芋，一名鹄泻。生汝南池泽。"加猪苓，其在《神农本草经》中曰："味甘，平。主痎疟，解毒，利水道。久服轻身，耐老。"诸药合用，治病求本，疗效显著。

二、益肾固精、清热利湿，治疗肾风

患者张某，女，13岁。病历号：2009050019。

初诊（2020年9月5日）：确诊慢性肾小球肾炎8年。患者8年前确诊慢性肾小球肾炎，经治疗后症状减轻，但仍感乏力，近3月来乏力症状呈进行性加重，伴眼睑轻度浮肿，面色萎黄，食纳差，夜寐尚可，小便多泡沫，大便正常。查尿微量白蛋白为51.0 mg/L。查体：舌淡，苔薄白，脉细。心肺未见明显异常，双下肢轻度水肿。

西医诊断：慢性肾小球肾炎。

中医诊断：肾风，证属肾络痹阻。

治此病宜益肾固精，清热利湿。处方：炒山药30 g，芡实10 g，玉米须20 g，生黄芪50 g，盐杜仲20 g，金樱子30 g，覆盆子15 g，椿皮10 g，盐车前子10 g，牛蒡子10 g，黄芩15 g，辛夷10 g，延胡索10 g，苍耳子10 g，金银花10 g，桑叶10 g。共6剂，水煎服，每日1剂，早晚饭后分服。低盐、低脂、低蛋白加优质蛋白饮食，忌食辛辣刺激、肥甘厚腻之品。

二诊（2020年9月19日）：患者乏力症状稍好转，偶有咳嗽，其余症状未见好转，查尿微量白蛋白为416 mg/L，尿常规RBC为18.8/uL。原方加减后的处方：炒山药30 g，芡实10 g，玉米须20 g，生黄芪50 g，金樱子30 g，覆盆子15 g，黄芩10 g，桑叶10 g，款冬花10 g，前胡10 g，蝉蜕10 g，紫菀20 g，茯苓10 g，炒建曲20 g。共6剂，水煎服，每日1剂，分2次服。

三诊（2020年10月24日）：患者乏力、眼睑浮肿等症状明显好转，复

查尿微量白蛋白为63.6 mg/L。二诊处方加减后的处方：蝉衣10 g，建曲20 g，炒山药30 g，覆盆子15 g，黄芩10 g，金樱子30 g，黄芪50 g，玉米须20 g，芡实10 g，茯苓10 g，益母草10 g，制泽泻10 g，猪苓10 g，山萸肉10 g。共6剂，水煎，每日1剂，早晚饭后分服。低盐、低脂、低蛋白加优质蛋白饮食，忌食辛辣刺激、肥甘厚腻之品。

四诊（2020年10月31日）：患儿上述症状继续好转，复查尿微量白蛋白为254.3 mg/L。三诊处方加减后的处方：蝉衣10 g，建曲20 g，炒山药30 g，覆盆子15 g，黄芩10 g，金樱子30 g，生黄芪50 g，玉米须20 g，芡实10 g，茯苓10 g，益母草10 g，炒麦芽30 g。共20剂，温水溶服，每日1剂，早晚饭后分服。低盐、低脂、低蛋白加优质蛋白饮食，忌食辛辣刺激、肥甘厚腻之品。

【按语】肾风一词最早见于《黄帝内经》："有病庞然如水状者，切其脉大紧，身无痛者，形不瘦，不能食，食少，名为何病？岐伯对曰：病生在肾，名为肾风。"论中所述之面部浮肿、汗多、腰痛等均与慢性肾炎症状相似。故目前多认为慢性肾炎属于"肾风"范畴。蛋白尿、尿多泡沫是慢性肾炎的主要临床表现之一，常迁延不愈，容易复发。中医把蛋白尿归属于"风湿扰肾，开阖失司，精气下泄"的范畴，正气虚损和风、湿、热、瘀等，都可影响肾脏功能而形成蛋白尿，其中风邪、湿热、瘀血最为重要。因此，通过补肾固精，清利湿热之邪的治疗方法，可以达到扶正祛邪的治疗目的。

三、滋阴补肾、利水消肿，治疗水肿

患者陈某，男，52岁。病历号：2010190338。

初诊（2020年10月19日）：眼睑浮肿伴腰困间作10余天。患者10 d前无明显诱因出现眼睑浮肿，伴腰部酸困、乏力等症状。患者自诉既往有甲状腺功能减退症病史。刻下症见：眼睑浮肿，腰酸、腰困，乏力，纳差，手足心热，口干、口渴，食纳尚可，夜寐安，大小便正常。查体：舌淡

红，苔薄白，脉细数。心肺未见明显异常。

西医诊断：甲状腺功能减退症。

中医诊断：水肿，证属肾阴亏虚证。

治此病宜滋阴补肾，利水消肿。拟用六味地黄汤加减，处方：熟地黄10 g，生地黄10 g，茯苓皮15 g，炒山药10 g，山茱萸10 g，泽泻20 g，猪苓10 g，木瓜30 g，黄芩10 g，盐杜仲20 g，牛膝10 g，续断10 g。共5剂，水煎服，每日1剂，早晚饭后分服。低盐、低脂、低蛋白加优质蛋白饮食，忌食辛辣刺激、肥甘厚腻之品。

二诊（2020年10月26日）：患者眼睑浮肿、乏力等症状较前稍好转，腰酸、腰困症状未见好转。原方去黄芩，加乌药10 g，延胡索20 g，独活20 g，桃仁10 g，红花10 g。共6剂，水煎服，每日1剂，早晚饭后分服。低盐、低脂、低蛋白加优质蛋白饮食，忌食辛辣刺激、肥甘厚腻之品。

三诊（2020年11月2日）：腰酸、腰困症状较前好转，其余症状几近消失。二诊处方基础上去山药、乌药，加伸筋草15 g，桑寄生20 g。共6剂，水煎服，每日1剂，分2次服。服药后腰酸、腰困症状明显好转，继服6剂。诸症向愈。

【按语】水肿是指体内水液潴留，引起浮肿的疾病。水肿的病机多责之于肺、脾、肾三脏，多为气虚、阳虚，也有表邪郁闭、气滞血瘀的证型。所以应用补法时多以补气、补阳为主，补阴一法应用相对较少。李永粹《证治汇补·水肿》中就有"阴虚水肿"病机的论述："肾者，胃之关，关门不利，聚水生病。故水肿有属阴虚者，肺金不降而浮肿，其症腹大脐肿，腰痛足硬，小水短涩，咳嗽有痰，不得卧倒，面赤口渴，但饮食知味，大便反燥，此水附龙起，相火溢水故也。"六味地黄丸是肾气丸去桂枝、附子而成，为单纯滋补肝肾、清热利水之剂。如水肿患者辨证并无阳虚，即可考虑用六味地黄丸。六味地黄丸又与猪苓汤有别，其所治之阴虚患者常有热象，呈现虚性亢奋状态，如口干面赤、五心烦热、急躁易怒、大便干结、舌红少苔等。而猪苓汤之阴虚偏于"精"的不足，其人常营养状况较差，身体多呈虚弱、衰败之状态。

四、补益肝肾、利水消肿，治疗水肿

患者马某，女，48岁。病历号：10112618009。

初诊（2021年6月16日）：双眼睑浮肿伴腰困、头晕、乏力间作5月余。患者自诉5月前无明显诱因出现眼睑浮肿伴乏力、头晕、腰困，既往有糖尿病病史3年余。查体：舌质暗红，边有齿痕，苔黄腻，脉沉细而数。血压135/93 mmHg；心率96次/分；心肺无明显异常，腹软、平坦，未见肠型及蠕动波，无明显压痛及反跳痛，肠鸣音正常。查甲功能八项示：TSH为15.0 μIU/ mL，TPOA为302.5 IU/ mL，TGAb > 4000 IU/ mL，其余五项均未见明显异常。

西医诊断：亚临床甲状腺功能减退症。

中医诊断：水肿，证属肝肾阴虚兼湿热蕴结。

治此病宜补益肝肾，清热祛湿，利水消肿。拟用六味地黄丸合四妙散加减，处方：熟地黄20 g，茯苓皮10 g，山萸肉10 g，泽泻20 g，猪苓20 g，木瓜30 g，生薏苡仁30 g，桑寄生20 g，炒苍术20 g，防己10 g，茯苓30 g，陈皮10 g。共5剂，每日1剂，水煎服，早晚饭后分2次服用。嘱患者禁食高碘食物及辛辣刺激、油腻食物，适当休息。

二诊（2021年6月21日）：患者服药后眼睑浮肿、腰困、头晕较前好转，睡眠可，舌淡红苔稍薄腻，舌边齿痕渐退，脉沉缓。复查甲功八项示：TPOA为265.6 IU/ mL，TGAb > 4000 IU/ mL，其余六项均正常。现患者偶有乏力、咽痛，为巩固疗效，守上方去茯苓皮、熟地黄、山萸肉，加人参叶20 g以健脾益气，胖大海15 g、木蝴蝶10 g以清热解毒利咽。继服5剂，每日1剂，水煎服，早晚饭后分服。嘱患者禁食高碘食物及辛辣刺激、油腻食物，适当休息。

三诊（2021年6月26日）：服药后上述症状均好转。复查甲功八项：TGAb、TPOAb仍稍高于正常，其余六项均正常。继服5剂，每日1剂，水

煎服，分3次服用。3月后电话随访，上述症状均未复发。

【按语】患者以双眼睑浮肿、腰困、头晕、乏力为主诉就诊，结合临床检验结果及四诊合参，综合分析，西医诊断为亚临床甲减，符合中医辨病"水肿"的诊断。水气为病，上凌脏腑，应责肾阳衰，寒水失约，土不制水，水液泛滥，而见浮肿。患者消渴病日久，阴津亏损，燥热偏盛。故取六味地黄丸之三味补药：山茱萸补益肝肾，熟地黄滋补肾阴，山药补脾益肾，茯苓利水渗湿，泽泻兼以泄热防熟地黄滋腻之性。结合患者苔黄腻，边有齿痕，伴乏力、纳差者，考虑湿阻中焦，郁而化热，清气不能上升，浊气不得下降，取四妙散之炒苍术、生薏苡仁健脾渗湿。热邪入里，与水相搏，则气化不利。热邪伤津，津不上承，故见口干，小便不利，取猪苓汤之水药中"性之最利者"猪苓以淡渗利水；腰为肾之腑，肾精亏损，不能濡养筋脉，故见腰困不适，加桑寄生以补益肝肾，强筋骨。二诊时患者偶有乏力、咽痛，加人参叶以健脾益气，胖大海、木蝴蝶以清热解毒利咽。根据中医传统理论辨证论治，随症加减，故能取得较好的疗效。

五、疏肝健脾、利水消肿，治疗水肿

患者史某，女，64岁。病历号：10002374845。

初诊（2021年7月5日）：全身水肿间作2周，伴失眠烦躁。患者2周前因琐事与人争吵，随即感觉头晕眼花，心慌心悸，自测血压升高，服用降压药后症状缓解。随后发现全身水肿，肿势不甚，按之不起，未予治疗。伴失眠烦躁，咽痒、咽干，干咳，声音嘶哑，口苦、口干，精神差，纳食可，夜寐不安，大小便正常。舌质淡红，苔白腻，脉弦滑。患者既往有高血压病病史7年，原发性甲状腺功能减退症5年。体格检查：心肺无明显异常，腹软、平坦，未见肠型及蠕动波，无明显压痛及反跳痛，肠鸣音正常，全身水肿，水肿部位按之不起。血压：168/95 mmHg；心率：87次/分。

西医诊断：水肿；原发性甲状腺功能减退症；高血压病2级。

中医诊断：水肿，属肝郁脾虚证。

治此病宜疏肝健脾，利水消肿。拟用五苓散加减，处方：柴胡10 g，黄芩10 g，茯神20 g，白鲜皮30 g，白芷10 g，木瓜30 g，泽泻30 g，防己10 g，猪苓20 g，生黄芪30 g，茯苓30 g，清半夏10 g，车前子10 g（包煎），胖大海15 g，炒薏苡仁30 g，玄参15 g。共5剂，水煎服，每日1剂，早晚饭后分次服用。

二诊（2021年7月12日）：服药后水肿基本缓解，偶有疲乏，舌质淡红，苔白腻，脉弦滑。守上方去茯神、清半夏、胖大海，加黄连5 g，吴茱萸10 g，生薏苡仁30 g。共5剂，水煎服，每日1剂，早晚饭后分服。嘱患者低盐、低脂、低蛋白饮食，禁食高碘食物及辛辣刺激、油腻食物，注意休息。

三诊（2021年7月19日）：服药后，全身水肿基本消失，自述无其余不适，治疗有效。为巩固疗效，二诊处方加人参叶20 g。共5剂，水煎服，每日1剂，早晚饭后分服。嘱患者低盐、低脂、低蛋白饮食，禁食高碘及辛辣刺激、油腻食物，注意休息。1月后随访，诸症痊愈。

【按语】《内经》将水肿称为"水"。对其症状，《灵枢·水胀》曰："水始起也，目窠上微肿，如新卧起之状。"《素问·至真要大论》又指出："诸湿肿满，皆属于脾。"关于治疗，《素问·汤液醪醴论》提出了"平治于权衡，去菀陈莝……开鬼门，洁净府"的治疗原则。本例患者全身水肿，肿势不甚，按之不起，辨病辨证属水肿，肝郁脾虚证。治此病宜疏肝健脾，利水消肿。方中柴胡疏肝解郁，升举阳气；黄芩清热燥湿；茯神养心安神；白芷解表消肿；白鲜皮利水消肿；木瓜、泽泻、猪苓、茯苓、薏苡仁利水渗湿消肿；防己祛风湿止痛，利水消肿，降血压；黄芪补脾肺气，生津养血，升阳举陷，利尿消肿；半夏行气燥湿；胖大海利咽开音；玄参清热滋阴润燥；车前子渗湿利尿。二诊时患者水肿好转，但口干、口苦症状明显，此时湿邪从热化，湿热壅于中焦，前方加黄连清中焦湿热；加生薏苡仁加强祛湿之功；加吴茱萸以扶助阳气，温阳利水。三诊时患者诸症痊愈，前方加人参叶以补气生津，起到化气行水，使诸药起到祛湿而不伤津的作用。全方共奏疏肝健脾，利水消肿之功。

第三节　腰痛

一、温肾益气、祛风除湿，治疗腰痛

患者何某，男，36岁。病历号：1903020915。

初诊（2019年3月2日）：腰、下肢疼痛间作10年，伴咳嗽少痰，流涕鼻塞1周。患者10年前无明显诱因出现腰、下肢疼痛，近期咳嗽少痰，流涕鼻塞，缠绵不断，局部发凉，喜温喜按，常反复发作，观其面色㿠白，舌淡苔白，脉细弱。血压：142/89 mmHg；心率：80次/分；心肺无明显异常，腹软、平坦，未见肠型及蠕动波，无明显压痛及反跳痛，肠鸣音正常。

西医诊断：腰肌劳损。

中医诊断：腰痛，证属肾阳不足兼外感风寒。

治此病宜温肾益气，祛风除湿。拟用独活寄生汤加减，处方：桑寄生30 g，独活15 g，细辛15 g，川芎20 g，炒苍术40 g，夏枯草20 g，生白术50 g，人参10 g（另煎），炒薏苡仁30 g，茯苓20 g，桂心15 g，黄芩20 g，干地黄10 g，炒白芍10 g，防风20 g，生甘草30 g，当归15 g。共5剂，每日1剂，水煎，饭后分2次服。嘱患者注意休息，避免强体力劳动，忌食辛辣刺激、油腻食物。

二诊（2019年3月9日）：服用上方5剂后，咳嗽痰少好转，不恶寒，惟有腰膝疼痛较前加重，下肢湿冷，观其面色白，舌苔淡白，脉沉细。守上方减茯苓、黄芩、生甘草，加入川牛膝15ｇ，木瓜30ｇ，盐杜仲20ｇ。共5剂，每日1剂，水煎，饭后分2次服。嘱患者注意休息，避免强体力劳动，忌食辛辣刺激、油腻食物。

三诊（2019年3月16日）：服用二诊药后，腰膝疼痛减轻，自诉活动时伴有下肢不利，用手按摩拍打感觉舒适，望其舌淡，苔白腻，脉沉。选用二诊处方减夏枯草、炒薏苡仁，加入烫狗脊10ｇ，续断10ｇ，海风藤15ｇ，忍冬藤15ｇ。共5剂，每日1剂，水煎，饭后分2次服。嘱患者注意休息，避免强体力劳动，忌食辛辣刺激、油腻食物。后随诊，诸症痊愈。

【按语】 东汉张仲景首开腰痛辨证论治先河，《金匮要略·五脏风寒积聚病脉证并治》提出"肾著"这一病名。孙思邈在《备急千金要方·腰痛》中记载运用独活寄生汤治疗腰痛，可补肝肾、祛风湿，且此方以祛风寒湿邪为主，辅以补肝肾、益气血之品，邪正兼顾，祛邪不伤正，扶正不留邪。本案例方中重用独活为君药，苦燥甘补、性平不偏，既善治伏风，除久痹，又长于养血以益肝肾、强筋骨，且性善下行，以祛下焦与筋骨间的风寒湿邪。细辛、防风为臣药，细辛入少阴肾经，长于搜剔阴经之风寒湿邪，又除经络留湿；防风祛一身之风而胜湿，君臣相伍，共祛风寒湿邪。本证因痹证日久而见肝肾两虚，气血不足，遂佐入当归、川芎、地黄、白芍养血和血；人参、茯苓、甘草健脾益气，可以长养诸脏之阳，诸脏之阳生，则冷痹去而有力；重用生白术、炒苍术、炒薏苡仁以燥湿健脾，令湿除脾运，气血生化有源；风湿邪踞日久，恐郁而化热，予以黄芩、夏枯草清热散结，且夏枯草散结中兼具和阳养阴之功。当归、川芎、牛膝、桂心活血，寓"治风先治血，血行风自灭"之意。甘草调和诸药，兼使药之用。白芍与甘草配伍，更能柔肝缓急，以助舒筋。以上诸药合用，具有补肝肾、益气血、祛风湿之功。

二、清热利湿、舒筋活络，治疗腰痛

患者王某，男，37岁，病历号：10002478179。

初诊（2021年9月13日）：腰痛伴手足心热3年。患者自述3年前无明显诱因出现腰部疼痛，重着而灼热，遇暑湿阴雨天气疼痛加重，自觉身体困重，伴手足心热，小便短赤，大便正常，胃纳可，夜寐不安。舌质红，苔黄腻，脉滑数。患者既往体健，否认外伤史及手术史。体格检查：心肺无明显异常，腹软、平坦，未见肠型及蠕动波，无明显压痛及反跳痛，肠鸣音正常。血压：124/94 mmHg；心率：80次/分。

西医诊断：腰肌劳损。

中医诊断：腰痛，证属湿热蕴结。

治此病宜清热利湿，舒筋活络。拟用四妙丸加减，处方：炒苍术10 g，黄柏10 g，生薏苡仁30 g，川牛膝10 g，茯苓10 g，金樱子30 g，覆盆子15 g，枸杞子20 g，阳起石30 g，蜈蚣3 g（冲服），鹿角胶3 g（冲服），地骨皮30 g，盐杜仲20 g，延胡索20 g。共7剂，每日1剂，水煎，饭后分2次服。嘱患者注意休息，避免强体力劳动，忌食辛辣刺激、肥甘厚味之品。

二诊（2021年9月22日）：服药后，腰部疼痛症状较前减轻，自觉手足心热较前不变，小便次数增加，尿量增多，尿色变浅。舌质红，苔黄腻，脉滑数。守上方加黄连5 g，吴茱萸10 g，干姜10 g，海螵蛸10 g。共6剂，每日1剂，水煎，饭后分2次服。嘱患者注意休息，避免强体力劳动，忌食辛辣刺激、肥甘厚味之品。

三诊（2021年10月4日）：服药后，腰部疼痛症状较前明显减轻，手足心热症状明显缓解，小便已正常。舌质红，苔黄薄腻，脉濡。二诊方去枸杞子，加黄芩10 g。共6剂，每日1剂，水煎，饭后分2次服。嘱患者注意休息，避免强体力劳动，忌食辛辣刺激、肥甘厚味之品。

四诊（2021年10月13日）：患者自述诸症消失，已无不适。为巩固疗效，三诊处方去地骨皮、黄连、吴茱萸、海螵蛸，加磁石20 g，菟丝子10 g。再进6剂。1月后随访，患者痊愈。

【按语】腰痛是指因外感、内伤或闪挫跌扑导致腰部气血运行不畅，或失于濡养，引起腰脊以及腰脊两旁疼痛为主要症状的一种病证。腰痛一词，在《内经》中叙述较详，指出腰痛的病位在肾，病理以虚为主，并与督脉相关。如《素问·脉要精微论》云："腰者，肾之府，转摇不能，肾将惫矣。"《素问·骨空论》曰："督脉为病，脊强反折。"本例患者腰部疼痛，重着而灼热，伴手足心热，小便短赤。舌质红，苔黄腻，脉滑数。上述症状、体征均提示患者证属湿热腰痛，故选四妙丸加减。方中苍术、黄柏、薏苡仁清利下焦湿热；牛膝益肾利腰，通利经脉，并能引血下行；茯苓健脾祛湿；金樱子、覆盆子、枸杞子、阳起石滋补肝肾，固精壮阳；地骨皮清虚热，凉血除蒸；延胡索活血、行气、止痛"治一身诸痛"；杜仲补肝肾，强筋骨；蜈蚣、鹿角胶补益肝肾，强壮筋骨。二诊时患者手足心热如前，此时中焦热势更甚，遂于上方加黄连清中焦湿热；吴茱萸、干姜散寒，制黄连苦寒之性；海螵蛸归脾、肾经，起到涩精之功。三诊时湿热之邪伤及上焦，为清上焦湿热，二诊处方中再加黄芩。四诊时患者疼痛、手足心热等症状消失，三诊处方中去地骨皮、黄连、吴茱萸、海螵蛸，加磁石、菟丝子以滋补肝肾，壮阳固精。全方共奏清热利湿，通络止痛，补肝益肾，强壮筋骨之功。

三、补益肝肾、活血通络，治疗腰痛

患者彭某，男，53岁。病历号：10000888145。

初诊（2021年3月3日）：主诉腰部疼痛间作1年。现病史：患者诉1年前无明显诱因出现腰部酸痛，伴双膝酸软，乏力，好发口疮，喜凉食，睡眠可，小便可，大便偏干的症状。舌质暗，苔黄腻，脉弦。

西医诊断：腰痛。

中医诊断：腰痛，证属肝肾不足。

治此病宜补益肝肾，活血通络。拟用六味地黄汤加减，处方：生地黄10 g，熟地黄20 g，海风藤15 g，忍冬藤30 g，茯苓30 g，葛根30 g，桃仁10 g，红花10 g，当归10 g，生石膏40 g，盐杜仲20 g，川牛膝15 g，伸筋草10 g，山药10 g，山茱萸10 g，泽泻20 g，五灵脂10 g，茵陈10 g，木香

10 g，蒲黄10 g。共5剂，水煎服，每日1剂，饭后分2次服。嘱患者注意休息，避免强体力劳动，忌食寒凉、辛辣刺激、肥甘厚味之品。

二诊（2021年3月8日）：患者服上述药后，腰部疼痛缓解，乏力减轻，舌质红，苔薄黄腻，脉弦。上方改茯苓为20 g，加乌梅10 g，去桃仁、红花、当归、山茱萸、泽泻。处方为：生地黄10 g，熟地黄20 g，海风藤15 g，忍冬藤30 g，茯苓20 g，葛根30 g，生石膏40 g，盐杜仲20 g，川牛膝15 g，伸筋草10 g，五灵脂10 g，茵陈10 g，木香10 g，蒲黄10 g，山药10 g，乌梅10 g。共6剂，水煎服，每日1剂，饭后分2次服。嘱患者注意休息，避免强体力劳动，忌食寒凉、辛辣刺激、肥甘厚味之品。

三诊（2021年3月15日）：服药后，患者腰部疼痛较前大为减轻，口疮未再发，胃热减轻，舌质淡红，苔白，脉弦。二诊处方去海风藤、忍冬藤、伸筋草、五灵脂、蒲黄、生石膏。处方为：生地黄10 g，熟地黄20 g，茯苓20 g，葛根30 g，盐杜仲20 g，川牛膝15 g，茵陈10 g，木香10 g，乌梅10 g，山药10 g。共6剂，水煎服，每日1剂，早晚饭后分2次服。嘱患者注意休息，避免强体力劳动，忌食寒凉、辛辣刺激、肥甘厚味之品。后电话随访，腰部疼痛消失，未再发。

【按语】隋·巢元方在《诸病源候论》中提出了气滞血瘀是腰痛的病机之一，曰："凡腰痛病有五，一曰少阴，少阴肾也。十月万物阳气伤，是以腰痛。二曰风痹，风寒著腰，是以痛。三曰肾虚，役用伤肾，是以痛。四曰肾腰，坠堕伤腰，是以痛。五曰寝卧湿地，是以痛。"本例患者腰部疼痛伴双膝酸软、乏力，结合舌脉，故中医诊断为腰痛，肝肾不足证，治宜补益肝肾，通络止痛，方用六味地黄汤加减治疗。六味地黄汤是大补元阴代表方剂，由宋代名医钱乙在《小儿药证直诀》中首创，"元阴者其在肾"，因此本方功专于肾，是"滋阴补肾"之首方。全方三补三泻，以补肾为主，兼补肝脾，补中有泻。杜仲、牛膝补肝肾、强腰膝。茵陈清利湿热。久痛必瘀，故加桃仁、红花活血祛瘀。当归养血活血；五灵脂、蒲黄合称失笑散，是止痛良方，可缓解腰部疼痛，增强理气活血止痛之效。石膏、葛根养阴生津，伸筋草舒筋活络。二诊时患者舌质已不暗，提示瘀滞情况好转，故去掉能活血化瘀之桃仁、红花、当归等药物。同时，祛湿过久容易津伤，故去掉泽泻，患者舌苔腻，但较前变薄，提示仍有湿，但泽泻久用易伤津，故去之，并减少茯苓用量，增加酸涩的乌梅以生津止渴。三诊时患者腰部情况已好转，疼痛不显著，故去掉海风藤、忍冬藤、伸筋草、五灵脂、蒲黄等疏经通络、祛瘀止痛之品，患者胃热减轻，故去掉生石膏。全方配伍，补中有散，扶正不助邪。

第七章　气血津液病

第一节　汗证

一、益气固表、敛阴止汗，治疗汗病

患者康某，男，38岁。病历号1906280052。

初诊（2019年6月28日）：全身汗出1年。患者1年前无明显诱因出现全身汗出，伴精神疲倦、乏力的症状，平时易患感冒。舌质淡，苔薄，脉细弱。患者既往无其他病史，心肺无明显异常，腹软、平坦，未见肠型及蠕动波，无明显压痛及反跳痛，肠鸣音正常。

西医诊断：风湿热。

中医诊断：汗病，证属表虚不固。

治此病宜益气固表，敛阴止汗。拟用玉屏风散合牡蛎散加减，处方：生黄芪30g，防风10g，生白术10g，炒白芍15g，煅龙骨（先煎）30g，煅牡蛎（先煎）30g，浮小麦30g，麻黄根20g。共5剂，每日1剂，分2次，水煎服。饭后服用，忌食油腻、辛辣、寒凉之品。

二诊（2019年7月4日）：出汗减少，仍有小便不利，大便溏，肢体水肿。此为脾虚湿盛证，宜利水消肿，渗湿健脾。继续用上方加入炒薏苡仁30g，茯苓10g。连服3剂后复诊。

三诊（2019年7月8日）：服用二诊处方3剂后，听其诉夜间盗汗，骨蒸潮热，时有口渴，睡觉烦热难耐。察其舌苔红，脉细数。遂用二诊处方加西洋参5 g，地骨皮30 g，炒栀子10 g。共6剂，每日1剂，分2次，水煎服。宜饭后服用，忌食辛辣之品。

四诊（2019年7月18日）：睡眠可，口不渴，仍有水肿，皮肤瘙痒。于三诊处方减西洋参、炒栀子，加入茵陈10 g，香薷10 g。服用6剂，水煎服，每日1剂，分2次服。宜饭后服用，忌食辛辣、油腻之品。后再次复诊，诸症皆愈。

【按语】宋·陈无择《三因极一病证方论·自汗证治》对自汗、盗汗做了鉴别，"无问昏醒，浸浸自出者，名曰自汗；或睡着汗出，即名盗汗，或云寝汗。"本例中患者症状表现属于自汗中的表虚不固，常用玉屏风散合牡蛎散加减，表虚自汗多见于平时体质虚弱之人。由于患者肺气亏虚，肌表疏松，表卫不固，腠理开泄而致，故治此病当益气固表，敛阴止汗。玉屏风散合牡蛎散中，黄芪益气固表止汗；白术补气健脾以实表；防风走表，而助黄芪固表之力；牡蛎敛阴止汗；浮小麦养心敛汗；麻黄根收涩止汗。诸药合用，共奏补气益卫，固表止汗之功。二诊时患者小便不利，大便溏，肢体水肿，此为脾虚湿盛，加入炒薏苡仁、茯苓以利水消肿，渗湿健脾。临床见到此类气虚自汗的病例，用玉屏风散合牡蛎散治疗，可获良效。

二、调和营卫、止汗固表，治疗自汗

患者蔺某，女，48岁。病历号：1310021842。

初诊（2013年10月2日）：头痛伴多汗1个月。近一月来，患者动则大汗淋漓，醒则湿透被褥。白天稍动则汗出、左鬓角处逢急而痛，痛不缓解，脉象弦弱而缓，舌质淡，苔薄。患者平素体弱多病、恶寒喜热、疲乏无力。

西医诊断：更年期综合征。

中医诊断：①自汗，证属表气不固；②头痛，证属阳虚头痛。

治此病宜调和营卫，敛汗固表。拟用桂枝加龙牡汤加减，处方：桂枝10g，炒白芍10g，炙甘草5g，生龙骨20g（先煎），生牡蛎20g（先煎），川芎10g，蔓荆子10g，生姜10g，红枣5枚。共3剂，每日1剂，分2次，水煎服。饭后服用，忌食寒凉、油腻之品。

二诊（2013年10月6日）：服3剂药后，汗已止大半，惟头痛未缓解。上方加钩藤20g，僵蚕15g，蝎尾5g。共5剂，每日1剂，分2次，水煎服。饭后服用，忌食寒凉之品。

三诊（2013年10月12日）：汗止十之八九，惟头痛（左鬓部）仍未缓解，经用头针两次，依旧发作。二诊处方药下咽，即头剧痛一阵，旋即缓解、阵阵发作，脉弦弱迟缓。扪之肤冷，面色苍白，属气虚阳弱之象。拟益气振阳法，补中益气汤加减，处方：炙黄芪30g，白术30g，陈皮10g，人参30g（另煎），当归15g，川芎10g，炙甘草5g，鹿茸1.5g（分2次冲服），生姜5g，大枣8枚。共7剂，每日1剂，分2次服，水煎服。饭后服用，忌食寒凉、辛辣之品。逍遥散加减，处方：当归15g，白芍15g，柴胡5g，茯神15g，白术15g，炙甘草10g，川芎6g。

四诊（2013年10月28日）：服药后头痛立止，近因停药数日，头有小痛，出汗仍不多，惟体有浮肿。此乃气虚之故，以五味异功散加味，处方：党参30g，茯苓24g，白术24g，陈皮9g，炙甘草6g，炒枣仁15g，夜交藤15g，川芎6g，当归9g，蔓荆子9g。共10剂，每日1剂，分2次，水煎服。饭后服用，忌食寒凉之品。

五诊（2013年11月5日）：多日来头痛未作，出汗亦愈，再未出现虚浮肿胀，惟体重略减，纳少疲乏，夜寐不酣。重新调节处方：炒山药45g，党参24g，鸡内金6g，白术24g，炒枣仁15g，夜交藤15g，炒麦芽15g，炙甘草5g。共10剂，每日1剂，分2次服，水煎服。饭后服用，忌食辛辣刺激之品。一月后遂痊愈。

【按语】本例患者宿患冠心病，加之家务繁杂，劳倦过度。虽以头痛、自汗为主，但因身体较为虚弱，病情易于变化，病机较为复杂。根据病情变化，有是证便使用是药。遵循《难经》中"损其心者，调其营卫"之法，故选用桂枝汤以调和营卫。龙骨、牡蛎安神定惊，增党参、枣仁、川芎、当归以补养心气，活血化瘀。药证相符，收效甚佳。一诊、二诊主因阴阳不调，营卫失和，故以桂枝加龙牡汤加味；三诊主以气虚阳弱为主，故以补中益气汤加减；四诊以血虚肝郁为主，以逍遥散加减；五诊以气虚脾弱为主，故以五味异功散加味。注重病机变化，不固守一病一方，随机选方，随证加减。

三、健脾除湿、益气敛汗，治疗汗病

患者马某，男，45岁。病历号：1908120123。

初诊（2019年8月2日）：全身出汗间作1年。患者1年前无明显诱因全身汗出，白天稍动则汗出，伴恶风、口干、乏力、纳差、夜寐欠佳。患者既往无其他病史，查体：面色萎黄、舌质淡胖、舌边有齿痕、苔薄，脉细而缓。心肺无明显异常，腹软、平坦，未见肠型及蠕动波，无明显压痛及反跳痛，肠鸣音正常。

西医诊断：更年期综合征。

中医诊断：汗病，证属脾虚湿滞。

治此病宜健脾除湿，调和营卫。拟用防己黄芪汤合牡蛎散加减，处方：防己10g，生黄芪30g，太子参10g，茯苓10g，炒白术5g，陈皮10g，浮小麦20g，麻黄根20g，煅龙骨30g（先煎），煅牡蛎30g（先煎），炒苍术10g，炒薏苡仁20g。共7剂，每日1剂，水煎，分2次服。饭后服用，忌食生冷、肥腻、辛辣刺激之品。

二诊（2019年8月10日）：服用7剂后，全身汗出明显减少，口干、睡眠好转，面色渐红润，舌边齿痕消退、稍乏力、纳差。上方黄芪加至50g，炒苍术加至30g，以益气除湿。共7剂，每日1剂，分2次，水煎服。饭后服用，忌食寒凉之品。

三诊（2019年8月20日）：服二诊药物后，汗止十有八九，其余诸症消失。现患者因受风稍有头痛，上方加川芎10 g，继服7剂，每日1剂，分2次，水煎服。饭后服用，忌食辛辣、寒凉之品。一月后随访，诸症皆愈。

【按语】本患者全身出汗间作1年，恶风，舌淡苔薄，脉细而缓，为表虚不固之风水证。《金匮要略》中记载："风湿，脉浮，身重，汗出恶风者，防己黄芪汤主之。"方中重用黄芪为君药，以益气固表，兼可利水；防己祛风利水，白术为臣药，助黄芪益气固表之效，祛风除湿而不伤正，益气固表而不恋邪，使风湿去，表虚得固。四诊合参，久病耗伤阴液，以四物汤加炒薏苡仁以补血健脾，合牡蛎散以达敛阴止汗之效。麻黄根专收敛止汗，为佐药，汗出一年，耗伤心阴，故用浮小麦养心阴，退虚热。用煅龙骨、煅牡蛎共奏收敛、重镇安神之功。二诊时结合症状加强扶正之药，黄芪、苍术以益气固表，利湿健脾。三诊时出现头痛，李东垣言："头痛不离川芎。"其药味辛，性温。归肝、胆、心包经，能上行头目，中开郁结，下调经水，活血行气，祛风止痛，故川芎为治疗头痛的要药，全方奏效显著。

第二节　郁证

一、健脾补血养心，益气重镇安神，治疗郁证

患者张某，男，41岁。病历号：1909020155。

初诊（2019年9月20日）：入睡困难间作2周。患者2周前无明显诱因出现入睡困难伴汗出乏力、烦躁不安等症状，既往无其他病史。查体：舌质淡胖，舌两边齿痕，苔薄，脉沉细。血压：117/83 mmHg；心率：78次/分，

心肺无明显异常，腹软、平坦，未见肠型及蠕动波，无明显压痛及反跳痛，肠鸣音正常。

西医诊断：焦虑抑郁症。

中医诊断：郁证，证属心脾两虚。

治此病宜健脾补血养心，益气重镇安神。拟用归脾汤合牡蛎散加减，处方：太子参10 g，茯神20 g，炒苍术10 g，枳壳10 g，柴胡15 g，生黄芪30 g，浮小麦20 g，麻黄根20 g，煅龙骨30 g（先煎），煅牡蛎30 g（先煎），酸枣仁30 g，首乌藤30 g，丹参20 g，龙眼肉10 g。共7剂，每日1剂，水煎服，分3次服用。嘱患者药渣临睡前温水泡脚，忌食油腻、生冷之品。

二诊（2019年9月30日）：服药后汗出明显减轻，睡眠稍微好转，但仍烦躁不安。现患者述其胸闷、口干、口苦、手足心热。观其舌两边稍红，舌中有裂纹，脉弦细数。拟用柴胡加龙骨牡蛎汤合百合地黄汤、生脉饮加减，处方：柴胡15 g，炒白芍10 g，太子参10 g，生地黄10 g，黄芩10 g，生龙骨30 g（先煎），生牡蛎30 g（先煎），酸枣仁30 g，首乌藤30 g，龙眼肉10 g，丹参20 g，蜜百合30 g，麦冬10 g，南五味子10 g。继续服用7剂，水煎服，每日1剂，分3次服用。饭后服用，忌食辛辣、油腻之品。

三诊（2019年10月9日）：服药后烦躁明显减轻，口干、口苦、胸闷、手足心热等症状基本好转，偶有汗出乏力。二诊处方生黄芪加至50 g，浮小麦加至30 g，以益心气，养心阴。继续服用7剂，水煎服，每日1剂，分3次服用。饭后服用，忌食寒凉之品。

四诊（2019年10月20日）：睡眠佳，烦躁感基本消失，三诊处方再服7剂，水煎服，每日1剂，分3次服用。饭后服用，忌食寒凉之品。一月后随访，诸症皆愈。

【按语】患者入睡困难间作2周，伴汗出乏力、烦躁，结合脉证，辨证为心脾两虚证。用归脾汤以益气补血，健脾养心。牡蛎散敛阴止汗，配伍丹参以活血化瘀，使补而不滞。二诊时患者仍有烦躁不安、胸闷、口干、口苦等症状，此证为邪入少阳，以经方柴胡加龙骨牡蛎散和解清热，重镇安神。此方出自《伤寒论》107条："伤寒八九日，胸满烦惊，小便不利，谵语，一身尽重，不可转侧者，柴胡加龙骨牡蛎汤主之。"邪热客于胸中，少阳枢机不能运转，水液不行，上则口干，中则胃满心悸，下则小便不利。因久病汗出，耗伤阴液而致气阴两虚。以百合地黄汤、生脉饮加减，益气养阴退虚热。百合地黄汤出自《金匮要略》，本方具有清、轻、平、润的特点，能滋津血、益元气，使五脏真元通畅，内热无以留存而外泄，失调之机得以恢复。生脉散出自孙思邈《备急千金要方》，以益气生津，养阴止汗。三诊时因久病气阴两虚，故加重生黄芪、浮小麦的用量。纵观全方，审因辨证论治，共奏治病求本。

二、疏肝解郁，清肝泻火，增液润燥，治疗郁证

患者付某，女，48岁。病历号：2003160403。

初诊（2020年3月16日）：心烦急躁间作1月。患者1月前出现心烦急躁，两胁胀痛，身热，口苦咽干，目赤肿痛，大便干结，舌质干红，苔黄燥，脉弦数。两肺呼吸音清，未闻及干湿啰音。腹平软，无压痛，肝脾未触及。

西医诊断：焦虑状态。

中医诊断：郁证，证属肝郁化火。

治此病宜疏肝解郁，清肝泻火，增液润燥。拟用四逆散合增液汤加减，处方：生地20 g，麦冬10 g，玄参15 g，生石膏30 g，生甘草30 g，野菊花10 g，知母5 g，熟大黄5 g，柴胡15 g，枳壳10 g，生白芍15 g，石斛15 g。共5剂，每日1剂，分3次，水煎服。嘱患者清淡饮食，放松心情，忌食油腻、辛辣刺激之品。

二诊（2020年3月21日）：服上药后，心烦急躁缓解，口苦咽干减轻，双目觉舒，大便正常，但头晕头胀，睡眠欠佳。舌红，苔黄，脉弦数。前

方去麦冬、玄参、生甘草、野菊花、生白芍、熟大黄，加生地黄至30ｇ、生龙骨20ｇ（先煎）、生牡蛎20ｇ（先煎）。共5剂，每日1剂，分3次，水煎服。饭后服用，忌食辛辣、油腻之品。

三诊（2020年3月25日）：服二诊药物后，患者心烦急躁症状消失，口中和。为巩固疗效，继服该方5剂，每日1剂，分3次，水煎服。饭后服用，忌食辛辣、油腻之品。一月后随访，并未复发。嘱患者怡情易性，不适随诊。

【按语】肝郁是临床常见症候之一，《医宗金鉴》曰："故发于上，则头眩耳鸣，而或为面赤；发于中，则胸满胁痛，而或作吞酸；发于下，则少腹疼疝，而或为溲溺不利；发于外，则寒热往来，似疟非疟，何莫非肝郁之象乎。"《丹溪心法·六郁》言："气血冲和，万病不生，一有怫郁，诸病生焉。故人身诸病，多生于郁。"患者情志不遂，肝失条达，气机不畅，气郁日久化火则两胁胀痛，心烦急躁，大便干结，入于胆腑则口苦咽干，观其舌脉，辨明病机，故以四逆散、玉女煎合增液汤加减化裁以治之。生地、麦冬、玄参、石斛、知母滋阴增液、养阴生津，柴胡、枳壳、白芍、甘草疏解肝气郁滞，生石膏、野菊花清热泻火，熟大黄泄热通便，生甘草调和诸药。二诊时患者心烦急躁缓解，口苦咽干减轻，双目觉舒，去麦冬、玄参、生甘草、野菊花、生白芍，大便正常遂去熟大黄，患者睡眠欠佳，舌红，苔黄，脉弦数，知其有热，热扰心神睡眠欠佳，加生龙骨、生牡蛎滋阴潜阳，生地黄滋阴清热，诸药合用，即可收效。

三、疏肝解郁、滋补肝肾，治疗郁证

患者庞某，女，56岁。病历号：2011021385。

初诊（2020年11月2日）：烦躁、乏力伴失眠间作2年余。患者2年前因生气后出现烦躁、乏力等症状，伴入睡困难，口干、口苦，偶有恶心，无呕吐，无咳嗽咳痰，无胸闷气短，病情进行性加重。刻下症见：烦躁易怒，口干、口苦，乏力，手足心热，食纳尚可，入睡困难，小便短黄，大

便干。舌红，苔薄黄，脉细数。查体：心肺未见明显异常，腹平软，无压痛及反跳痛，无双下肢及颜面部水肿。

西医诊断：①更年期综合征；②失眠。

中医诊断：郁证，证属肝郁气滞。

治此病宜疏肝解郁，滋补肝肾。拟用柴胡疏肝散加减化裁，处方：柴胡15 g，枳壳10 g，炒白芍15 g，醋香附10 g，生龙骨30 g（先煎），生牡蛎30 g（先煎），首乌藤30 g，酸枣仁30 g，木香10 g，地骨皮20 g，盐杜仲20 g，独活20 g，玄参10 g，胖大海15 g。共5剂，水煎服，每日1剂，分2次服。饭后服用，忌食油腻、辛辣刺激之品。

二诊（2020年11月7日）：患者口干、口苦，烦躁易怒等症状较前稍好转，偶有咽痛咳嗽，入睡困难未见好转。原方加减：柴胡15 g，炒白芍20 g，生龙骨30 g（先煎），生牡蛎30 g（先煎），首乌藤50 g，酸枣仁30 g，木香10 g，地骨皮20 g，盐杜仲20 g，熟大黄5 g，浙贝母10 g，胖大海15 g，干姜10 g，三七粉1袋，威灵仙10 g，姜黄10 g。共5剂，水煎服，每日1剂，分2次服。饭后服用，忌食辛辣刺激之品。半月后随诊，诸症向愈。

【按语】郁病是由于情志不舒、气机郁滞所致，以心情抑郁、情绪不宁、胸部满闷、胁肋胀痛，或易怒易哭，或咽中如有异物梗塞等症为主要临床表现的一类病证。郁有积、滞、结等含义。郁病由精神因素所引起，以气机郁滞为基本病变，是内科病证中最为常见的一种。根据郁病的临床表现及其以情志内伤而致病的特点，其主要见于西医学的神经衰弱、癔症及焦虑症等。另外，也见于更年期综合征及反应性精神病。柴胡疏肝散是由《伤寒论》之四逆散衍化而来，主治胁肋疼痛，往来寒热。方中柴胡为主药，为治肝胆、脾胃之要药，有疏肝解郁之功。白芍能补血柔肝敛阳，缓急止痛。枳壳行气宽中，消胀除满。香附疏肝解郁、理气止痛，素有"气病之总司""女科之主帅"之称。川芎为血中之气药，能上行头目，下达血海，旁通四肢，外彻皮毛，是活血行气、祛风止痛之要药。陈皮能健脾和胃理气，燥湿化痰。炙甘草调和诸药。诸药配伍，共奏疏肝解郁，理气止痛，活血散结，调和肝脾之效。因患者还有失眠等症状，遂加用首乌藤、酸枣仁等安神助眠。

四、疏肝和胃、和解少阳，治疗郁证

患者马某，女，36岁。病历号：1000293716。

初诊（2021年5月20日）：左侧胸部胀痛间作5月。患者5月前因工作压力过大出现左侧胸部胀痛伴心烦易怒、失眠多梦、头晕脑鸣、胃脘部胀满等症状。无咳嗽咳痰、心悸胸闷。大便3 d未解，小便量正常，色偏黄。查体：舌质暗红，苔薄黄腻，脉弦滑数。收缩压：130 mmHg；舒张压：85 mmHg；心率：92次/分；心肺无明显异常，腹软、平坦，未见肠型及蠕动波，无明显压痛及反跳痛，肠鸣音正常。

西医诊断：心脏神经官能症。

中医诊断：郁证，证属肝胃郁热。

治此病宜清肝泻火，和胃止痛。拟用左金丸和柴胡疏肝散加减，处方：黄芩15 g，柴胡20 g，姜半夏10 g，党参10 g，炒白芍20 g，茯苓20 g，瓜蒌20 g，磁石30 g（先煎），五灵脂10 g，枳壳10 g，炒蒲黄10 g，蔓荆子10 g，延胡索20 g，厚朴20 g，熟大黄5 g（后下），生白术20 g。共5剂，水煎服，每日1剂，分3次服用。饭后服用，忌食油腻、生冷、辛辣刺激之品。

二诊：（2021年5月26日）：左侧胸部胀痛、胃脘部胀满明显缓解，睡眠好转，偶有头晕脑鸣。大便通畅，每日1～2次，小便色淡黄。上方去熟大黄、生白术，改厚朴为10 g，柴胡15 g，黄芩10 g，瓜蒌10 g。继服5剂，水煎服，每日1剂，分3次服用。饭后服用，忌食辛辣之品。

三诊：（2021年6月6日）：左侧胸部胀痛、胃脘部胀满基本缓解，睡眠、头晕脑鸣明显好转。二诊处方去瓜蒌、五灵脂、炒蒲黄、延胡索。守方继服5剂，水煎服，每日1剂，分3次服用。饭后服用，忌食辛辣刺激之

品。1月后随访,诸症基本痊愈。

【按语】《金匮要略·妇人杂病脉证并治》记载郁病的两种病证,脏躁及梅核气多发于女性。《古今医统大全·郁证门》曰:"郁为七情不舒,遂成郁结,既郁之久,变病多端。"《临证指南医案·郁》所载的病例,均属情志之郁,治则涉及疏肝理气、苦辛通降、清心泻火、健脾和胃等法。血弱气尽,腠理开。邪气因入,与正气相搏,结于胁下,正邪分争,往来寒热,休作有时,嘿嘿不欲饮食,脏腑相连,其痛必下,邪高痛下,故使呕也,小柴胡汤主之。柴胡入肝胆经,为少阳经之专药,即透泄少阳半表之邪外散,又疏泄少阳气机之郁滞。黄芩味苦,性寒,清泄少阳半里。两者相伍,使少阳之邪外透内清。胆气犯胃,胃失和降,以姜半夏降逆止呕。党参益气健脾,扶正祛邪。以失笑散活血祛瘀,散结止痛。延胡索、厚朴行气除满。瓜蒌、熟大黄荡涤肺与大肠之瘀热。生白术燥湿健脾。磁石镇静安神,平肝潜阳,聪耳明目。二诊时诸症好转,减苦寒药物的剂量,以免损伤脾胃。三诊时诸症明显好转,去行气活血、润肠的药物,辨证论治,合理配伍,共奏良效。

五、利水渗湿、重镇安神,治疗郁证

患者沈某,女,65岁。病历号:10002664292。

初诊(2021年10月9日):精神恍惚,入睡困难间作1月。患者1月前无明显诱因出现精神恍惚,入睡困难,伴眼睑浮肿,倦怠乏力,小便不利,便溏。舌淡胖,苔白腻,脉弦滑。患者既往无其他病史。查体:体温为36.2℃;血压为126/76 mmHg;心率为75次/分,心肺无明显异常,腹软、平坦,未见肠型及蠕动波,无明显压痛及反跳痛,肠鸣音正常。

西医诊断:焦虑抑郁症。

中医诊断:郁证,证属水湿内停。

治此病宜利水渗湿,重镇安神。拟用五苓散加减,处方:茯苓皮10 g,麸炒白术10 g,桂枝10 g,猪苓10 g,泽泻10 g,木瓜30 g,石斛10 g,木香10 g，生龙骨30 g（先煎），生牡蛎30 g（先煎），谷精草30 g，生黄芪30 g。共5剂，水煎服，每日1剂，分3次服。睡前服用，忌食生冷、油腻之品。

二诊（2021年10月16日）：患者服药后，入睡困难、眼睑浮肿、倦怠乏力、小便不利、便溏均有明显好转，但出现头晕伴皮肤发痒。在原方基础上加蒺藜10 g，防风10 g。共5剂，水煎服，每日1剂，分3次服。睡前服用，忌食辛辣刺激之品。嘱其用药渣泡脚，一周后复诊。

三诊（2021年10月25日）：睡眠佳，精神可，乏力症状消失，二便可，舌苔薄。二诊处方再服7剂巩固治疗，水煎服，每日1剂，分3次服用。睡前服用，忌食辛辣、油腻之品。一月后随访，诸症皆愈。

【按语】 郁病多因郁怒、忧思、恐惧等七情内伤，使气机不畅，出现湿、痰、热、食、瘀等，进而损伤心、脾、肾，致使脏腑功能失调，加之机体脏气易郁，最终发为本病。清·叶天士《临证指南医案·郁》中记载了大量情志致郁的医案，治法涉及疏肝理气、苦辛通降、平肝熄风、清心泻火、健脾和胃、活血通络、化痰涤饮、益气养阴等，用药清新灵活，效果显著，并且充分认识到精神治疗的重要作用，认为"郁证全在病者能移情易性"。《医林改错·血府逐瘀汤所治症目》云："瞀闷，即小事不能开展，即是血瘀……急躁，平素和平，有病急躁，是血瘀。"王清任提出了"血瘀致郁论"，运用血府逐瘀汤治疗可获良效。该患者入睡困难，精神恍惚，伴眼睑浮肿，倦怠乏力，小便不利，便溏，为水湿内停证，方用五苓散加减。方中茯苓、白术，可健脾化湿；患者伴有眼睑浮肿，猪苓、泽泻，可利水消肿；生龙骨、生牡蛎重镇安神；患者倦怠乏力，故加黄芪补气。诸药合用，即可收效。

第三节 消渴

一、清热利湿、养阴益气，治疗消渴病

患者王某，男，49岁。病历号：10002167987。

初诊（2021年1月2日）：多尿、多饮13年。患者13年前无明显诱因出现多饮、多尿，伴口干、口苦，四肢麻木，乏力，每日饮水量约3000 mL，尿量约2500～3500 mL。空腹血糖：10.8 mmol/L；糖化血红蛋白：9.5%；患者既往有慢性阻塞性肺病病史。观其舌质淡，苔黄腻，脉滑数。心肺腹无明显异常。

西医诊断：①2型糖尿病；②慢性阻塞性肺病。

中医诊断：消渴病，证属湿热内蕴。

治此病宜清热利湿，养阴益气。自拟葛芩降糖方，处方：粉葛30 g，黄芩15 g，黄连5 g，炒苍术20 g，茯苓20 g，干姜10 g，西洋参10 g，生黄芪50 g，金樱子30 g，覆盆子20 g，陈皮10 g，益智仁15 g，知母10 g，龙胆10 g。共5剂，每日1剂，分2次，水煎服。再予以沙格列汀片（5 mg），1片/次，口服，1次/日；院内剂参芪抑糖通络丸（9 g），1袋/次，2次/日，配合治疗。饭后服用，忌食滋腻、辛辣刺激之品。

二诊（2021年1月9日）：服用上方5剂后，口干、口苦，疲倦乏力好转，小便量有减少。近日因琐事与朋友争吵，右胸胁胀痛，茶饭不思，细察其舌淡，苔薄黄，脉弦滑。上方减龙胆，加柴胡15 g，枳壳10 g，炒白芍15 g以疏肝理气。共7剂，每日1剂，分2次，水煎服。饭后服用，忌食滋腻、辛辣之品。西药同一诊，继续观察治疗。

三诊（2021年1月18日）：服用二诊处方药后，患者上述症状缓解，

心情舒畅，饮食及睡眠良好。复查空腹血糖为 8.1 mmol/L，糖化血红蛋白为 8.5%。为进一步巩固疗效，前来复诊，察其舌淡红，苔微黄腻，脉滑数。二诊处方去柴胡，枳壳，炒白芍，其余不变，继续服用 10 剂，每日 1 剂，分 2 次，水煎服。饭后服用，忌食滋腻之品。后随访，诸症皆愈。

【按语】中医历代医家对消渴病有不同的认识，《黄帝内经》中最早记载消渴症。《素问·奇病论》云："有病口甘者，病名为何？何以得之？岐伯曰：此五气之溢也，名曰脾瘅……津液在脾，故令人口甘也；此肥美之所发也，此人必数食甘美而多肥也，肥者令人内热，甘者令人中满，故其气上溢，转为消渴。"近代随着生活水平的提高及饮食结构的变化，糖尿病中肥胖患者居多。本案例选方以葛根芩连汤为基础方，方中葛根辛甘而凉，入脾胃经，既能解表退热，又能升脾胃清阳之气而治下利，故为君药；黄连、黄芩清热燥湿、厚肠止利，故为臣药；甘草甘缓和中，调和诸药，为佐使药；加入炒苍术、茯苓、陈皮以健脾化湿，干姜温中，防制用药太过苦寒伤脾胃；西洋参、生黄芪、知母共奏益气养阴之效；金樱子、覆盆子、益智仁固肾缩尿；龙胆与黄芩、黄连相配清肝胆湿热，治少阳诸症，共奏良效。二诊时患者因与朋友争吵，右胸胁胀痛，茶饭不思，此为肝郁气滞，加柴胡、枳壳、炒白芍以疏肝理气，调畅气机。三诊时患者气机畅通，去柴胡、枳壳、炒白芍，其余不变，继续服药治疗，以增强药效。

二、清利湿热、养阴益气，治疗消渴病

患者杜某，女，57 岁。病历号：1904130148。

初诊（2019 年 4 月 13 日）：多尿、多饮 5 年。患者 5 年前无明显诱因出现多饮、多尿，伴口干、口苦，入睡困难的症状，每日饮水量约 3000 mL，尿量约 2500～3500 mL，至天水市中医院就诊，测血糖明显升高，确诊为"糖尿病"，予二甲双胍（0.5 g、1 次/日、口服）控制血糖，空腹血糖波动于 9.0～12.0 mmol/L 之间，现为调控血糖至我院就诊。患者既往有糖尿病病史

5年。查体：血压为119/84 mmHg；心率为86次/分；空腹血糖为9.8 mmol/L；舌质淡，苔黄腻，脉弦数；心肺腹无明显异常。

西医诊断：2型糖尿病。

中医诊断：消渴病，证属肝经湿热。

治此病宜清利湿热，养阴益气。拟用龙胆泻肝汤加减，处方：柴胡15 g，生地黄20 g，黄芩10 g，龙胆10 g，通草5 g，栀子10 g，盐杜仲20 g，决明子30 g，龙齿（先煎）30 g，生牡蛎（先煎）30 g，酸枣仁30 g，首乌藤30 g，龙眼肉10 g，丹参20 g。共3剂，每日1剂，分3次，水煎服。饭后服用，忌食辛辣、滋腻之品。

二诊（2019年4月17日）：服用上方3剂后，口干，疲倦乏力好转，但小便不利，面色偏暗，细察其舌淡，苔红，脉细。上方减龙胆、通草，加威灵仙30 g，白茅根20 g。共5剂，每日1剂，分2次，水煎服。饭后服用，忌食滋腻之品。

三诊（2019年4月27日）：服用二诊处方药后，患者小便频数，大便干，自觉肛门灼热疼痛，察其舌红，苔黄腻，脉滑数。治其宜祛湿除热，通利二便，守二诊处方减决明子、栀子，加入秦艽10 g，柏子仁15 g，合欢皮30 g，桑枝15 g。服用5剂，每日1剂，分2次，水煎服。饭后服用，忌食辛辣刺激之品。后随访，诸症皆愈。

【按语】消渴的基本病机是以阴虚为本，燥热为标，故清热润燥、养阴生津为本病的基本治疗原则。《医学心悟·三消》曰："治上消者，宜润其肺，兼清其胃；治中消者，宜清其胃，兼滋其肾；治下消者，宜滋其肾，兼补其肺。"可谓深得治疗消渴之要旨。由于本病常发生血脉瘀滞及阴损及阳的病变，且易并发痈疽、眼疾、劳嗽等症，故还应针对具体病情，合理地选用活血化瘀、清热解毒、健脾益气、温补肾阳等治法。本案例中选用龙胆泻肝汤清肝经湿热，泻中有补，利中有滋，降中寓升，祛邪不伤正。方中龙胆草大苦大寒，既能清利肝胆实火，又能清利肝经湿热，故为君药。黄芩、栀子苦寒泻火，燥湿清热，共为臣药。泽泻、木通、车前子渗湿泄热，导热下行。实火所伤，损伤阴血，当归、生地养血滋阴，邪去而不伤阴血。患者入睡困难，故加入龙齿、牡蛎、首乌藤、龙眼肉，以重镇安神。柴胡可疏肝经之气，引诸药归肝经。甘草调和诸药，共为佐使药。

三、滋补肝肾、生津止渴，治疗消渴病

患者王某，女，49岁。病历号：2009030019。

初诊（2020年9月5日）：口渴、多饮反复发作13年，伴四肢麻木1月。患者13年前无明显诱因出现口干、口渴症状，经检查后确诊为2型糖尿病，后服用药物治疗，1年前调整药物为"沙格列汀片（5 mg、口服、1次/日）"，平素血糖控制欠佳，近1月来出现四肢末梢麻木症状，疲乏无力，偶有咳嗽咳痰，无发热，无恶心呕吐，食纳可，夜寐安。查体：舌淡红，苔薄黄，脉弦。双肺呼吸音清，未闻及干湿啰音，无心前区隆起，心脏各瓣膜区未闻及病理性杂音。测空腹血糖为10.6 mmol/L，餐后血糖为15.2 mmol/L，糖化血红蛋白为8.2%。

西医诊断：①2型糖尿病；②糖尿病周围神经病变。

中医诊断：消渴病，证属肝肾阴虚。

治此病宜滋补肝肾，生津止渴。以葛根芩连汤为主方加减，处方：粉葛30 g，黄芩10 g，黄连10 g，炒苍术20 g，干姜10 g，生黄芪50 g，金樱子30 g，覆盆子20 g，款冬花20 g，前胡10 g，牛膝10 g，海风藤10 g，络石藤10 g，鸡血藤10 g。共5剂，水煎服，每日1剂，分2次服。饭后服用，忌食辛辣、生冷之品。

二诊（2020年9月19日）：患者口干、口渴症状稍轻，自诉仍咳嗽咳痰，四肢麻木。原方加减后继续服药，处方：粉葛30 g，黄芩10 g，黄连10 g，苍术20 g，茯苓20 g，干姜10 g，生黄芪50 g，金樱子30 g，覆盆子20 g，款冬花20 g，前胡10 g，蝉蜕10 g，蜜百部10 g，牛膝10 g，海风藤10 g，络石藤10 g，鸡血藤10 g。共5剂，水煎服，每日1剂，分2次服。

饭后服用，忌食辛辣刺激之品。

三诊（2020年10月31日）：患者服药后口渴、口干症状明显好转，咳嗽咳痰减轻，遂自原方继服20剂。现患者口渴、口干症状消失，偶有四肢麻木，尿多泡沫，测空腹血糖为7.5 mmol/L，餐后血糖为10.6 mmol/L。遂加减处方继服，处方：粉葛30 g，黄芩10 g，黄连15 g，苍术20 g，茯苓20 g，干姜10 g，生黄芪50 g，金樱子30 g，覆盆子20 g，款冬花20 g，蝉蜕10 g，紫菀20 g，牛膝10 g，鸡血藤10 g，炒薏苡仁20 g，萆薢10 g，益智仁15 g。共5剂，水煎服，每日1剂，分2次服。饭后服用，忌食辛辣、滋腻之品。嘱患者平素注意饮食、运动控制，检测血糖。

【按语】2型糖尿病是临床常见多发病，其发生与体质因素和饮食失节、情态失调、劳倦过度等因素有关。胰岛素抵抗是其重要的发病基础。葛根芩连汤最早出自张仲景的《伤寒论》："太阳病，桂枝证，医反下之，利遂不止。脉促者，表未解也。喘而汗出者，葛根芩连汤主之。"此方主治热挟表邪下利证。其中葛根发表解肌，升发脾胃清阳之气；黄芩、黄连清热燥湿止利，后世扩大了其运用范围。分析此方，葛根辛凉解肌、透热发疹、升阳止泻、生津止渴，黄连清热燥湿、泻火解毒。葛根芩连汤的主要功效为清热润燥、生津养液，以肺胃热盛者为主。正如《临证指南医案·三消》指出："三消一证，虽有上、中、下之分，其实不越阴亏阳亢，津涸热淫而已。"方中葛根用量较大，既可清泄肺胃实热，又能生津养液，对糖尿病患者的口干、口苦症状有明显改善。黄连过量易苦寒伤中，更易耗伤津液，有燥结者，长期服用则加重便秘之弊，故无便秘者用之为宜。葛根与黄连同用又可制约苍术之燥。黄芩苦寒之性弱于黄连，对清肺胃实热之效更佳。

四、益气健脾、生津止渴，治疗消渴病

患者王某，男，50岁。病历号：10002167987。

初诊（2021年10月16日）：患者有"糖尿病"病史13年。服药后症状

缓解，现感口干、口苦，胃脘痞满，疲乏不适，咽喉部不适，入睡困难。舌质淡，苔白而干，脉弱。患者既往有慢性阻塞性肺疾病，糖尿病病史。查体：血压为130/90 mmHg；心率：80次/分；空腹血糖：9.4 mmol/L。

西医诊断：2型糖尿病。

中医诊断：消渴病，证属气阴亏虚。

治此病宜益气健脾，生津止渴。拟用七味白术散加减，处方：黄芩10 g，黄连10 g，干姜10 g，茯苓10 g，粉葛30 g，麦冬20 g，知母5 g，生地黄10 g，盐杜仲20 g，款冬花20 g，紫菀20 g，蝉蜕10 g，桑白皮20 g，南沙参10 g，远志10 g，延胡索20 g。共5剂，水煎服，每日1剂，分3次服用。饭后服用，忌食寒凉、辛辣刺激之品。

二诊（2021年12月18日）：服用上方5剂后，口干、口苦、乏力好转，但胃脘部不适，痞满而胀，苔红，脉细涩。上方减粉葛，麦冬，知母，生地黄，盐杜仲，延胡索，加法半夏10 g，前胡10 g，蜜麻黄5 g，檀香10 g。共5剂，每日1剂，分2次，水煎服。饭后服用，忌食辛辣、寒凉之品。1月后复诊。

三诊（2022年1月20日）：服用二诊处方药后，患者口干、口苦，胃脘痞满，疲乏不适症状消失，继续服用5剂巩固治疗，嘱咐其注意饮食和锻炼，后随访，诸症皆瘥。

【按语】消渴是由先天禀赋不足、饮食不节、情志失调、劳倦内伤等导致阴虚内热，以多饮、多食、多尿、乏力、消瘦或尿有甜味为主要症状的病证。基本病机是阴虚为本，燥热为标，故清热润燥、养阴生津为本病的基本治疗原则。消渴病日久，易发生以下病变：①阴损及阳，导致阴阳俱虚。阴虚为本，燥热为标是消渴基本病机特点，由于阴阳互根，若病程日久，阴损及阳，可致阴阳俱虚，其中以肾阳虚及脾阳虚较为多见。严重者可因阴液极度耗损，虚阳浮越，而见烦躁、头痛、呕恶、呼吸深快等症，甚则出现昏迷、肢厥、脉细欲绝等阴竭阳亡危象。②病久入络，血脉瘀滞。消渴病是一种病及多个脏腑的疾病，气血运行失常，阴虚内热，耗伤津液，又可导致血行不畅、血脉瘀滞。消渴病病变影响广泛，涉及多个脏腑，未及时医治以及病情严重的患者，常可并发其他多种病证。本方用黄芩、黄连清胃热；粉葛、麦冬、知母、生地黄、南沙参滋养阴液，缓解口干；患者胃脘部不适，故加入延胡索理气止痛。用紫菀、蝉蜕、桑白皮入肺经，来缓解患者咽喉部不适。

第四节　血证

补益肾气、凉血止血，治疗尿血

患者史某，女，64岁。病历号：2005200002。

初诊（2020年5月20日）：肉眼血尿2周。患者2周前劳累后出现肉眼血尿，血色鲜红，无尿路疼痛感，头晕耳鸣，腰膝酸软，神疲乏力，泛酸，口干，食凉觉舒，小便黄的症状。舌红，苔黄，脉滑数。辅助检查示：肾功能正常，尿隐血（+）。

西医诊断：血尿。

中医诊断：尿血，证属肾气不固。

治此病宜补益肾气，凉血止血。拟用无比山药丸合小蓟饮子加减，处方：生地炭10 g，熟地黄10 g，炒山药10 g，山茱萸10 g，牡丹皮10 g，白茅根20 g，藕节炭15 g，小蓟10 g，茜草10 g，木香10 g，黄连5 g，吴茱萸10 g，萹蓄10 g，瞿麦10 g。共7剂，每日1剂，分2次，水煎服。嘱患者避免劳累。饭后服用，忌食生冷、油腻刺激之品。

二诊（2020年5月27日）：服上药后患者腰膝酸软、头晕耳鸣、乏力减轻，尿血色转为淡红，泛酸口干，舌红，苔微黄，脉滑微数。患者出现腹泻，去茜草，加滑石粉20 g，金樱子30 g。共7剂，每日1剂，分2次，水煎服。饭后服用，忌食寒凉、辛辣之品。

三诊（2020年6月3日）：服二诊药物后，出血基本消失，头晕耳鸣、腰膝酸软、乏力明显减轻，无泛酸，但身体困重，口干，舌尖红，苔白厚，脉滑。守二诊处方去黄连、吴茱萸，加连翘10g，淡竹叶10g，茯苓20g，炒苍术20g。共5剂，每日1剂，分2次，水煎服，饭后服用，忌食滋腻之品。后病愈，未再复发。

【按语】尿血一词首见于《金匮要略》，《金匮要略·五脏风寒积聚病脉证并治》中提到："热在下焦者，则尿血"，指明尿血病位在下焦。尿血初期以实证为主，以湿热多见，后期可出现虚实夹杂。本病患者年老肾虚，故以无比山药丸合小蓟饮子为底方加减。方中薯蓣，《本草纲目》谓能"益肾气，健脾胃"，可治虚劳百损，疗五劳七伤；配地黄、萸肉培补真阴；苁蓉、菟丝温补肾阳，合之水火并补，协调阴阳；杜仲、巴戟助苁蓉、菟丝补阳，且有壮腰健骨之功；五味子协地黄、萸肉补阴，得赤石脂犹有涩精止遗之妙；更配泽泻、茯苓泄肾浊，利水湿，合上药使之补中有运，补不滞湿。全方阴阳并补，温肾益精，使肾气盛而诸症自愈。生地炭、熟地黄一温一凉，相互制约。生地炭又可止血，实证以湿热多见，遂加清热凉血止血之品，如白茅根、茜草、小蓟、萹蓄、瞿麦、藕节炭等，凉厄太过又会导致血瘀，小蓟、茜草既可凉血止血，又可化瘀，患者泛酸加黄连、吴茱萸，凉血之品过于寒凉，久用或患者脾胃素虚可伤中，出现腹泻可换掉过于寒凉之小蓟、茜草，改用较为平和之滑石，又恐清利之功太过，遂加入金樱子以固精缩尿。三诊时患者出现上焦热象，身体困重、舌苔厚、脉滑等，可加连翘、淡竹叶以清热利尿除烦，加茯苓、炒苍术以祛湿邪。诸药合用，祛邪不伤正，止血不留瘀，效如桴鼓。

第八章 肢体经络病

第一节 颤证

一、疏肝理气、平肝熄风，治疗颤证

患者马某，女，18岁。病历号：2006220323。

初诊（2020年6月22日）：双手不自觉颤动1周。患者自述1周前因与家人争吵后出现双手不自觉颤动，两胁胀痛，口干，乏力，脘腹胀满，食欲不佳的症状。舌红，苔白厚腻，脉弦滑数。

西医诊断：特发性震颤。

中医诊断：颤证，证属肝郁气滞。

治此病宜疏肝理气，平肝熄风。拟用四逆散合焦三仙加减，处方：柴胡15 g，枳壳10 g，炒白芍10 g，生龙骨30 g（先煎），生牡蛎30 g（先煎），磁石20 g（先煎），广陈皮10 g，建曲20 g，焦山楂20 g，炒麦芽30 g，竹茹10 g，云茯苓10 g。共5剂，每日1剂，分2次，水煎服。饭后服用，忌食生冷、油腻、辛辣刺激之品。

二诊（2020年6月27日）：服上述药物后双手颤动减轻，舌质红，苔黄，脉弦滑。上方增用檀香5 g，丹参20 g，胆南星10 g，紫石英20 g。共5剂，每日1剂，分2次，水煎服。饭后服用，忌食辛辣、寒凉之品。1周后

电话随访，并未复发。

【按语】肝气郁滞之颤证又称为郁颤，因情志不畅而诱发。《丹溪心法·六郁》云："气血冲和，万病不生，一有怫郁，诸病生焉，故人身诸病，多生于郁。"《灵枢·平人绝谷》记载："血脉和利，精神乃居。"肝主疏泄，调畅全身气机，肝在体为筋，肝失疏泄则肝气郁结，郁结则筋脉失养，发为震颤。《素问·至真要大论》云："诸风掉眩，皆属于肝。"其中的"掉"即指肢体震颤摇动，可见肢体震颤与肝密切相关。本例患者肝气不疏，可用四逆散为底方加减化裁。方中柴胡、枳壳疏理瘀滞之肝气；炒白芍养阴柔肝，又可防柴胡劫肝阴；然疏泄太过又会耗伤阴液，加重震颤，故加生龙骨、生牡蛎、磁石以平肝潜阳；脘腹胀满，舌苔厚腻，食欲不佳，可加入焦三仙开胃消食；广陈皮理气健脾；食积容易郁而化热，佐入竹茹防胃热呕逆，又可除食积郁热。二诊时患者舌质红，苔黄，脉弦滑，说明有痰热，遂加入檀香、丹参、胆南星、紫石英清热化痰，行气活血。诸药合用，疏肝理气，舒筋止颤。

二、清热化痰、平肝熄风，治疗颤证

患者王某，男，18岁。病历号：1000801564。

初诊（2021年5月28日）：不自主抽动间作1月。1月前患者无明显诱因出现不自主抽动伴眨眼异常、鼻塞，既往有"慢性鼻窦炎"病史。查体：舌质红，苔白腻，脉弦滑数。收缩压：110 mmHg；舒张压：70 mmHg；心率：72次/分；心肺无明显异常，腹软、平坦，未见肠型及蠕动波，无明显压痛及反跳痛，肠鸣音正常。

西医诊断：抽动障碍。

中医诊断：颤证，证属痰热风动。

治此病宜清热化痰，平肝熄风。拟用四逆散加减，处方：茯苓20 g，柴胡20 g，炒白芍20 g，生龙骨30 g（先煎），生牡蛎30 g（先煎），磁石30 g（先煎），紫石英20 g，生薏苡仁30 g，胆南星10 g，枳壳10 g，浙贝母

10 g，辛夷10 g，炒苍耳子10 g，乌梅10 g。共5剂，水煎服，每日1剂，分3次服用。饭后服，忌食油腻、生冷之品。

二诊（2021年6月2日）：不自主抽动、眨眼次数较前减少，鼻塞明显减轻。患者现诉睡眠困难。上方去辛夷、炒苍耳子，改生龙骨、生牡蛎各为40 g以重镇安神。继服5剂，水煎服，每日1剂，分3次服用。饭后服，忌食滋腻之品。

三诊（2021年6月8日）：不自主抽动、眨眼次数较前明显减少。二诊处方去浙贝母，加僵蚕10 g，全蝎1条以通经活络。继服5剂，水煎服，每日1剂，分3次服用。饭后服，忌食寒凉之品。

四诊（2021年6月15日）：患者不自主抽动、眨眼次数明显好转，睡眠亦明显好转。继服三诊处方药10剂，水煎服，每日1剂，分3次服用。饭后服，忌食辛辣、寒凉之品。1月后随访，病情基本痊愈。

【按语】《内经》曰："诸风掉眩，皆属于肝。"这奠定了颤证的理论基础。明代·李梴《医学入门》中说："痰源于肾，动于脾，客于肺。"痰浊随气升降，流行于人体脏腑各处而造成各种病变。故清代医家汪昂曰："百病皆由痰作祟。"《素问·痿论篇》云："脾主身之肌肉。"脾胃为气血生化之源，全身的肌肉，都需要依靠脾胃所运化的水谷精微以维持其正常的生理活动，故脾气健运，则肌肉、四肢得以充养。四逆散以透邪解郁，疏肝理脾为主。颤证多由外邪传经入里，气机郁遏，不得疏泄，阳气内郁所致。方中柴胡入肝胆经，升发阳气，疏肝解郁，透邪外出，为君药。白芍敛阴养血柔肝为臣药，与柴胡合用，以补养肝血，条达肝气，可使柴胡升散而无耗伤阴血之弊。佐以枳实理气解郁，泻热破结，与白芍相配，理气和血，使气血调和。生龙骨、生牡蛎、磁石相配伍，可平肝潜阳、重镇安神。紫石英气温，入足厥阴肝经。味甘可益肝脾之血、温中。二诊时患者诉睡眠困难，大剂量生龙骨、生牡蛎以平肝潜阳、重镇安神。三诊时以僵蚕、蜈蚣通经活络以治其本。辨证论治，随症加减，故获佳效。

第二节 痹证

一、温补肝肾、和血通痹，治疗痹证

患者猴某，男，62岁。病历号：2013100006。

初诊（2013年10月7日）：右腿疼痛麻木伴腰痛2年。患者近2年来出现右腿疼痛麻木发凉，伴腰痛。舌红，苔白腻，脉弦细。两肺呼吸音清，未闻及干湿啰音。腹平软，无压痛，肝脾未触及。CT回报：腰椎第3、4、5椎间盘突出。

西医诊断：腰椎间盘突出。

中医诊断：痹证，证属肝肾不足兼有气虚血瘀。

治此病宜温补肝肾，和血通痹。拟用黄芪桂枝五物汤加减，处方：黄芪30g，焦杜仲10g，桑寄生10g，鸡血藤15g，地龙10g，干姜5g，续断10g，当归10g，川芎10g，炒白芍15g，桂枝10g，炙甘草5g，泽泻15g，炒白术10g。共7剂，每日1剂，分3次，水煎服。饭后服用，忌食生冷、辛辣刺激之品。

二诊（2013年10月15日）：服上述药物后右腿疼痛麻木及腰痛减轻，但仍感右腿发凉。舌质暗红，苔白，脉沉。此乃肝肾亏虚，寒湿凝滞，瘀血阻络。治此病宜补益肝肾，散寒除湿，活血通络。前方加巴戟天15g，三七10g，水蛭10g，乌蛇10g，丹参30g，制川乌10g（先煎）。共7剂，每日1剂，分3次，水煎服。饭后服用，忌食寒凉、辛辣之品。

三诊（2013年10月24日）：服二诊药物后，右腿疼痛麻木及腰痛消退，右腿发凉明显减轻。舌质淡红，舌苔薄黄，脉滑有力。化验血尿酸为523 mol/L。二诊处方减地龙、泽泻，加骨碎补10g，威灵仙15g，独活15g。

共20剂，每日1剂，分3次服用，水煎服。饭后服用，忌食寒凉之品。

四诊（2013年11月18日）：服三诊处方药20剂后，疼痛基本消失。三诊处方药研末为水丸，每丸9g，每日3次，开水送服，继服1月。饭后服用，忌食寒凉之品。三年后随访，并未复发。

【按语】痹证的发生有内外二因，外者受风寒湿热之邪，痹阻经络肌骨之间，影响气血运行。正如《素问·痹论》所云："风寒湿三气合而为痹。"内者系因素体虚弱，正气不强，气血不充，卫外不固，外邪得以乘虚侵入而发病。《金匮要略》论血痹成因曰："夫尊荣人骨弱肌肤盛，重因疲劳汗出，卧不时动摇，加被微风，遂得之。"外因必须通过内因起作用，痹证的形成，内以卫阳不足为主因，外由风邪诱发、血行不畅所致，患者病程日久，风寒湿热之邪痹阻经脉，气血运行不畅，且因留邪与气血互相搏结，津液不得随经运行，病及脏腑而致气血亏虚、肝肾不足，故治疗上以扶正补虚尤为主。《金匮要略》中云："血痹阴阳俱微，寸口关上微，尺中小紧，外证身体不仁，如风痹状，黄芪桂枝五物汤之。"故该病以黄芪桂枝五物汤为基础方加减化裁。方中黄芪益气以助血行，桂枝通阳辅以芍药除痹，生姜换为干姜加强温散力量，使营卫调和，共奏通阳行痹之功；鸡血藤、当归、川芎佐活血行气；杜仲、桑寄生、续断补益肝肾；同时加用地龙、水蛭、乌蛇等虫类药物以走窜入洛，搜剔逐邪，祛风除湿；泽泻、炒白术健脾利水渗湿。诸药合用，共奏益气温经、和血通痹、补益肝肾之功效。虚寒证，多选用黄芪桂枝五物汤、桂枝加乌头汤化裁，黄芪桂枝五物汤具有益气固表、养血祛风之功，可适当佐活血行气之品。表虚自汗，脉浮身重，防己黄芪汤主之。祛风：实证可用祛风之品，虚证多在补虚的基础上选一两味祛风之品，而不能过用风药，以免耗伤正气。故多选用桂枝、秦艽、防风、僵虫、全虫、乌蛇等。重视虫类药物的应用，认为顽痹、久痹、瘀痰结、深伏血络筋脉，非借虫类之品，不足以走窜入洛，搜剔逐邪，如常用山甲珠、土元、水蛭活血祛瘀，全虫、蜈蚣搜风剔络，乌蛇、白花蛇祛风除湿，地龙活血清络热，蜂房祛风毒，僵虫祛风痰通结、安神定惊。在痹证的治疗中最善用黄芪，其性味温甘，可扶助正气，补气走表，固表止汗，且能增强人体免疫功能，凡脉沉弱无力，正气亏虚者皆可用之。对正气不足，毒邪炽盛，常借鉴透脓散的配伍原则，用黄芪配山甲珠、蜂房、银花补气托毒，炮山甲通经络，能直达病所。多年治疗痹证，辨证准确、用药简练，每方不过十二三味药，法遵仲景，灵活多变，所谓"知犯何逆，随证治之"。故而疗效显著。

二、补益肝肾、益气活血，治疗痹证

患者王某，男，73岁。病历号：2013110016。

初诊（2013年11月18日）：左膝肿胀疼痛半年。患者自述半年前无明显诱因出现双膝疼痛，尤其左膝疼痛严重，关节微肿，纳可，睡眠较差，上下楼困难，需扶拐行走，腰膝酸软。舌暗淡胖，苔白，脉沉细。查体：脊柱生理曲线存在，双下肢呈轻度"O"形屈曲，外旋畸形，轻度肿胀，双侧膝关节间隙有明显压痛，无叩击痛；膝关节活动受限，左前屈120°，伸直0°，右前屈130°，伸直0°，活动膝关节时有摩擦感，直腿抬高试验（-），膝关节分离试验（±），抽屉试验（-），髌骨研磨试验（+），双下肢肌力无减弱，皮肤感觉无减退，末梢血运可，生理反射存在，病理反射未引出。检查提示：双膝关节间隙变窄，骨质增生。

西医诊断：双膝骨性关节炎。

中医诊断：痹证，证属肝肾不足、气虚血瘀。

治此病宜补益肝肾，益气活血。拟用独活寄生汤加减，处方：补骨脂30 g，骨碎补30 g，桂枝30 g，桑寄生30 g，独活30 g，威灵仙30 g，红花30 g，当归30 g，赤芍30 g，制草乌10 g，制川乌10 g。共3剂，每日1剂，日3服，水煎服，药渣热敷膝关节。饭后服用，忌食寒凉、油腻之品。

二诊（2013年12月16日）：患者自诉膝关节肿痛感较前减退，腰膝酸软症状减轻，但上下楼仍困难，四肢乏力。舌暗淡，苔白，脉沉细。守前方去独活加牛膝15 g，乌梢蛇10 g，再进7剂，每日1剂，日3服，水煎服。

饭后服用，忌食寒凉之品。药渣热敷膝关节。

三诊（2013年12月25日）：患者自诉膝关节活动改善，上下楼扶杖步态较稳。守二诊处方加五加皮20 g，姜黄10 g，三七5 g。共14剂，每日1剂，日3服，水煎服。饭后服用，忌食寒凉之品。药渣热敷膝关节。

四诊（2014年1月12日）：患者自诉膝已不痛，屈伸功能改善，上下楼无须扶杖。舌红、苔白、脉弦。守三诊处方又服14剂，病情稳定。每次诊后均嘱患者加强膝关节功能练习，适当活动。半年后随访，患者行走自如，双膝已不肿痛。

【按语】 骨性关节炎又称退行性关节病、骨关节病或肥大性关节炎，是一种常见的风湿性疾病。其病理特点为关节软骨损伤、关节边缘和软骨下骨反应性增生，主要临床表现为缓慢发展的关节疼痛、僵硬、肿大伴活动受限。本病与中医学的"痹证"相似，可归属于"痹证"范畴。"肾主骨"理论早在《内经》中就已提出，如《素问·上古天真论》中指出："三八，肾气平均，筋骨劲强；四八，筋骨隆盛，肌肉满壮；五八，肾气衰，发堕齿槁；六八，阳气衰竭于上，面焦，发鬓斑白；七八，肝气衰，筋不能动，天癸竭，精少，肾脏衰，形体皆极；八八，则齿发去。"这是对人体生命活动规律及其骨骼发育、退化、衰老过程最早的认识，并应用这一理论对骨痹的病因病机进行阐释，如《素问·逆调论》曰："是人者，素肾气胜，以水为事，太阳气衰，肾脂枯不长……肾者水也，而生于骨，肾不生，则髓不能满，故寒甚至骨也，所以不能冻栗者……病名曰骨痹，是人当挛节也。"张璐在《张氏医通·诸痛门》中论膝痛记载："膝者，筋之府，无有不因肝肾虚者，虚者风寒湿气袭之。"《卫生宝鉴》云："老年腰膝久痛，牵引少腹两足，不堪步履，奇经之脉，隶于肝肾为多。"本例患者辨证属肝肾不足、气虚血瘀证，故治法以益肝肾、活血通络为主。方中独活性苦微温，长于祛下焦风寒湿邪，威灵仙性走善，长于祛风通络，共用祛风除湿、蠲痹止痛；桂枝温里祛寒，通利血脉；补骨脂、骨碎补、桑寄生壮筋骨，补肝肾；根据中医"久病必瘀"及"治风先治血"的理论，取当归、赤芍、红花活血散瘀止痛；制草乌、制川乌祛风除湿，温经散寒，消肿止痛。在痹证的治疗中擅长运用制草乌、制川乌治疗风寒湿痹，心痛彻背，寒疝腹痛，并指出："草乌、川乌性味、功效与附子相近，可散在表之风邪，逐在里之寒湿，但补阳之力不及附子，而祛风通痹之功则较附子为胜。"因此古有"附子逐寒，乌头祛风"之说。在辨证的治疗中对制草乌、制川乌灵活运用，取得了良好的疗效。

三、培补肝肾、通络止痛，治疗痹证

患者刘某，女，46岁。病历号：10001786489。

初诊（2021年8月24日）：腰背部疼痛伴指间关节疼痛1年。患者1年前无明显诱因出现腰背部疼痛伴双手指间关节疼痛，关节疼痛时轻时重，疲劳加重，关节屈伸不利，全身僵硬，晨起明显，肌肉消瘦，腰膝酸软，口苦、口干，失眠多梦。舌质淡红，苔薄白，脉沉细。患者既往有营养性贫血病史5年。体格检查：心肺无明显异常，腹软、平坦，未见肠型及蠕动波，无明显压痛及反跳痛，小腹坠胀，肠鸣音正常。血压：105/70 mmHg；心率：74次/分。

西医诊断：骨关节炎；营养性贫血。

中医诊断：痹证，肝肾阴虚证。

治此病宜培补肝肾，通络止痛。拟用六味地黄丸合独活寄生汤加减，处方：生地黄10 g，熟地黄10 g，炒山药10 g，黄芩10 g，茯苓10 g，牡丹皮10 g，盐杜仲20 g，独活20 g，威灵仙30 g，桃仁10 g，姜黄10 g，木香10 g，细辛10 g（先煎），徐长卿30 g，海风藤15 g，忍冬藤30 g。共3剂，每日1剂，水煎服，分2次服。饭后服用，忌食寒凉、油腻之品。

二诊（2021年8月27日）：服药后，患者自述疼痛较前有所缓解，仍觉关节僵硬，晨起为重，屈伸不利。自觉潮热，尤以午后为甚，舌质淡红，苔薄白，脉沉细。守上方去牡丹皮、独活、威灵仙，加地骨皮30 g，延胡索20 g，桂枝15 g。共5剂，每日1剂，水煎，分2次服。饭后服用，

忌食寒凉之品。

三诊（2021年9月13日）：服二诊药物后，患者自觉诸症减轻，腰背部疼痛及指关节间疼痛症状基本消失，稍觉心烦、潮热，前方治疗有效。为巩固疗效，二诊处方去山药、地骨皮，加厚朴10g，乳香10g，麦冬10g，磁石20g（先煎），葛根30g，炒白芍20g，没药10g。共5剂，每日1剂，水煎，分2次服。饭后服用，忌食寒凉之品。1月后随访，诸症痊愈之品。

【按语】 痹证在《内经》中称为痹，《素问·痹论》云："所谓痹者，各以其时重感于风寒湿者也。"汉·张仲景在《金匮要略·中风历节病脉症并治》另立"历节病"，认为"历节痛，不可屈伸""其痛如掣""诸肢节疼痛，身体尪羸，脚肿如脱。"唐·孙思邈《千金要方》中的独活寄生汤至今仍为临床常用方剂。本例患者以腰背部疼痛伴双手指间关节疼痛为主诉，属于痹证范畴，可以辨证为肝肾阴虚证，以六味地黄丸合独活寄生汤加减治疗。方中熟地黄、山药、杜仲滋补肝肾；生地黄养血活血；茯苓健脾祛湿；黄芩、丹皮清热；独活、威灵仙、徐长卿、海风藤、忍冬藤祛风湿，通经络，除痹痛；桃仁活血止痛；细辛散寒止痛；姜黄破血行气，通络止痛；木香行气止痛。二诊时患者疼痛缓解，但觉潮热，此时分析病情变化应为：肝肾阴虚，阴津不足，阴虚化热，临床表现为午后潮热，骨蒸潮热等，故前方加地骨皮以凉血除蒸；加延胡索以活血、行气、止痛；加桂枝以温通经络、活血通脉。三诊时患者症状基本消失，说明前方治疗有效，为治疗"肝肾阴虚"之本，再加麦冬以养阴润肺，清心除烦，益胃生津；葛根以生津止渴，通络止痛；白芍以养血调经，敛阴止汗，柔肝止痛；治疗疼痛，再加乳香、没药以活血定痛；加磁石以镇惊安神，平肝潜阳。全方共奏滋补肝肾，通经止痛之功。

第九章　杂病

第一节　脱发症

补益肝肾、清热利湿，治疗脱发

患者杨某，男，25岁。病历号：2005080871。

初诊（2020年5月9日）：脱发1年。患者近1年无明显诱因出现脱发，伴头部皮肤瘙痒，头部出油，腰酸，口苦、口渴，泛酸，大便黏腻，小便黄。舌红，苔黄腻，脉滑数。

西医诊断：脂溢性脱发。

中医诊断：脱发，证属湿热瘀阻兼有肾虚。

治此病宜清热利湿，补益肝肾。拟用四妙散合二至丸、左金丸加减，处方：炒苍术10g，黄柏10g，炒薏苡仁20g，川牛膝10g，黑芝麻10g，制何首乌10g，墨旱莲10g，女贞子10g，补骨脂10g，白鲜皮30g，地肤子20g，桑葚15g，骨碎补10g，黄连5g，吴茱萸10g。共10剂，每日1剂，日3服，水煎服。饭后服用，忌食滋腻、辛辣刺激之品。

二诊（2020年5月19日）：服药后患者自述掉发量减少，头发出油减少，皮肤仍觉瘙痒，口苦减轻，大便基本正常。苔薄微黄，舌红，脉滑数。续前方加鸡血藤20g，苦参10g，荷叶10g，威灵仙30g，以清热活血利湿。共10剂，每日1剂，日3服，水煎服。饭后服用，忌食辛辣刺激之品。

三诊（2020年5月29日）：患者自诉头顶脱发区已长出稀疏新发，皮肤瘙痒基本缓解，睡眠稍差，手足心热，胸胁胀痛。再续前方加酸枣仁30 g，合欢皮10 g，柴胡15 g，白芍15 g，地骨皮20 g，山萸肉15 g。共10剂，每日1剂，日3服，水煎服。饭后服用，忌食辛辣、滋腻之品。

四诊（2020年6月8日）：脱发区头发长出，其毛发密度、粗细、色泽基本接近健发区，睡眠可，胸胁部无不适，守方5剂，巩固疗效。1月后电话随访，患者对疗效满意。

【按语】 中医对脱发的病因、病机及诊治均有较为详尽的论述，从古代文献中可以发掘出大量有关脱发的诊治规律，其对治疗脱发有重要的指导意义。《医碥》说："年少发白早脱，或头起白屑者，血热太过也。"此患者肾虚夹有湿热，可在补肾的同时兼以清热祛湿，使邪有出路则气血能上荣于发。以四妙散合二至丸、左金丸加减，苍术、黄柏、薏苡仁清热祛湿，黑芝麻、何首乌、墨旱莲、补骨脂、桑葚、骨碎补、牛膝补肾填精，白鲜皮、地肤子清热止痒，黄连、吴茱萸清热止酸。二诊时皮肤瘙痒重可加鸡血藤、苦参、荷叶、威灵仙等清热活血祛湿之品。三诊时睡眠差，加酸枣仁、合欢皮安神解郁，柴胡疏肝理气，加白芍养阴柔肝，手足心热加地骨皮，山萸肉滋阴清热益肾。诸药合用，收效可观。

第二节　干眼症

滋阴补肾、清肝明目，治疗干眼症

患者张某，女，35岁。病历号：2003021042。

初诊（2020年3月2日）：眼睛干涩3月，加重1周。患者3月前因加班用眼过度出现眼睛干涩，未予重视，自用滴眼液（具体不详），疗效欠佳。1周前自觉上述症状加重，伴头痛畏光，为求诊治来我院门诊。现症见：眼睛干涩，头胀痛，畏光，口渴，饮食可，睡眠可，舌质干红少津，苔薄黄，脉细数。

西医诊断：水液缺乏型干眼症。

中医诊断：干眼症，证属阴液亏虚。

治此病宜滋阴补肾，清肝明目。拟用石斛夜光丸合增液汤加减，处方：北沙参15 g，麦冬10 g，玄参15 g，蒺藜15 g，石斛10 g，菊花15 g，天花粉10 g，生地黄10 g，熟地黄10 g，茯苓10 g，珍珠母20 g（先煎），防风10 g。共7剂，每日1剂，分3次服用，水煎服，饭后服用。嘱患者避免熬夜用眼、食辛辣刺激之品。

二诊（2020年3月9日）：上药连服7剂后，眼干较前大为缓解，仍感口渴。观其舌脉：舌红，苔薄黄，脉数。遂以原方加生石膏30 g，知母5 g，以清其热。共7剂，每日1剂，分3次，水煎服。饭后服用，忌食辛辣刺激之品。

三诊（2020年3月16日）：患者诸症明显改善，二诊处方去石膏，共5剂，以巩固疗效。1周后双眼病愈。

【按语】中医认为干眼症属于"白涩症""神水将枯"症的范畴。老年干眼症患者主要属于阴虚津液亏耗为主，年轻干眼症患者主要是用眼过度、疲劳，兼夹风邪所导致。风邪、燥邪等与患者自身免疫性炎症关系密切，主要是由于用眼过度、疲劳，干生燥，燥生风，风生痒，治疗以清热润燥、滋阴生津为主。本病患者由于用眼过度导致肝肾亏损，目失濡养，发生干眼症，临床治疗以石斛夜光丸合增液汤加减，应滋养肝肾之阴，生地黄、熟地黄滋肾益精，沙参、麦冬、玄参滋阴增液，石斛、天花粉养阴润燥，石斛合蒺藜、菊花、防风、珍珠母祛风清肝明目，全方养阴药较多，茯苓燥湿健脾使滋阴而不庸腻。二诊时患者仍感口渴，舌红，苔薄黄，脉数，知其有热，遂加生石膏、知母滋阴清热。三诊时症状改善，可去寒凉石膏以防伤中。诸药合用，滋阴补肾，清热明目。

第三节　蛇串疮

益气固表、活血止痛，治疗蛇串疮

患者杨某，女，29岁。病历号：2008070924。

初诊（2020年8月8日）：带状疱疹2周。患者自述平素体虚，2周前熬夜后腰背部出现烧灼样疼痛，轻触皮肤，则感针扎样刺痛难忍，继之腰背部出现大量斑疹，呈淡红色，上覆盖大量白色水疱，于当地医院就医，诊断其为带状疱疹，治疗（具体用药不详）后有所好转。数日后，腰背部大量水疱结痂，留有色素沉着，触之疼痛，出汗。今为求进一步诊治，前来我院就诊。现症：腰背部结痂处皮肤疼痛，出汗较多，自觉乏力，纳差，大便溏。舌黯有瘀点，苔白，脉弦细。

西医诊断：带状疱疹相关性疼痛。

中医诊断：蛇串疮，证属气虚血瘀。

治此病宜益气固表，活血止痛。拟用玉屏风散合牡蛎散加减，处方：生黄芪30 g，生白术10 g，云茯苓10 g，浮小麦20 g，麻黄根10 g，煅龙骨30 g（先煎），煅牡蛎30 g（先煎），当归10 g，鸡血藤30 g，桃仁10 g，红花10 g，忍冬藤30 g。共3剂，每日1剂，分3次服用，水煎服。饭后服用，忌食辛辣、刺激之品。

二诊（2020年8月10日）：服药后患处疼痛明显减轻，出汗较前减少，头部不舒，略感乏力。舌黯，苔白，脉细。上方更为黄芪20 g，浮小麦10 g，其余药不变，加清利头目之蔓荆子10 g，蒺藜10 g。共7剂，每日1剂，分3次服用，水煎服。饭后服用，忌食辛辣、油腻之品。

三诊（2020年8月17日）：服药后患处皮肤无疼痛，出现皮肤瘙痒，头部未觉不适，出汗明显减轻，口干。舌红，苔白，脉细数。二诊处方去鸡血藤、桃仁、红花，头部觉舒，去蔓荆子、刺蒺藜，加白鲜皮30 g、络石藤10 g、蛇床子10 g以祛风止痒，麦冬10 g、玄参10 g以滋阴润燥。共7剂，每日1剂，分3次服用，水煎服。饭后服用，忌食辛辣、油腻之品。

四诊（2020年8月24日）：服药后腰背部瘙痒症状缓解，已无口干，舌淡红，苔薄白，脉细。为巩固疗效，守三诊处方去麦冬、玄参、白鲜皮、络石藤，即处方为：生黄芪20 g，浮小麦10 g，麻黄根10 g，生白术10 g，云茯苓10 g，煅龙骨30 g（先煎），煅牡蛎30 g（先煎），当归尾10 g，忍冬藤30 g，蛇床子10 g。嘱患者续服该方5剂，1月后随诊，症状未复发。

【按语】 蛇串疮是因其出现的皮损痕迹像蛇爬过的痕迹，故命名为蛇串疮。大多数患者的疱疹好发于腰间，故又称"缠腰火丹"，相当于现代医学的带状疱疹，是由水痘–带状疱疹病毒所引起，以成簇水疱沿身体一侧呈带状分布，且伴有不同程度的疼痛为特征的常见皮肤病。皮疹出现前常先有皮肤疼痛、麻木、瘙痒和感觉异常，可伴有低热、少食、倦怠等症状。患蛇串疮之后，不仅损害患者的神经，而且还损害其皮肤。在以往的蛇串疮患者临床治疗中，往往采取西药治疗，但常规西药治疗患者皮疹消退比较慢，且治疗的无效率也较高，中医治疗蛇串疮优势显著。本例患者平素体虚，此次为蛇串疮后期疼痛，出汗量较多，可用玉屏风散合牡蛎散固涩止汗，生黄芪益气固表止汗，白术、茯苓益气健脾，麻黄根、浮小麦、煅龙骨、煅牡蛎收敛固涩止汗，兼以桃仁、红花、鸡血藤、忍冬藤、当归活血止痛、祛风通络。二诊时出汗量减轻，遂减黄芪、浮小麦之量，头部不舒，加蔓荆子、蒺藜以清利头目。三诊时患者无疼痛，患处出现瘙痒，痒为小邪郁闭，去鸡血藤、桃仁、红花，加入白鲜皮、络石藤、蛇床子清热止痒，口干加麦冬、玄参滋阴润燥，头部觉舒，去蔓荆子、刺蒺藜。四诊时口干和患处皮肤瘙痒感皆消失，遂去白鲜皮、络石藤、麦冬、玄参。全方配伍，即可收效。

第四节　痤疮

清热解毒、消肿散结，治疗痤疮

患者高某，男，20岁。病历号：2001031270。

初诊（2019年8月19日）：颜面部痤疮间作1年余。患者1年前无明显诱因出现颜面部痤疮，红肿热痛明显，伴有大便干结，口臭。舌暗红，苔黄腻，脉弦滑数。患者既往无其他病史。查体：血压为111/68 mmHg；心率：87次/分；心肺无明显异常，腹软、平坦，未见肠型及蠕动波，无明显压痛及反跳痛，肠鸣音正常。

西医诊断：疖疡。

中医诊断：痤疮，证属湿热蕴结。

治此病宜清热解毒，消肿散结。拟用五味消毒饮加减，处方：炒苍术10 g，土茯苓15 g，白鲜皮30 g，地肤子20 g，白芷10 g，蒺藜10 g，败酱草15 g，菊花10 g，金银花20 g，连翘10 g，枇杷叶15 g，淡竹叶10 g，蒲公英15 g，茯苓10 g，紫花地丁10 g。共7剂，每日1剂，水煎服，分2次服用。饭后服用，忌食油腻、辛辣刺激之品。另加外敷：白鲜皮30 g，白芷10 g，菊花15 g，蒲公英15 g，桑叶15 g。共5剂，外用。

二诊（2020年1月3日）：服药后痤疮基本消失，大便正常，口中异味好转。现患者述偶有心烦，牙痛。上方去菊花，加黄连5 g。共7剂，每日1剂，日2服，水煎服。饭后服用，忌食油腻、辛辣之品。

三诊（2020年2月25日）：患者服药后痤疮基本消失。为巩固疗效，继服二诊处方药7剂。嘱患者忌辛辣刺激食物、海鲜等，宜清淡、规律饮食。

【按语】痤疮本质上是一种毛囊皮脂腺的慢性炎症性疾病，属于中医"粉刺""肺风粉刺"等范畴，主要以粉刺、炎性丘疹、脓疱、结节、囊肿及瘢痕等皮损形式为表现。结合脉证，患者青春期阳气旺盛，实证者较多，湿热交杂，蕴结为热毒。故用五味消毒饮加减以清热解毒，消散疗疮。方中金银花、野菊花，清热解毒散结，金银花入肺胃，可解中上焦之热毒，野菊花入肝经，专清肝胆之火，二药相配，善清气分热结；蒲公英、紫花地丁均具有清热解毒之功，为痈疮疗毒之要药；蒲公英兼能利水通淋，泻下焦之湿热，与紫花地丁相配，善清血分之热结，配合清热解毒、凉血的外用药物效果更佳。二诊时以黄连清脾胃之湿热，除心烦。本病以实证为主，结合病例，辨证论治，故获效满意。

第五节　慢喉喑

滋水养阴、引火归原，治疗慢喉喑

患者胡某，女，63岁。病历号：2013100016。

初诊（2013年10月7日）：咽部不适，疼痛半年余。患者自诉咽部不适，疼痛半年余，经诊断为慢性咽喉炎，服用多种中西药皆无效；每遇劳累则咽痛加重，咽中有痰难咯，午后低热，常并发口腔溃疡，大便溏薄，小便黄短。现症：咽部嫩红，舌质红，中心光剥，苔薄黄，脉细数。曾服大剂量养阴清热解毒之品，似有好转，但停药则转甚。为进一步诊治，慕名前来求诊。

西医诊断：慢性咽喉炎。

中医诊断：慢喉喑，证属虚火上炎。

治此病宜滋水养阴为先，反佐以引火归原。处方：生地30 g，元参24 g，云苓15 g，山茱萸12 g，五味子5 g，天冬10 g，麦冬12 g，竹叶5 g，栀子9 g，肉桂3 g，甘草5 g。共5剂，水煎服，每日1剂，分3次服用，饭后服。忌食滋腻、辛辣刺激之品。

二诊（2013年10月15日）：此方连服5剂后，咽痛、口干大减，守方继服10剂。

三诊（2013年10月26日）：10剂后口腔溃疡愈合，低热症状消失，已无咽痛。停药1个月，未见复发。

【按语】《内经》云："奇之不去，则偶之，偶之不去，则反佐以取之。所谓寒热温凉，反从其病也。"本证阴虚阳浮，治法当以养阴为先，反佐以引火归原，引火归原是治疗虚阳浮越的方法，意在引火下潜，火归肾宅，其火指虚火无疑，但究其之原，乃系肾水不足，阴津不足则虚阳失约，故当滋水养阴，引火归原。张景岳云："阴根于阳，阳根于阴，凡病有不可正治者，当从阳以引阴，从阴以引阳，各求其属而衰之。"又曰："引火归原，纳气归肾，从阴到阳也。"本法即在大队滋水养阴药中，加一味肉桂以引火归原，使阴阳平衡则虚火不升。此法历代医家推崇备至，如《医方集解》云："火从肾生，是水中之火也。火可以水折，水中之火不可以水折，附桂与火同气而味辛，能开腠理，致津液，通气道，据其窟宅而招之，同气相求，火必下降矣。""据宅而招，同气相求"，就是阴虚火炎，而反用引火归原的理论根据。

第六节　粉刺病

清热祛湿、凉血活血，治疗粉刺病

患者马某，女，56岁。病历号：2008260910。

初诊（2020年8月26日）：颜面部痤疮反复发作1年余。患者1年前无明显诱因出现颜面部痤疮，前额、眉间、面颊部出现粉刺、毛囊性红丘疹、囊肿等多种皮肤损害，伴四肢关节疼痛，遇寒加重，患者诉既往有类风湿性关节炎病史。查体：舌红，苔薄黄，脉濡数。心肺无明显异常，腹平软。四肢末端关节呈梭形肿胀，晨僵。

西医诊断：①痤疮；②类风湿性关节炎。

中医诊断：粉刺病，证属湿热壅盛。

治此病宜清热祛湿，凉血活血。处方：炒苍术10 g，黄柏10 g，生薏苡仁30 g，茯苓20 g，白鲜皮30 g，蝉蜕10 g，蒲公英10 g，败酱草10 g，通草5g，黄芩10g，柴胡10g，枳壳10g，苍耳子10g，辛夷10g，木香10g，野菊花10g。共5剂，水煎服，每日1剂，分2次服。饭后服用，忌食油腻、辛辣刺激之品。

二诊（2020年9月4日）：颜面部粉刺、毛囊性丘疹等均有不同程度减轻，原方基础上去通草、柴胡、枳壳、菊花，加板蓝根10g，生牡蛎10g，地肤子10g，防风10g。共6剂，水煎服，每日1剂，分2次服。饭后服用，忌食辛辣刺激之品。继服10剂，1月后随诊，颜面部粉刺、毛囊性丘疹、囊肿等均消失。

【按语】《外科正宗》有云："肺风，粉刺，酒糟鼻三名同种，粉刺属肺，酒糟鼻属脾，总皆血热郁滞不散，所谓有诸内必形诸外。"中医认为肺主气司呼吸，外合皮毛，与大肠相表里。该患者口苦、口黏、口臭、大便干、舌红、苔黄腻、脉濡数乃中焦湿热蕴结之象；中焦湿热上泛于面，湿热火毒阻于面部肌肤，导致皮肤疏泄功能失常而成痤疮；湿性黏滞缠绵难解，故湿热型痤疮病程较长。本例患者乃中焦湿热蕴结，上泛于面而致，故用清热化湿、凉血之法。诸药合用，湿热得清，痤疮自愈。

下编

医论编

从"三焦辨证"论治2型糖尿病肾病经验

糖尿病肾病（diabeticnephropathy，DN）是糖尿病最常见、最严重的微血管并发症之一。随着社会生活方式的改变，DN的患病率逐年增加。有统计资料表明：在终末期肾功能衰竭患者中DN占首位，约为36.39%，预计DN将成为发展中国家的慢性肾功能衰竭的最主要原因[1]。中医学无糖尿病肾病病名，将其归属"消渴病""虚劳""水肿""尿浊""关格"等范畴。本研究将糖尿病肾病归属于中医学"消渴肾病"范畴，认为消渴病久治不愈，伤阴耗津动气，湿热、痰浊、瘀血互结损伤肾络；其基本病机特点是邪犯三焦、本虚标实。消渴阴虚燥热为本，瘀血、痰浊、水湿及湿浊为标。邪气稽留络脉，久则三焦所属脏腑失调，肾络受损，固摄无权，精气从尿中渗漏，则蛋白尿持久难消。现将本研究在2型糖尿病肾病辨证论治的经验，分述如下。

1 邪犯上焦、气虚燥热证

2型糖尿病肾病病损初期，多因素体阴虚、长期过食肥甘厚味，致脾胃运化失职，积热内蕴，化燥伤津；或情志不调，郁久化火，销烁肺胃阴津；或房事不节，劳欲过度，损耗阴精，导致阴虚火旺，上蒸肺胃，伤阴耗气。该病临床以反复发热，咳嗽，口咽干燥，口苦，消瘦，咳喘，舌红，苔黄，苔厚，脉滑，或脉浮数为主症；水肿不突出，则肾功能正常。此期邪在上焦，热邪壅肺，湿热充斥；及阴虚燥热，耗气伤津。在治疗上推崇张锡纯（字寿甫，河北盐山人）的"大气者，诚以其能撑持全身，为诸气之纲领"学说为治法，认为诸气之中尤以大气为重要。本研究首先提出补大气以生津液的治疗方法，在消渴方玉液汤的基础上重用白人参（30～60 g）；并指出在清宣上焦热邪的基础上，应与益气、养阴、滋阴、理气、清热、祛痰、化浊等法辨证标本兼治，从而提高整体临床疗效。本研究用仲景栀子豉汤、银翘散、玉屏风散及麻杏石甘汤加味，尤其运用麻杏石甘汤加白人参、玉竹方，临床疗效卓然。

2 邪犯中焦、瘀热积滞证

2型糖尿病肾病病损中期，临床多见口渴多饮，小便频数，形体消瘦，倦怠乏力，肢体浮肿，大便干结，五心烦热，舌质红，苔薄，脉细无力或脉洪大。此期邪在中焦，长期过食肥甘厚味，酿湿生痰；或脾虚不能运化水湿，湿聚成饮，饮凝成痰，痰乃津液之变，瘀乃血液凝滞，由于津血同源，所以痰瘀不仅互相渗透，而且可以互相转化，因痰致瘀；或因瘀致痰，痰瘀贯穿DN整个病程[2-6]。同时，胃经热盛，熏蒸于外；肠道热结，腑气不通；湿热困脾，气机郁阻。此期病久热毒、湿毒及痰浊阻塞肾络而成瘀毒，肾络受损，固摄无权，则蛋白尿持久难消。中医学认为：肥人多痰湿。《素问·奇病论》曰："肥者令人内热，甘者令人中满。"本研究根据《近效方》"治消渴能饮水，小便甜，有如脂麸片，日夜六七十起：冬瓜一枚，黄连十两。上截冬瓜头去穰，入黄连末，火中煨之，候黄连熟，布绞取汁。一服一大盏，日再服，但服两三枚瓜，以差为度"，在临证治疗上擅用黄连（3～15 g）、重用大黄（或生，或制，或酒，30～60 g），以达消积导滞、清热凉血及活血化瘀之效，以黄连温胆汤为基础方，随证加减。症见口渴多饮，小便频数，形体消瘦，倦怠乏力，肢体浮肿，大便干结，五心烦热，舌质红，苔薄，脉细无力气阴两虚型者，治宜养阴清热凉血，方中重用白人参（30～60 g），同时加用黄连9 g以清中焦湿热；症见口渴多饮，消谷善饥，舌红，苔黄，脉大无力胃热气盛、气阴两伤型者，合用白虎加白人参60 g、黄连15 g治疗；症见尿频量多，混浊如膏，腰膝酸软，头晕耳鸣，口干咽燥，舌红少苔，脉细数肝肾阴虚型者，治宜滋补肝肾、育阴潜阳，合用杞菊地黄汤加白人参30 g、黄连3 g加减；症见腰膝酸软，小便频数，形体消瘦，倦怠乏力，肢体浮肿，大便干结，五心烦热，舌质红，苔薄，脉细无力，合用六味地黄汤滋补肝肾、滋阴降火；同时配水陆二仙丹各30 g、白人参30 g、黄连6 g、酒大黄30 g草药加减，以固肾涩精，疗效卓然。

3　邪犯下焦、阳虚瘀结证

2型糖尿病肾病病损晚期，以水肿为主要表现，出现肾病综合征及DN晚期，临床症状主要表现为神疲乏力，少气懒言，肢体水肿，腰背酸痛，口淡不渴；或有手足麻木，肢端疼痛；或便溏，舌淡暗，体胖大，边有齿痕，苔白腻，脉沉细或沉涩等。此期邪在下焦，主要侵犯足少阴（肾）、足厥阴（肝）及足太阴（脾），病理为瘀血、毒浊、水饮及痰湿内阻肾络，脏腑衰败，辨证为肺脾气虚证、脾肾阳虚证、阳虚水泛证、浊毒上逆证和肾阳衰微证。此时应在健脾补肾、温阳利水基础上，重用生大黄、酒大黄；并随症加用活血通络药物，包括三七、水蛭、地龙、桃仁、益母草、丹参等药物，以提高生存质量。血脉闭阻，水瘀互结，水凌心肺者，症见心悸，咳喘，痰多，不能平卧，面浮肢肿，治宜益气养阴、化瘀通脉、利水降气，常用真武汤加减，重用黑附片9～15 g（先煎），生大黄、酒大黄各15 g，丹参30 g，益母草30 g，大腹皮15 g等；肾阳衰微型者，症见少尿，无尿，全身浮肿，面色白，四肢厥冷，气急不续，口中有尿味而咸，舌质淡，苔灰或黑，脉沉细欲绝，治宜温补命门，方用参附汤加减，重用野山参30 g，生大黄15 g，酒大黄炭30 g，丹参20 g，益母草30 g，水蛭6 g等；浊阻中焦者，表现为脾胃失和，气化不利，升降出入失司，清阳不升，浊阴不降，湿浊中阻，而见胸闷泛恶，咽干口苦，头重如裹，食欲不振，治宜调理脾胃、舒畅气机为主，方用小柴胡汤合旋覆代赭汤加减，重用黄连12 g、竹茹15 g、生大黄15 g等；浊阻下焦者，表现为严重水肿，小便少，腰膝酸软，面色不华，神疲乏力，治疗以真武汤合香砂六君子汤加减，重用黄芪60 g、太子参15 g、附子15 g、桂枝15 g、泽泻20 g等加减治之。

4　小结

综上所述，本研究提出2型糖尿病肾病三焦辨证论治的经验，符合三焦传变的规律，在充分运用三焦辨证分期辨证论治的前提下，紧扣补气、生津、消积、清热、化痰、补肾等，佐以化瘀通络，取长补短，辨治准确，选方恰当，用药精当，疗效显著，充分发挥了中医药的优势。

参考文献

[1]戴京璋,吕仁和,赵进喜,等.糖尿病肾病中医证治[J].北京中医药大学学报,2002,25(5):65－66.

[2]吕仁和,王越,张子业.糖尿病肾病分期辨治568例临床分析[J].中华中医药杂志,1994,9(4):5-8.

[3]杨霓芝,李芳,徐大基,等.糖尿病肾病分期辨证治疗[J].实用中西医结合杂志,1998,11(11):1041-1042.

[4]成玉斌,罗仁,胡志飞.糖尿病肾病中医辨证分型荟萃分析[J].中国中医基础医学杂志,2000,6(5):49-52.

[5]曲晓璐,陈大舜,姚欣艳,等.1718例2型糖尿病患者糖尿病肾病发病率及其中医证型分布特点[J].中国中西医结合肾病杂志,2003,4(12):713-715.

[6]牟新,周旦阳,赵进喜.265例糖尿病肾病肾功能不全患者中医证候学研究[J].新中医,2007,39(5):84-85.

从肝脾论治甲状腺功能减退症经验

1 中医学对甲状腺功能减退症病因病机的认识

甲状腺功能减退症临床多表现为乏力、怕冷、面色苍白、脱发等，属元气亏损、气血不足、肾阳虚衰之证。该病在中医学中并无相对应的病名，根据其临床表现，可归为中医学"虚劳""瘿病"范畴；若见浮肿，又可归为"水肿"范畴。中医学认为：甲状腺功能减退症多由先天禀赋不足、胞胎失养，或后天积劳内伤、久病失调，加之饮食不节、情志不遂等所致；肾阳不足，命门火衰，火不生土，脾阳受损，导致脾肾阳气俱伤。脾为后天之本、气血生化之源，主肌肉，统血。甲状腺功能减退症患者多见肌无力、疼痛、贫血、月经紊乱，甚至持续大量失血，此均系脾阳不足之征象；又因"肾命不能蒸运，心阳鼓动无能"，故常见心动过缓、脉沉迟缓的心肾阳虚之象。《素问·通评虚实论》曰："精气夺则虚。"《证治汇补·虚损》曰："虚者，血气之空虚也；损者，脏腑之损坏也。"指出了虚损证的基本病机是肾阳虚。肾阳是机体诸阳之本、生命活动之源，五脏之阳皆取助于肾阳才能发挥正常功能活动；反之，则功能减退。甲状腺功能减退症病情错综复杂，每多虚实夹杂，气滞、痰凝、血瘀是该病初期基本病理变化。阳主动、主化气，阴主静、主成形，故腺体功能减退者多属阳虚阴盛。本研究指出：甲状腺功能减退症属本虚标实、虚实夹杂之证，本以虚损为主，标为痰湿、水饮、瘀血等邪实，病位涉及肾、脾、心、肝4脏。

2 论治甲状腺功能减退症经验

2.1 肝郁脾虚是重要病机

甲状腺功能减退症属本虚标实之证，虚损贯穿于该病始终，肝郁脾虚是该病的重要病机，治疗应从肝脾论治。

大多女性患者常表现为情志抑郁，善太息，胸胁或少腹胀满，或见瘿瘤，或有月经量少、痛经，或见面色不华或虚浮、眼睑浮肿，肢体倦怠，常伴有轻度体重增加，大便秘结，舌淡，苔白，脉弦细或缓等肝气郁滞兼见脾虚湿困之症。追问病史，其病因多为情志不遂，郁怒伤肝；或生活、工作压力过大，思虑过度；或用脑过度，劳倦所伤。此与巢元方在《诸病源候论·气病诸候》中"结气病者，忧思所生也。心有所存，神有所止，气留而不行，故结于内"的说法不谋而合。

现代研究[1]显示：甲状腺功能减退症大鼠脑局部葡萄糖代谢降低，代谢异常与抑郁症状密切相关，甲状腺激素缺乏通过影响边缘系统的功能导致抑郁障碍；甲状腺功能减退症与抑郁患者的情感、认知障碍具有相似的神经机制。现代医学[2]认为：免疫学异常、免疫力低下是肝郁证的重要发病环节，是神经—内分泌—免疫网络失调的结果。

2.2 疏肝健脾是治疗之法

甲状腺功能减退症患者常见神疲乏力、情志抑郁、水肿等症。中医学认为：疲劳与肝、脾关系最为密切。清代林佩琴在《类证治裁·郁证》中言"七情内起之郁，始而伤气，继必及血，终乃成劳"。肝气郁滞，日久伤及脾血，或饮食失节，导致脾虚，气血生化乏源，水谷精微不能濡养四肢，表现为四肢乏力、倦怠懒动的疲态。因此，治疗疲劳类疾病应从肝脾论治，使气血通畅、生化有源，则疲劳自消。水肿是指病理产物水湿内停，中医学认为其多是肺、脾、肾3脏功能失调，"其本在肾……其标在肺……其制在脾"。同时也仰赖肝之疏泄，肝气疏泄得当，则气机流行，水道畅利，水液随之上升下降；反之，则气机郁结，水液潴留。河渠不疏，岂能走水，土不长木，岂能保土，土不保水，水行无道，则水溢为患。故治水者，疏为上也。肝能疏，脾能堰，齐力共奏，则见水退州绿[3]。肝之疏结，是气之运塞、水之流止的关键所在，正所谓主病在肝、受病在脾也。巢元方在《诸病源候论·十水候》中曰："青水者，先从面目肿遍一身，其根在肝。"说明肝失疏泄可导致气滞水停。由此可见，肝疏通、调达、升发的特性，以及调畅机体全身气机的功能，是水液在体内运行畅通的重要保证。

2.3 临证遣方是论治关键

本研究用柴胡疏肝散合六君子汤加减治疗甲状腺功能减退症肝郁脾虚证，药物组成为：柴胡15 g，枳壳10 g，陈皮10 g，香附10 g，郁金10 g，炒白芍10 g，川芎15 g，人参叶10 g，党参20 g，苍术20 g，白术10 g，茯苓皮10 g，泽泻10 g，甘草10 g。

肝喜条达而恶抑郁，肝气郁结，故"肝欲散"，当"急食辛以散之"。柴胡疏肝散合六君子汤加减方中柴胡与白芍相伍，一疏一养，为疏肝之用与养肝之体并举之最佳配伍，恰合肝体阴用阳之生理特点，体现"治肝可以安脾"的原则；香附、郁金疏肝理气解郁；陈皮、枳壳、川芎增强疏肝行气、活血止痛之效，使肝气条达、血脉畅通；"见肝之病，知肝传脾，当先实脾"，用白术、党参实脾以御肝；人参叶甘温益气，健脾养胃；苍术、泽泻、茯苓皮健脾利水燥湿；甘草益气和中，调和诸药。诸药合用，共奏疏肝健脾燥湿之效。

3 病案举例

患者，女，42岁，2015年2月15日初诊。主诉：乏力、情绪低落半年余。患者半年前无明显诱因出现浑身倦怠乏力，眼睑浮肿，情绪低落。于当地某医院行甲状腺功能检查示：FT_3 1.62 pmol/L，FT_4 5.32 pmol/L，TSH>100 uIU/ mL，TGAb 43.27 IU/ mL，TPOAb 356.68 IU/ mL。甲状腺彩超检查示：甲状腺回声粗糙，彩色血流量减少。现症：面色无华，双眼睑肿胀，睑结膜色淡，乏力，咽干，情绪低落，时叹息，纳差，口唇色淡，大便干，甲状腺无肿大，双下肢无水肿，舌质淡红、体胖大、边有齿痕，苔薄白，脉细无力。心脏听诊示：心率64次/min，律齐，心音低钝。西医诊断：自身免疫性甲状腺炎（甲状腺功能减退症）。中医诊断：虚劳，辨证为肝郁脾虚兼湿。治宜疏肝健脾兼燥湿，方予柴胡疏肝散合六君子汤加减。处方：柴胡15 g，枳壳15 g，郁金15 g，炒白芍20 g，川芎15 g，人参叶10 g，党参20 g，苍术20 g，生白术10 g，茯苓皮10 g，泽泻10 g，甘草10 g。每日1剂，分早晚2次口服。同时口服左甲状腺素钠片，每次50 μg，每日1次。服药1周，患者症状有所缓解，排便正常。上方去生白术、川芎。再服2周，患者仍感周身乏力，下肢怕冷，其他症状缓解，舌质暗、体胖大、边有齿痕，苔白，脉沉细。甲状腺功能检查示：FT_3 4.38 pmol/L，FT_4 14.35 pmol/L，TSH 26.54 μIU/ mL，TGAb<3.2 IU/ mL，TPOAb 436.00 IU/ mL。将上方人参叶加至15 g，加升麻15 g、陈皮15 g、菟丝子20 g。服药4周，患者畏寒、肢冷症状基本消失，乏力不明显，偶有腹胀，面色欠红润，爪甲微黄，舌尖红，苔白腻，脉沉。上方去升麻，将人参叶、党参减至10 g，加炒白术20 g。服药2周，症状消失。甲状腺功能检查提示TPOAb仍高于上限，其余指标均正常。随访半年，症状未复发。

【按语】本例患者乃肝郁气滞，日久伤及脾血，导致气血生化乏源，水谷精微不能濡养四肢，故感乏力；肝喜调达而恶抑郁，故情绪低落，善太息；肝失疏泄，气滞水停，则双眼睑浮肿；舌质淡红、体胖大、边有齿痕及苔薄白、脉细无力均为脾气虚弱之象。临床辨证为肝郁脾虚兼湿。肝主司气机的疏泄，而脾为气机在体内运行的枢纽，故肝与脾在调节气机上联系密切。虽然肝为气机疏泄之主导，但脾气的健旺与否也可以反过来影响肝的疏泄功能。因此，在治疗肝脾气机失调的病证时，一方面要针对主证组方用药，另一方面还应注重疏肝或健脾药物的合理配伍和运用。方中柴胡疏肝散疏肝解郁，六君子汤健脾燥湿。二方合用，共奏疏肝健脾燥湿之效。甲状腺功能减退症的病理特点决定了虚损贯穿于疾病的始终，故临证时应适当加入温阳药，以温补肾阳、温肾兼顾脾土、温肾兼补心阳等。七情内伤发病的基本病机是气机郁滞，肝气调则心境开朗舒畅，肝疏泄失调则导致情志病的发生和加重；肝气郁结属于情志病，在药物治疗的同时，还应疏导患者，做好心理辅导工作。

4　讨论

甲状腺功能减退症是指由各种原因导致甲状腺激素合成、分泌减少或生理效应不足而引起的全身性低代谢综合征[4]。本病在各年龄段均可发生，以女性居多。现代医学以甲状腺激素制剂替代治疗，虽能降低甲状腺激素，但需终生服药，并没有解决患者的所有症状。中医治疗本病立足于辨证论治，从整体调节入手，标本兼治，在防治并发症方面也显示出一定的优势。疏肝健脾法在内科杂病中的运用极为广泛和多见。肝脾二脏失去"和"的状态，通过五脏间的胜复乘侮，将病气传于其他脏腑，呈现多个脏腑共病的局面，治疗时要辨证论治，审证求因，针对疾病的根本给予药物干预，将肝脾之间的矛盾解决，其他脏腑的症状也会迎刃而解。本研究结合大量文献，创新性地提出肝郁脾虚是甲状腺功能减退症的重要病机，从肝脾论治，运用传统中医学理论辨证论治，选方用药循古而不泥古，并适当采用甲状腺激素配合治疗，取得了良好疗效。

参考文献

[1] 于璟.甲状腺功能与抑郁障碍关系的研究[D].大连:大连理工大学,2013.

[2] 赵益业,刘承才.肝郁证的免疫学探讨[J].山东中医药大学学报,1997,21(1):42-43.

[3] 费中苏.肝脾并治法临床应用[J].贵阳中医学院学报,2009,31(2):70-71.

[4] 陈灏珠.实用内科学[M].北京:人民卫生出版社,2005:1246-1254.

通过"三焦辨证"
治疗甲状腺功能亢进症临床经验

甲状腺功能亢进症（简称"甲亢"）是内分泌系统常见病、多发病。近年来，该病发病率呈年轻化趋势，以青年女性多见[1-2]。甲亢属于中医学"瘿病""瘿瘤"等范畴。甲亢的病机为毒郁津亏、痰瘀互结、虚实夹杂，以毒郁津亏、阴虚为本，气滞、痰凝、血瘀为标，本研究根据甲亢的症候表现及舌脉等征象，通过"三焦辨证"分期论治，辨治准确，疗效显著。

1 毒郁上焦，津伤肝郁型

此型见于甲亢病损初期，多因患者素体阴虚阳盛，饮食不节，过食肥甘醇酒厚味，或情志不调，郁久化火，或房事不节，劳欲过度，损耗阴精，导致毒热内蕴、津伤肝郁所致。甲亢属于中医学"瘿病""瘿瘤"等范畴。古代医籍对本病此期的病因病机及辨证论治有详细描述，用中药治疗甲状腺疾病的历史也由来已久，早在晋代就已出现用海藻等含碘药物治疗瘿病的记载，虽亦有手术治疗瘿病的记载，但纵观历代医家治瘿经验，大多主张内科治疗，通过辨证来遣方用药。《济生方·瘿瘤论治》云："喜怒不节，忧思过度而成斯疾焉，大抵人之气血，循环一身，常欲无滞留之患，调摄失宜，气滞血凝，为瘿为瘤。"《圣济总录·瘿瘤门》言："忧、劳、气则本于七情，情之所致，气则随之，或上而下，或结而不散是也。"《诸病源候论·瘿候》曰："瘿者由忧恚气结所生，亦曰饮沙水，沙随气入于脉，搏颈下而成之……诸山水黑土中，出泉流者，不可久居，常食令人做瘿病，动气增患。"[3]《外科正宗》认为："人生瘿瘤之症……乃五脏瘀血浊气痰滞而成。"[4]甲亢由情志内伤和体质因素所致，肝开窍于目，肝之经络"上贯膈，布胁肋，循咽喉之后，上入颃颡，连目系，上出额，与督脉会于巅"，故突眼、甲状腺肿大与肝有关，正如《医学入门·瘿瘤篇》曰："七情不遂，则肝郁不达，郁久化火化风，证见性情急躁，眼珠突出，面颈升火，弦，震颤，肝火旺盛，灼伤胃阴。"其病机主要是肝的功能失调，同时涉及心、肾、脾、胃等脏器。肝主疏泄，若肝气郁滞，肝火亢盛，则烦躁易怒、手颤、心悸、怕热多汗。本病初起多偏实，素体阴虚阳盛、毒热内蕴，兼有伤津、气郁、痰阻蕴结而发于颈项，毒郁上焦，以气郁为先，久病则虚，主要为阴虚津伤，久之则成本虚标实之证。临床证见性情急躁，身热汗出，面红目赤，口渴喜饮，心烦失眠，胸闷，胁痛，消瘦，目突出及甲状腺肿大，舌质红、苔薄黄或腻，脉细数或细滑。肝胃火盛，肝木乘脾，则消谷善饥、腹泻便溏；肝肾阴虚，则见腰膝酸软、失眠多梦、盗汗遗精。忧虑伤心，心阴虚损，证见心悸，失眠，多汗，舌尖红。本证型治宜清宣郁热、养津生液，兼理气化痰消瘿。养津生液宜用甘寒轻薄之品，取叶天士"救阴不在血，而在津与汗"之意。方用沙参麦冬汤加减：沙参、麦冬、石斛、芦根、玉竹、连翘、栀子、夏枯草、山慈菇等。理气化痰消瘿宜用越鞠丸或六君子汤加减：柴胡、当归、白术、茯苓、甘草、制半夏、陈皮、香附、白芍、白蒺藜、夏枯草、白芥子、泽漆等。本病初发若汗多伤津，须加浮小麦、稻根须、麻黄根等以固汗护津，方药配伍上惯用玄参和夏枯草，且重用玄参（30～60 g）。其认为重用玄参，不仅有清热养阴、泻火解毒的功效，而且能"散瘤瘿瘰疬病。《本草品汇精要·草部》亦载有玄参能"消咽喉之肿，泻无根之火……散颈下核，痈肿，坚癥，定五脏，久服补虚，明目，强阴益精"[5]。夏枯草作为引经药，具有良好的清肝散结之功。

《本草通玄·草部》记载"夏枯草苦辛微寒，独入厥阴，消瘰疬，散结气，止目珠痛。此草补养厥阴血脉，又能疏通结气。目痛、瘰疬皆系肝症，故见神功。"[6]《本草衍义补遗》言："夏枯草大治瘰疬，散结气，有补养厥阴血脉之功。"[7]本研究用夏枯草15～30 g，因久服夏枯草易伤胃，但与玄参、白术、甘草同用，则可久服而无大害，临床疗效卓然。

2　毒郁中焦，气阴两虚型

此型见于甲亢病损中期，多见形体消瘦，神疲乏力，怕热多汗，心烦失眠，腰膝酸软，甲状腺肿大，舌质红、苔薄黄，脉细数。甲亢此期气阴大亏，治宜益气养阴、清热除烦。方用生脉饮合六味地黄汤加减：白参、人参叶、熟地黄、五味子、山药、山茱萸、白芍、生石膏、甘草等。此期的用药特点如下：①凡见气阴两虚证者，在治疗上推崇张锡纯的"大气者，诚以其能撑持全身，为诸气之纲领"学说，重用白参（30～60 g），生津、养阴而清虚热，多年来在临床上屡用屡效。《本草正义》载白参有"富有养液，而为补阴之最"。②惯用白参、生石膏药对，以达补气生津、滋阴降火、宁神益智之功。生石膏味甘淡、微辛，性大寒，入足阳明经，兼入手太阴、少阳经，质重降火，气轻泻热，为治热郁烦渴专药。《名医别录》谓其"止消渴烦热"，因生石膏的用量非常讲究，根据热势轻重调整用量，热轻仅用5 g，热重用至100 g。此药虽甘、寒，但伤脾胃之程度远较知母轻，故但见热盛，便可应用。清代名医陆懋修云："药之能起死回生者，惟有石膏、大黄、附子、人参。有此四药之病，一剂可以回春，舍此之外则不能。"

3　毒郁下焦，阴虚火旺型

此型见于甲亢病损晚期，证见心悸怔忡，腰膝酸软，多汗，多食易饥，口渴，消瘦，急躁易怒，手指震颤，舌质偏红或边光红，脉弦数或细数。此型为甲亢的后期阶段，治疗应遵循"壮水之主，以制阳光"之义，治宜滋阴降火败毒，兼以镇静安神。方以知柏地黄汤加减：知母、黄柏、熟地黄、山茱萸、山药、太子参、炙黄芪、墨旱莲、女贞子、龙骨、牡蛎、蜈蚣、僵蚕等。心悸失眠者，加丹参、磁石；胃热重、易饥者，加黄连、生石膏、知母；伤阴明显者，加天花粉、麦冬、玄参等；手指震颤者，加龙骨、牡蛎、珍珠母、天麻、钩藤等熄风之品。此期的用药特点如下：①擅长用太子参或黄芪（30~120 g），并与墨旱莲、女贞子（各15~30 g）药对联用，其认为滋阴药可制太子参、黄芪升提太过，以防加重阳亢之势，相辅相成，以达益气滋阴、软坚消瘿之功，从而提高临床疗效。②善将蜈蚣（3~9 g）与僵蚕（9~15 g）联用，其认为甲状腺疾病病位居上，日久多有气血周流不畅，非虫类药不能到达病所，蜈蚣走窜之力最速，能开气血凝聚之处，既可引经入络，又可活血消肿，凡气血凝聚之处，皆能平之。《本草害利》曰："蜈蚣入肝经，善走能散，治脐风撮口、惊痫、瘰疬，去风杀虫，堕胎，疮疥蛇癥，瘴疟。"③龙骨、牡蛎两味熄风之品因其性味厚重而易伤脾胃，故剂量宜轻，用量10~15 g，珍珠母煎煮后获得的有效成分更多，更易获效，惯用至60 g，重用时可用至120 g。诸药合用，疗效卓著。

4 结语

研究可知，甲亢的病理演变符合三焦传变规律，通过"三焦辨证"分期论治，辨证分为3型，治疗以养津生液、滋阴泻火、清热解毒、软坚消瘿为基本方法，通过辨证论治，分别给予健脾解郁、化湿豁痰、益气养阴、熄风潜阳、补气生津等治疗[8]。此外，本研究倡导在中药辨证论治的基础上，西药治疗必须个体化、早期、全程、规范化运用，不可随意停药，应依据甲状腺功能检测结果逐步调整至最佳、最小剂量，坚持治疗1年后逐步停药。经综合治疗，诸多甲亢患者收效颇佳，充分发挥了中西医各自的优势，扬长避短，选方精当，用药独到，疗效显著。

参考文献

[1]陈灏珠.内科学[M].北京:人民卫生出版社,989:662-663.

[2]刘文艳,周建扬.膏方调治甲状腺疾病探析[J].甘肃中医学院学报,2015,32(1):24-26.

[3]丁光迪.诸病源候论[M].北京:人民卫生出版社,1992:856.

[4]陈实功.外科正宗[M].北京:人民卫生出版社,2007:139-140.

[5]刘文泰.本草品汇精要[M].上海:上海科学技术出版社,2005:317.

[6]李中梓.本草通玄[M].北京:中国中医药出版社,1999:520.

[7]朱丹溪.本草衍义补遗[M].北京:中国中医药出版社,2006:63.

[8]端建刚.彭建中教授调畅气机思想阐微[J].甘肃中医学院学报,2015,32(3):16-17.

运用"魄门亦为五脏使，水谷不得久藏"理论治疗杂病验案3则

1 肛病从脏论治

例1　患者，男，38岁，2014年5月10日初诊。主诉：肛门上撮收缩疼痛3个月余。患者始因饮食不洁出现腹泻反复发作，初不觉痛苦，渐加重，坐立不安，大便控制力差，有便意即欲登厕，大便3～4次/日、呈糊状，便后肛门上撮疼痛加重，伴乏力、纳差，于当地医院肛肠科多次诊治，病情无好转。现症：肛门上撮收缩疼痛，大便呈糊状、3～4次/日，便后肛门上撮疼痛加重，伴乏力，纳差，舌质淡胖，苔薄白，脉沉迟。肛诊检查示：光滑，无螯生物，无痔瘘诸疾。西医诊断：功能性肛门直肠疼痛。中医诊断：脏毒，辨证为命门火衰、阴寒客脉。治此病宜填精补髓，益气温阳，阴阳并补。给予右归丸加减，处方：熟地黄30 g，山药15 g，台乌药30 g，干姜10 g，炙龟板15 g，小茴香15 g，桂枝12 g，鹿角霜12 g，菟丝子12 g，枸杞子15 g，代赭石8 g，泽泻10 g，牡丹皮6 g。共5剂，每日1剂，水煎服。2014年5月17日二诊，患者肛撮痛减，大便1次/日，上方去代赭石，加厚朴、狗脊各10 g。继服10剂，肛撮痛消失，饮食可，二便调。嘱患者连续采用淡盐水服用金匮肾气丸2个月，病愈，随访半年无复发。

【按语】魄门者即肛门也，乃"七冲门"之下极，与排泄肠腑之糟粕、协调脏腑气机升降出入密切相关，其开合启闭受心之主宰、肝之条达、脾之升提、肺之宣降、肾之固摄等五脏协调，而脏腑互为表里，经脉相互络

属，故肛门与脏腑在生理上息息相关，在病理上相互影响，在临床治疗上可相互为用。《素问·骨空论》曰："督脉者，起于少腹以下骨中央……其络循阴器，合篡间，绕篡后，别绕臀……此生病……癃痔遗溺嗌干。"据此，后阴在生理及病理上当与肾及督脉有关。本病例乃肾气不足、命门火衰、督脉虚乏所致。肾气虚，肾阳不能温煦肠道，运化失健，则便质如糊状；肛门失其固摄，气化失司，则大便失控，有便意即欲登厕。治疗宗"诸寒收引，皆属于肾"，从肾论治，以温补肾阳、填精壮腰为原则。给予龟板、鹿角霜血肉有情之品，填精补髓；菟丝子、乌药、熟地黄、枸杞子温阳补肾，阴阳并补；干姜、小茴香、桂枝、狗脊温阳壮肾，散寒止痛。

2 脏腑病从肛论治

例2 患者，女，45岁，2009年6月10日初诊。主诉：发热、咳嗽半个月，全腹胀痛、大便干结难下5 d。患者半个月前感冒后出现发热、咳嗽反复发作，自服阿莫西林胶囊、氯芬黄敏片等，病情略好转；5 d前因进食火锅病情加重，伴腹胀、腹痛、潮热多汗、恶心、呕吐胃内容物、口干咽燥、小便量少色黄、肛门排气、排便不畅，于当地诊所给予口服药物及输液治疗（具体不详）3 d，病情无好转。现症：发热，咳嗽，腹胀，腹痛，潮热多汗，恶心，呕吐胃内容物，口干咽燥，小便量少、色黄，肛门排气、排便不畅，舌质红，苔厚、黄，脉大、虚数。体征：T为38.2 ℃，P为90次/min，R为21次/min，BP为105/75 mmHg（1 mmHg=0.133 kPa），全身皮肤弹性差，腹部膨隆，肝脾未触及，肝区叩击痛（−），全腹压痛（+），左下腹可见蠕动波，叩诊鼓音，移动性浊音（−），肠鸣音亢进，有气过水音，10～20次/min。实验室检查示：WBC 11.1×10⁹/L，W-SCR 0.15，W-LCR 0.85。腹部X线片检查示：脾曲小肠及结肠扩张积气，中腹部见两个较大气液平。西医诊断：急性肠梗阻。中医诊断：肠结，辨证为阳明腑实证。医生建议手术治疗，但患者及家属拒绝，要求保守治疗。给予承气汤加减保留灌肠，处方：蜂蜜40 mL，麻仁油20 mL，生大黄30 g，芒硝60 g。

每日1剂，兑水200 mL煎之，每日灌肠2次。同时给予复方大承气汤，处方：生大黄15 g（后下），厚朴15 g，枳实15 g，木香10 g，芒硝15 g（冲服），炒莱菔子30 g。每日1剂，少量频服。治疗1周，患者痊愈。

【按语】本病例乃阳明腑实证，里热炽盛，内结燥屎，耗津伤液，无水舟停则便秘难下；治疗不可峻攻猛下，亦因势利导，可采用釜底抽薪法，给予蜜煎导之。《伤寒准绳》曰："凡多汗伤津，或屡汗不解，或尺中脉迟弱，元气素虚人，便欲下而不能出者，并宜导法。但须分津液枯者，用蜜导……湿热痰饮固结，姜汁麻油浸瓜蒌根导……至于阴结便闭者，宜于蜜煎中，加姜汁附子末，或削陈酱姜导之。"本研究给予承气汤加减保留灌肠，以达泻热通腑、润肠通便、因势利导之效；同时给予复方大承气汤内服，达到标本同治的目的。

3 脏病肛恙应标本合治、内外兼施

例3 患者，男，55岁，2015年6月10日初诊。主诉：直肠脱垂10 a余。现症：肛门下坠、肿胀、疼痛不适，大便溏而不舒，口干而不欲饮，舌质淡红，苔黄腻，脉细数。肛诊检查示：蹲位用力排便姿势可见直肠脱出约5 cm，直径约5 cm，黏膜粗糙、充血，分泌物黄稠而臭。西医诊断：完全性直肠脱出。中医诊断：脱肛，辨证为气血虚兼湿热型。治此病宜补中益气，清热化湿。给予补中益气汤，处方：炙黄芪60 g，党参20 g，升麻15 g，柴胡9 g，当归10 g，白术12 g，葛根15 g，黄柏15 g，地榆15 g，炙甘草6 g。每日1剂，水煎服。同时给予自拟升肛洗液，处方：升麻、酒大黄各30 g，黄连、黄柏、芒硝、枯矾、五倍子、石榴皮、乳香、没药各15 g。每日1剂，外洗。治疗半个月，患者全身及局部症状明显好转。继续以前方加减治疗半个月，痊愈。2月后随访，无复发。

【按语】肛肠疾病多因湿热毒侵入或饮食失调等导致脏腑功能失调、气机阻滞、碍肛气化所致，亦可因素体亏虚、气血不足、无力摄肛而致；临床辨证可分为脾气虚、肺气虚、肾气虚、心肝血虚、气血虚兼湿热等证型。该病治疗时不可盲目见"脱"补虚，一味升举中气，犯虚虚实实之戒；应当分虚实，审寒热，力求本。《景岳全书·脱肛》曰："大肠与肺为表里，肺热则大肠燥结，肺虚则大肠滑脱，此其要也。"本病例为气血虚兼湿热型，治宜补中益气、清热化湿、攻补兼施。给予补中益气汤补气养血，升阳举陷以治脾胃虚不足之本；以升肛洗液外洗，清热化湿凉血以治标。

4 小结

"魄门亦为五脏使，水谷不得久藏"出自《素问·五脏别论》，是指魄门的启闭功能受五脏之气的调节，而其启闭正常与否又影响着脏腑气机的升降。魄门指肛门，为大肠的下端，属七冲门之一。《难经·四十四难》曰："七冲门何在……下极为魄门。"《素问·灵兰秘典论》曰："大肠者，传导之官，变化出焉。"魄门是脏腑之终端，乃糟粕排泄之门。魄门的开闭、大便的排泄依赖于心神的主宰、肺气的宣降、脾气的升提、胃气的通降、肝气的调达，以及肾气的固摄。魄门与五脏在生理上、病理上密切相关，对于疾病的诊断与治疗有重要的指导意义。《素问·五脏别论》曰："凡治病，必察其下……观其志意，与其病也。"指出在治疗疾病时必须注意观察患者大、小便的变化，通过大、小便的变化来判断疾病的虚实，推测病情的吉凶。现代中医学理论认为：魄门不仅指具体的解剖位置，更强调肛门在五脏支配下维持排便自制功能的状态[1]。现代医学治疗急腹症如急性胰腺炎、胆道蛔虫症、阻塞性黄疸[2]、急性肠梗阻、急性胃扩张、急性肾功能衰竭等，以及麻杏石甘汤治疗肺炎高热等疾病，均充分体现了魄门与五脏的密切关系。临床报道[3]采用通腑攻下活血法治愈顽固性频发室性早搏，以及张伯臾采用化痰通腑、豁痰活血之黄连、半夏、川芎、红花、失笑散、苦参等治疗急性心肌梗死和心律失常[4]，均成功运用开魄门、通腑之法治疗心血管疾病，疗效颇佳。

中医临床应遵循引经据典、古方新用、谨守病机、准确辨证、异病同治、随证用药、一方多用的论治精神，不必拘泥于经典条文中所有脉症，应抓其主症，只要辨证准确，就能取得满意效果。《丹溪心法》曰："欲知其内者，当以观乎外；诊于外者，斯以知其内。盖有诸内者形诸外。"本研究指出：在肛病与脏腑失调的诊治中，应遵循肛病从脏论治，脏腑病从肛论治，脏病肛恙应标本合治、内外兼施的治疗原则，注重脏腑表里、经脉相属辨证论治，运用"魄门亦为五脏使，水谷不得久藏"的理论指导临床，方可"同病异治，异病同治"。

参考文献

[1]杨勇,丁曙晴,丁义江,等.试探"魄门亦为五脏使"与功能性便秘[J].新中医,2012,44(7):184.

[2]张登本."魄门亦为五脏使"理论的临床运用研究述评[J].陕西中医学院学报,1998,21(3):3.

[3]彭世桥.通下法治愈频发室早[J].四川中医,1991,9(4):26.

[4]严世芸,郑平东,何立人,等.张伯臾医案[M].上海:上海科学技术出版社,1979:35.

治疗2型糖尿病"三级"
防治思想辨治心得

  2型糖尿病属中医"消渴"范畴[1-2]，历代医家多以"上消、中消、下消"为三消立论，治法多以"上消清肺润燥，中消清胃泻火，下消滋肾降火"为常法。随着现代医学对糖尿病认识的逐步深入，本研究依据《黄帝内经》治未病的学术思想并借鉴现代医学高血压分级治疗方法，提出糖尿病"三级"防治思想。《素问·四气调神大论篇》云："是故圣人不治已病治未病，不治已乱治未乱，此之谓也。夫病已成而后药之，乱已成而后治之，譬犹渴而穿井，斗而铸锥，不亦晚乎!"《灵枢·逆顺》篇曰："上工，刺其未生者也，其次，刺其未盛者也……故曰：上工治未病，不治已病，此之谓也。"本研究提出：2型糖尿病的分型是按糖尿病的进展和并发症来反映糖尿病的严重和危险程度，不是糖尿病病程的演变，部分患者因眼底病变、白内障、肾病、心脏病、周围神经病变等就诊而确诊为糖尿病，该类患者此前并无糖尿病病史，因此该类患者一旦发现直接表现为三级，预后不佳。故结合临床将2型糖尿病分为2型糖尿病一级、二级和三级。2型糖尿病一级是指空腹血糖受损和糖耐量减低，以未病先防为主；二级是指已确诊的糖尿病，以有病早治为主；三级是指对糖尿病并发症的诊治，以既病防变为主。

1 2型糖尿病一级未病先防

  目前，中国糖尿病人群达到9230万，每4个成年人中就有一位高血糖状态者[3]，因此，糖尿病及其并发症的防治已日益受到重视。中医历来重视对糖尿病的早期防治，《素问·奇病论篇》云："有病口甘者，病名为何？何以得之？岐伯曰：此五气之溢也，名为脾瘅。夫五味入口，藏于胃，脾为之行其精气，津液在脾，故令人口甘也，此肥美之所发也，此人必数食甘美而多肥也，肥者令人内热，甘者令人中满，故其气上溢，转为消渴。治之以兰，除陈气也。"提出糖尿病的发病原因有饮食不节、多食肥甘之品，主要症状是口中甜腻、形体肥胖，病机为脾胃蕴热、气机失调，若不及时干预治疗即可转为消渴。《灵枢·五变》篇云："怒则气上逆，胸中蓄积，血气逆留，髋皮充饥，血脉不行，转而为热，热则消肌肤，转为消瘅。"《素问·调经论篇》言："有所劳倦，形气衰少，谷气不盛，上焦不行，下脘不通，胃气热，热气熏胸中，故内热。"表明糖尿病前期的病因尚有禀赋不足、情志失调、劳倦内伤等，尤其情志因素与消瘅有密切关系；《灵枢·五变》篇云："五脏皆柔弱者，善病消瘅。"说明本病好发于先天禀赋不足的青少年及五脏虚弱的老年患者，这与西医之遗传、体质因素相符。本研究认为2型糖尿病一级未病先防应包括：空腹血糖受损（IFG）和糖耐量减低（IGT），此时血糖虽然升高但尚未达到糖尿病诊断标准，但应通过健康体检、健康宣教和临床随诊进行病因干预，制定预防措施，促进糖调节受损人群向正常糖耐量转化，阻断糖尿病的蔓延。另外，提倡患者积极进行体育锻炼、气功、养生、针灸、膳食指导、健康宣教及情志疏导，早期干预，以防止或阻断疾病的发展。

2 2型糖尿病二级有病早治

糖尿病是一种终身性、慢性代谢性和免疫性疾病，已成为继心脏病和癌症之后的人类第三大基本死亡原因，随着人口老龄化及生活方式的改变，我国糖尿病患病率不断增高，本病使患者生活质量降低，寿命缩短，病死率增高，防治形势十分严峻。糖尿病在患病早期病情轻浅，若未及时发现诊治，病情会由轻变重，治疗复杂。随着现代医药卫生条件的提高，大部分糖尿病患者在患病之初能够早发现并得到及时诊治，患者发病时并无明显的三多一少症状，并且患者年龄趋于低龄化，其认为这与多食膏粱厚味、运动减少、社会压力大、生活不规律、亚健康状态等有关，与现代社会生活条件改善、营养物质摄取相对过剩、运动相对不足，致使食积于内有关。"中满内热、肝郁脾虚、中焦积滞"是发生本病的根本原因，食积肝郁、脾虚胃热是其核心病机，在治疗上应综合肝胆脾胃的功能特点，以消积、疏肝、清热泻火、健脾益气为总治疗原则，遵古而不泥古。本研究古方新用，突破了传统中医"阴虚燥热"的病机认识，拓宽了糖尿病的治疗思路，提高了糖尿病临床疗效，其推崇仝小林教授的"六郁络滞"学说，认为在糖尿病早期，中医辨证应抓其主症，紧扣病机"六郁[4]（六郁是以食郁为先导而形成的气郁、血郁、热郁、痰郁、湿郁的病理状态）和络滞（是由六郁交互作用而形成络脉瘀滞的病理状态）[5]"，治疗以祛邪为主，采用开郁清热法。临床常用保和丸或越鞠丸加减，随证重用连翘、香附、枳壳、生大黄等，通调三焦气机，恢复肝胆脾胃功能；对于气机壅滞，水液运化失调，形成心下痞满不舒之胃痞者，善用辛开苦降之半夏泻心汤；对于胃热气盛、气阴两伤，用白虎加人参汤治疗；湿邪阻塞、瘀血内停，采用核桃承气汤治疗；胃肠湿热、燥热伤津者，以葛根芩连汤为主方，祛除阳明内热，生津润燥；大便难解，舌苔黄腻者，治用枳实导滞丸；大便黏溏，舌苔厚腻者，治用不换金正气散。

　　糖尿病患者在中、后期演变为消渴的典型病机为阴虚燥热，中、后期的关键病机是脾的运化功能失调，与之联系最紧密的脏腑包括脾、胃、肝，病至后期往往因脾及肾，以六味地黄汤滋补肝肾，滋阴降火。本研究结合久病入络和现代医学糖尿病微血管病变学说认为，情志不遂，肝失调达，气机郁滞，血行不畅而生瘀；阴虚津液枯竭，燥热煎灼，血液瘀滞；消渴日久，气阴两虚，气虚无力推动血行，血不行则为瘀；素体脾虚，痰湿内蕴，阻碍气机运行，气滞血瘀，痰瘀互结；阴损及阳，阳虚寒凝而血瘀。瘀血是消渴病程中的病理产物，也是导致糖尿病发生发展、产生并发症的重要原因，故在临床运用中，提倡活血化瘀贯穿始终，使气血条达，瘀去而新血自生，血行则津布气畅，即使不见瘀症，亦须病证结合，将活血化瘀之法贯穿于病程始终，与益气、养阴、温阳、理气、清热等法同用，才能标本兼治，提高整体临床疗效，常随证加用川芎、赤芍、桃仁、红花、益母草、丹参等活血化瘀药物，疗效卓然。

3　2型糖尿病三级既病防变

糖尿病是终身疾病，目前尚无理想根治的药物，最好的方法是中西结合、中西药并用，早期诊治，根据人体阴阳失衡、脏腑功能失调的动态变化，把握疾病发生、发展与传变规律，防止或阻断疾病的发展与传变。糖尿病治疗的最终目的不仅仅是控制血糖，而是从整体出发，通过调节阴阳和脏腑的平衡而改善患者的症状，防治多种并发症。2型糖尿病三级病变出现糖尿病的靶器官损害，将会严重影响患者的生存质量，治疗应注重防止并发症的发展，控制并发症的演变，减少终点事件的发生。消渴并发症有痈疽、白内障、雀盲、耳聋、肺痿劳咳、水肿、胸痹、中风等，核心病机是脏腑失调、瘀血痹阻，在辨证论治的前提下，化瘀通络是治疗消渴并发症的重要手段。

现代医学认为糖尿病慢性并发症总体上可以概括为3个方面：微血管病变、大血管病变及神经病变，其中微血管病变又包括糖尿病视网膜病变、糖尿病肾病等[6]，大血管病变则包括周围血管病变与心脑血管病变等，而神经病变则包括自主神经病变及周围神经病变等。

现代医学对糖尿病并发症血管病变的认识，与中医学的"络脉瘀滞"相类似，治疗糖尿病慢性并发症，应注意：第一，加强血糖的控制；第二，胰岛素抵抗的治疗。采取这两个措施的原因在于：第一，糖尿病并发症最基本的病理基础为微血管病变，同时高血糖又是微血管病变最为根本的影响因素；第二，大部分糖尿病患者，往往伴有高血脂、高血压、肥胖等，而这一系列代谢障碍并非单纯糖尿病并发症问题，而属代谢综合征范畴，二者之间拥有共同的病理基础，即胰岛素抵抗（IR）。临床研究显示：胰岛素抵抗、代谢综合征同冠心病及动脉硬化等大血管并发症有着十分密切的关系，目前认为其是糖尿病的并发症（大血管疾病）。对糖尿病死亡患者分析可知，有60%左右的患者与心血管疾病直接关联，因此，若要有效防治糖尿病慢性并发症，应积极治疗胰岛素抵抗及相关代谢综合征。近年来，中医药干预IR已经成为研究热点，大量动物试验和临床研究证明多种单味中药或中药复方具有改善IR的作用，这显示出中医学在IR防治中的巨大潜力。结合糖尿病并发症的不同阶段，中医辨证分型为气阴两虚型，肝肾阴虚型，阴阳两虚型，肾阳衰微型，阳虚水泛、浊毒上逆型，阴虚内热型，阴阳两虚型等，在辨证治疗基础上，将化瘀通络贯穿始终，通络药物包括三七、水蛭、地龙及桃仁等。气阴两虚型，证见口渴多饮、小便频数、形体消瘦、倦怠乏力、肢体浮肿、大便干结、五心烦热、舌质红、苔薄、脉细无力，治宜养阴清热凉血，方用参芪地黄汤加减；肝肾阴虚型证见尿频量多、混浊如膏、腰膝酸软、头晕耳鸣、口干咽燥、舌红少苔、脉细数，治宜滋补肝肾，育阴潜阳，方用杞菊地黄汤加减；阴阳两虚型证见腰膝酸软、小便频数或尿量减少、泡沫增多、混浊如膏、甚则饮一溲一、面浮肢肿、形寒肢冷、阳痿不举、舌质黯淡、苔白、脉沉细，治宜益肾助阳，固涩化浊，方用金匮肾气丸加减；肾阳衰微型证见少尿、无尿、全身浮肿、面色白、四肢厥冷、气急不续、口中有尿味而咸、舌质淡、苔灰或黑、脉沉细欲绝，治宜温补命门，方用参附汤加减；阳虚水泛、浊毒上逆证，治宜温阳利水，逐毒降逆，方以大黄附子汤加味；阴虚内热型，治宜滋阴清热，药用党参、石膏、知母、天花粉、沙参、麦冬、石斛、山药、黄连；阴阳两虚型，治宜滋阴填精，益气壮阳，药用附子、桂枝、山茱萸、桃仁、熟地黄、泽泻、茯苓、山药、桑螵蛸、牡丹皮、覆盆子、赤芍等加减治之。

综上所述，本研究在治疗糖尿病方面，中西医结合，取长补短，提出的糖尿病"三级"防治思想，对指导临床意义重大，临床辨治准确，选方恰当，充分发挥了中医药的优势。

参考文献

[1]栗明,丁常宏,方芳.糖尿病中医治疗进展[J].中医药信息,2012,29(6):112-115.

[2]高秀娟,吴范武,马会霞,等.三清降糖方改善2型糖尿病患者胰岛素抵抗的临床研究[J].西部中医药,2012,25(4):58-59.

[3]Yang W Y,Lu J M,Weng J P,et al. Prevalence of diabetes among men and women in china[J]. New England Journal of Medicine,2010,362:10-12.

[4]仝小林,柳红芳.糖尿病早期"六郁"病机探讨[J].北京中医药大学学报,2007,30(7):447-449.

[5]潘秋,周丽波,仝小林.从糖尿病前期谈"治未病"[J].中华中医药杂志,2008,23(3):191-193.

[6]熊莉华,曾建勋,李赛美,等.糖尿病慢性并发症中医证型规律探讨[J].中药材,2007,30(8):1050-1052.

从肝郁脾虚论治
糖尿病周围神经病变经验

1 中医对其病因病机的认识

糖尿病周围神经病变，古代中医中并没有准确相对应的病名，多归属于消渴病、痹症论治。基于糖尿病周围神经病变临床多表现为口干、多饮、多尿伴见四肢麻木、疼痛，归属于中医"消渴病""痹症""渴症"等范畴，现代中医学将其归纳为"消渴病痹症"。中医认为其多由先天禀赋不足，胞胎失养，或后天积劳内伤，久病失调，加之饮食不节、情志不遂等所致。肾阳不足，命门火衰，火不生土，脾阳受损，出现脾肾阳气俱伤。脾为后天之本，气血生化之源，脾主肌肉且统血。又因"肾命不能蒸运，心阳鼓动无能"而常见心动过缓，脉沉迟缓的心肾阳虚之象。《素问·通评虚实论》云"精气夺则虚"，《证治汇补·虚损》亦指出"虚者，血气之空虚也；损者，脏腑之损坏也"，已指出了虚损证的病机。肾阳虚是其基本病机。由于肾阳是人体诸阳之本，生命活动之源，五脏之阳皆取助于肾阳，才能发挥正常功能活动。每多气阴两虚，气滞、痰凝、血瘀是糖尿病周围神经病变初期基本病理变化，阳主动而阴主静，阳主化气阴主成形，故多本虚标实。总之，糖尿病周围神经病变以本"虚损"为主，痰湿、水饮、瘀血等邪实为标，病位涉及肾、脾、心、肝四脏。故形成了糖尿病周围神经病变本虚标实，虚实夹杂的致病特点。

2 论治糖尿病周围神经病变经验

2.1 肝郁脾虚是糖尿病周围神经病变重要的发病机理

糖尿病周围神经病变属本虚标实，糖尿病周围神经病变的临床的病理特点决定了"虚损"是贯穿病程始终的，同时"肝郁脾虚"亦是重要的发病机理，并提出从肝郁脾虚论治糖尿病周围神经病变。本研究发现，大多女性患者，常表现为情志抑郁，善太息，胸胁或少腹胀满，或有月经量少、痛经，或见面色不华或虚浮、眼睑浮肿，肢体倦怠，常常伴有轻度体重增加，大便秘结，舌淡苔白，脉弦细或缓等肝气郁滞兼见脾虚湿困之症。追问病史，其病因多为情志不遂、郁怒伤肝；或生活工作压力过大，思虑过度，或用脑过度，劳倦所伤，与隋·巢元方《诸病源候论·气病诸候》"结气病者，忧思所生也。心有所存，神有所止，气留而不行，故结于内"的说法不谋而合。现代医学认为[1]免疫异常、免疫力低下是肝郁证的重要发病环节，是神经—内分泌—免疫网络失调的结果。

2.2 疏肝健脾是其治疗之法

糖尿病周围神经病变患者常见四肢麻木、疼痛、神疲乏力，中医学认为，疲劳与肝、脾关系最为密切。清·林佩琴《类证治裁·郁证》云："七情内起之郁，始而伤气，继必及血，终乃成劳。"肝气郁滞，日久伤及脾血，或饮食失节，导致脾虚。气血生化乏源，水谷精微不能濡养四肢，表现为四肢乏力、倦怠懒动的疲态。故治疗疲劳类疾病时，应从肝郁脾虚论治，使其气血通畅、生化有源，则疲劳自消。麻木、疼痛是由于气血不畅，中医学认为其多是责之于肺、脾、肾三脏功能失调，"其本在肾，其标在肺，其制在脾"。同时也仰赖肝之疏泄，肝气疏泄得当，则气机流行，气为血之帅，血液的运行有赖于气机通畅，反之则气机郁结，血瘀于脉。河渠不疏，岂能走水，土不长木，岂能保土，土不保水，水行无道，则水溢为患，故治水者，疏为上也。肝能疏，脾能堰，齐力共奏，则见水退州绿[2]，所以肝之疏结，是气之运塞、水之流止的关键所在，故所谓主病在肝，受病在脾也。如隋·巢元方《诸病源候论·十水候》曰："青水者，先从面目肿遍一身，其根在肝。"说明肝失疏泄可致气滞水停，故肝疏通、调达、升发的特性，调畅人体全身气机的功能，是水液在体内运行畅通的重要保证。本研究用柴胡疏肝散合六君子汤加减治疗糖尿病周围神经病变肝郁脾虚证，方用：柴胡15 g、枳壳10 g、陈皮10 g、香附10 g、郁金10 g、炒白芍10 g、川芎15 g、人参叶10 g、党参20 g、苍术20 g、白术10 g、茯苓皮10 g、泽泻10 g、甘草10 g。

肝喜条达而恶抑郁，肝气郁结，故"肝欲散"，当"急食辛以散之方中香附、郁金、柴胡疏肝理气解郁；见肝之病，知肝传脾，当先实脾，故以白术、党参实脾以御肝；苍术、白蔻仁、茯苓以健脾燥湿，其中柴胡与芍药相伍，一疏一养，为疏肝之用与养肝之体并举之最佳配伍，恰合肝体阴用阳之生理特点，体现"治肝可以安脾"的原则。全方共奏疏肝健脾燥湿之功。

3 验案举例

患者王某，女，42岁，于2016年5月15日以"反复口干、多饮13年，加重伴双足麻木1月"为主诉来诊。13年前无明显诱因自觉口干、多饮、倦怠乏力、眼睑浮肿、情绪焦虑，于当地医院查空腹血糖约15 mmol/L，餐后2 h血糖约26 mmol/L，诊断为"糖尿病"，予以口服"消渴丸5粒3次/日"，未系统检测血糖；约1年后因血糖控制不佳，自行于当地药店询问后调整降糖方案为"门冬胰岛素50注射液10 IU早晚餐前皮下注射"，1月前出现双足麻木，逐渐加重；为求进一步系统治疗随来我院门诊，症见：口干、多饮、倦怠乏力、眼睑浮肿、情绪焦虑。中医诊断：消渴病痹症，肝郁脾虚兼湿。西医诊断：2型糖尿病周围神经病变。中医予以疏肝健脾，组方：柴胡15 g、枳壳15 g、郁金15 g、炒白芍20 g、川芎15 g、人参叶10 g、党参20 g、苍术20 g、生白术10 g、茯苓皮10 g、泽泻10 g、甘草10 g。每日1剂，早晚各1次，同时配合优甲乐

50 ug口服，每日1次。一周后，患者诉上述症状有缓解，上方去生白术、川芎，余不变，再服两周后，患者诉仍感神疲乏力，其他症状缓解，舌质暗苔白，舌体胖大，齿痕未消失，脉沉细，将上方人参叶加至15 g，加入升麻15 g、陈皮15 g、菟丝子20 g。三周后畏寒肢冷症状基本消失，乏力感不明显，偶有腹胀，面色欠红润，爪甲微黄，舌尖红苔白腻，脉沉，将原方太子参、党参减至10 g，苍术、炒白术各加至20 g，去升麻，服两周后无不适。

【按语】肝郁气滞，日久伤及脾血，致气血生化乏源，水谷精微不能濡养四肢，故感乏力、四肢麻木；肝喜调达而恶抑郁，故情绪低落，善太息；双眼睑浮肿为肝失疏泄，气滞水停。舌质淡红，舌苔薄白，舌体胖大，边有齿痕，脉细无力均为脾气虚弱之象，临床辨证为肝郁脾虚兼湿，肝主司气机的疏泄，而脾为气机在体内运行的枢纽，故肝与脾在调节气机上联系密切。虽然肝为气机疏泄之主导，但脾气的健旺与否也可以反过来影响肝的疏泄功能。因此，在治疗肝郁脾虚气机失调的病证时，一方面要针对主证组方用药，故予以柴胡、郁金疏肝解郁，党参、苍术、白术健脾燥湿，全方共奏疏肝健脾燥湿之功。糖尿病周围神经病变的临床的病理特点决定了"本虚标实"是贯穿病程始终的，临证应适当加入温阳药，以温补肾阳、温肾兼顾脾土、温肾兼补心阳等。七情内伤发病的基本病机是气机郁滞，肝气调则心境开朗舒畅，肝疏泄失调则导致情志病的发生和加重。肝气郁结属于情志病，在药物治疗的同时，还应疏导患者，做好心理辅导工作。

4 小结

糖尿病周围神经病变，是指排除其他原因，糖尿病患者病程进展中出现于周围神经功能障碍相关的一系列症状。现代医学以口服降糖药物及胰岛素控制血糖，辅以神经营养剂、改善循环、止痛对症等，患者的生活质量没有得到恢复。中医治疗本病立足于辨证施治，从整体调节入手，标本兼治，在防治并发症方面也显示出一定的优势。疏肝健脾法在内科杂病中的应用极为广泛和多见。肝郁脾虚导致两脏失去"和"的状态，通过五脏间的胜复、乘侮，将病气传于其他脏腑，呈现多个脏腑共病的局面，治疗时要辨证论治、审症求因，找到起病的原因，针对疾病的根本给予药物干预，肝郁脾虚之间的矛盾解决，其他脏腑的症状也会迎刃而解。本研究提出肝郁脾虚是糖尿病周围神经病变发病的重要机理，从肝郁脾虚论治，治疗上运用传统中医理论辨证施治，选方用药循古而不泥古，并适当应用甲状腺激素配合治疗，取得了良好的治疗效果。

参考文献

[1]赵益业,刘承才.肝郁证的免疫学探讨[J].山东中医药大学学报,1997,21(1):42-43.

[2]费中苏.肝郁脾虚并治法临床应用[J].贵阳中医学院学报,2009,31(2):70-71.

益气抑糖饮治疗糖尿病
周围神经病变50例临床观察

糖尿病周围神经病变（diabetic peripheral neu-ropathy，DPN）是糖尿病最常见的慢性并发症之一，是糖尿病足和糖尿病截肢的主要因素。其病因及发病机制尚未完全明了，临床治疗较为棘手，尚无特异性药物及疗法。2007年6月至2009年6月，笔者采用益气抑糖饮（现名参芪抑糖通络丸）治疗糖尿病周围神经病变患者50例，疗效满意，现报道如下。

1 临床资料

1.1 诊断及入选标准参照世界卫生组织糖尿病周围神经病变国际协作研究（WHOPNTF）标准诊断

协作研究标准诊断[1]：①符合1999年WHO诊断标准的2型糖尿病患者。②合并周围神经病变的诊断标准为患肢皮肤感觉异常，如肢体麻木、刺痛、灼痛、发凉或有戴手套、穿袜感等；肌腱反射（膝跳反射或/和跟腱反射等）减弱或消失；排除其他病因如酗酒、维生素 B_1 缺乏、尿毒症等。入选条件：①符合DPN诊断标准。②年龄在18～70岁。③血糖控制稳定1月（空腹血糖5.0～8.0 mmol/L）。④原用治疗糖尿病周围神经病变的药物停用2周以上。⑤非妊娠，无肝、肾功能损害，无严重糖尿病并发症及其他严重疾病。

1.2 一般资料

共110例DPN患者，均符合上述标准。入院时空腹血糖平均为（6.8±

0.9）mmol/L，糖尿病病程平均为（8.1±0.3）年，合并周围神经病变病程平均为（4.9±1.2）年。将所有患者随机分为3组，其中治疗组50例，男27例，女23例；平均年龄（53.8±9.9）岁；空腹血糖平均为（6.8±0.8）mmol/L；糖尿病病程平均为（8.0±1.1）年，合并周围神经病变病程平均为（5.0±0.9）年。甲钴胺对照组（简称甲对照组）30例，其中男18例，女12例；平均年龄（54.7±10.1）岁；空腹血糖平均为（6.8±0.6）mmol/L；糖尿病病程平均为（8.1±1.4）年，合并周围神经病变病程平均为（4.9±0.7）年。糖脉康颗粒对照组（简称乙对照组）30例，其中男16例，女14例；平均年龄为（54.2±8.7）岁；空腹血糖平均为（6.8±0.9）mmol/L；糖尿病病程平均为（8.1±1.1）年，合并周围神经病变病程平均为（4.9±1.3）年。3组患者的年龄、性别、血糖水平、糖尿病病程及周围神经病变病程等比较，差异均无统计意义（$P>0.05$），具有可比性。

2 治疗方法

在饮食治疗和常规药物降血糖治疗的基础上，治疗组给予天水市中医院院内制剂益气抑糖饮。处方为人参400 g、黄芪1140 g、生地黄560 g、山药750 g、茯苓560 g、丹参750 g、苍术400 g、山茱萸450 g、枸杞子750 g、知母400 g、鸡血藤400 g、黄精450 g、麦冬450 g、葛根450 g、川芎750 g。制成水丸，每次10粒，每日3次。甲对照组采用甲钴胺片0.5 mg，口服，3次/日。乙对照组采用糖脉康颗粒5 g，口服，3次/日。3组均治疗3月为1个疗程。

3 观察项目

观察患者肢体麻木、疼痛、发凉症状及肌腱反射，进行感觉阈值测量等。

4 统计分析

采用SPSS 13.0统计软件进行统计学分析，计数资料分析采用卡方检验，$P<0.05$为差异有统计意义。

5 结果

5.1 疗效判断标准[2]

显效：自觉症状明显好转或消失，膝腱、跟腱反射及感觉阈值测量明显好转或恢复正常。有效：自觉症状改善，膝腱、跟腱反射及感觉阈值测量好转。无效：未达到上述标准。

5.2 治疗结果

治疗结果见表1。治疗组总有效率显著高于甲、乙对照组，差异有极显著统计意义（$P<0.01$），表明益气抑糖饮治疗DPN的疗效显著优于甲钴胺片及糖脉康颗粒。

表1 3组临床疗效比较

组别	n(例)	显效(例)	有效(例)	无效(例)	总有效率(%)
治疗组	50	25	19	6	88.0
甲对照组	30	8	11	11	63.3*
乙对照组	30	6	8	16	46.7*

注：与治疗组比较*$P<0.01$。

6 讨论

目前研究表明，DPN的发生是代谢紊乱、血管障碍、神经营养因子减少、细胞因子紊乱、氧自由基损伤及免疫因素等共同作用的结果，微血管病变及血流动力学的改变、长期高血糖所致神经代谢紊乱以及多元醇通路活动增加等为主要致病因素。DPN的发生与糖尿病病程有相关性。DPN临床治疗较为棘手，尚无特异性药物及疗法，理想的治疗方法应是早期、综合治疗，以血糖控制为基础，在改善微循环和神经营养的同时，兼顾消除和改善麻木、疼痛等主观症状。目前临床常用的西药有甲钴胺、硫辛酸、前列腺素 E 等，中药制剂有木丹颗粒、糖脉康颗粒等，这些药物对 DPN 的治疗均有一定疗效，但疗效尚不理想，且疗程长、费用较高，一定程度上限制了临床的广泛使用。我们用益气抑糖饮治疗 DPN，临床观察取得了显著疗效，显示了很好的应用前景。

　　DPN 属于中医"消渴筋痹"的范畴，病机为消渴病治不得法，阴津亏耗无以载气，或燥热亢盛，痰热瘀滞，伤阴耗气，而致气阴两伤，血液运行受阻，经络失养，血脉失和，经脉不通，则肢体麻木疼痛 [3]。无论阴虚生内热，耗伤阴血，还是气虚推动血行不利，均可导致血行不畅，脉络淤阻，病发 DPN。因此，消渴失治误治，日久耗阴伤气，气阴两虚，淤阻脉络为 DPN 基本病机所在。为此，我们运用益气抑糖饮以益气养阴、活血化瘀、通络止痛，改善糖尿病微血管病变，促进四肢周围神经的供血和营养，促进神经细胞修复，缓解糖尿病神经病变症状，提高患者生活质量，达到治疗 DPN 的目的。益气抑糖饮方中人参、黄芪益气生津，人参配黄芪增补气之力，升提清气，中焦健运，水谷精微得以布散，四肢百骸得以润养；生地黄、山药、山茱萸、茯苓取六味地黄丸组方之意，培补先天之本，滋补肾阴；佐鸡血藤、丹参、川芎养血活血，化瘀行滞，通络止痛；黄精、枸杞子补肾益精，增强滋阴补肾之力；苍术、知母、麦冬、葛根燥湿化浊，滋阴清热，防滋补过腻，厚味过重，助热酿湿。全方补泻兼施，标本同治，共奏益气养阴、活血化瘀、通络止痛之功。从而使糖尿病症状缓解，促进血糖达标，有效治疗 DPN。现代药理学研究证实，黄芪对 2 型糖尿病有促进胰岛 β 细胞分泌胰岛素的作用[4]，生地黄、枸杞子、山茱萸、山药等含丰富的维生素、微量元素及蛋白质，能营养神经细胞；鸡血藤、丹参、川芎等可扩张血管，降低血黏度，改善末梢循环，加强神经周围的血供，促进神经细胞修复；丹参、黄芪、川芎等还具有醛糖还原酶抑制作用[5]。通过我们的临床观察，益气抑糖饮能明显改善糖尿病患者口干、多饮、多尿、多食等症状，维持血糖平稳，进而使血糖达标，对于DPN患者的肢体麻木、疼痛等症状有明显的改善作用，且药源丰富，费用低廉。未发现其明显的毒副作用，值得临床推广。

参考文献

[1]蒋雨平,陆费汉倩,郑白蒂,等.糖尿病性多发性周围神经病的WHOF-NTF诊断标准和10年随访[J].上海医科大学学报,1993,20(S):9-14.

[2]马淑惠,戴京璋.糖尿病周围神经病变的中医药临床研究进展与概况[J].中国医药学报,2003(2):116-118.

[3]陈谦,吕仁和.吕仁和治疗糖尿病周围神经病变的经验[J].中国医药学报,2002,17(1):35-36.

[4]林蓝,倪青.对糖尿病中西医结合研究的几点看法[J].中国中西医结合杂志,2003,23(11):855-857.

[5]张家庆.糖尿病神经并发症的中药治疗[J].中华内分泌代谢杂志,1994,10(4):245.

葛根芩连汤治疗 2 型糖尿病的研究进展

糖尿病是一种常见的多发病、慢性病，2017 年全球约 4.25 亿人被诊断患有糖尿病，其中中国约 1.18 亿人，占全球糖尿病患者的 27%，居世界首位；全球平均患病率 8.8%，中国为 10.4%；糖尿病人群中约 90% 的患者为 T2DM[1]。T2DM 是一种以持续性高血糖为主要临床特征的代谢性疾病，是由遗传和环境等因素共同作用引起的[2]。且近年来该病的发病率迅速增加，并呈年轻化趋势；当前已成为危及人类健康的主要慢性疾病之一；胰岛素抵抗和胰岛 β 细胞受损是 T2DM 的主要发病机制。其病因多与先天禀赋不足和后天饮食失节等有关[3]。随着人们物质生活水平的不断改善、环境以及饮食结构等各方面发生改变，中医理论对 T2DM 的临床诊断和治疗也发生了很大的变化。依据《内经》对"脾瘅"的认识，早期 T2DM 应归属于"脾瘅"的范畴。本文通过中医理论研究、药效学研究、试验研究及临床研究这四个方面，总结葛根芩连汤近年来在防治 T2DM 方面的研究成果。

1　中医理论研究

《素问·奇病论》云："有病口甘者，病名为何？……岐伯曰：此五气之溢也，名曰脾瘅……肥者令人内热，甘者令人中满，故其气上溢，转为消渴。"《千金要方》云："酒性酷热……此味酒客耽嗜，不离其口……积年长夜，酣性不解，遂使三焦猛热，五脏干燥。木石尤且焦枯，在人何能不渴。"《素问·痹论》云："饮食自倍，肠胃乃伤。"由此可见，过食肥甘厚味导致脾运不及，形成中满，中满郁久化热进而发为"脾瘅"，"脾瘅"进一步发展为"消渴"。仝小林[4]院士结合多年临床经验和《内经》中有关脾瘅论述总结出："脾瘅多因患者过食肥甘厚味导致胃纳太过而脾运不及，积于中焦，形成中满，以中满内热为核心病机，其病理中心在胃肠。"经方葛根芩连汤由葛根（半斤）、黄芩（三两）、黄连（三两）、炙甘草（二两）组成，外可解表，内可清里，治疗太阳表邪内陷所致湿热下利证。方中葛根甘辛性凉，人脾胃经，既能生津止渴，又能升阳止泻；黄芩、黄连清热燥湿，尤长于清中焦湿热。甘草和中且调和诸药。从葛根芩连汤的组方结构来看，其具有"清肠燥湿"的作用，与T2DM早期"中满内热，湿热内阻"的病机相吻合。

2 药效学研究

葛根芩连汤化学成分比较明确。陈阳等[5]研究了葛根芩连汤主要药效成分在正常及病理状态下的肠吸收特征，结果显示，在大肠湿热证模型大鼠体内主要药效成分的吸收效果要明显优于正常组，为葛根芩连汤治疗大肠湿热证的临床应用提供了试验依据。毛莹等[6]采用高效液相色谱（HPLC）法测定葛根芩连汤的药效学成分，发现葛根素、黄芩苷、盐酸小檗碱、甘草酸等14种药效学成分；中药复方的药效学成分复杂，口服给药后，一部分转化为活性成分，另一部分与人体相互作用被代谢灭活，能够成为活性成分的仅仅是那些进入血液中的药效学成分[7]。彭国梅等[8]使用超高效液相色谱-串联质谱法在给药大鼠的血清中检测出了葛根芩连汤中的10种活性成分，其中对糖尿病有防治作用的有葛根素、黄芩苷、黄芩素、小檗碱、甘草酸等。

葛根的主要成分是葛根素，葛根素具有降血脂、降血糖、抗氧化等作用，能提高胰岛素受体的敏感性，抑制蛋白质的非酶糖基化，临床上在治疗糖尿病肾病和高脂血症等方面已取得了一定的疗效[9-11]。李文平等[12]发现葛根素通过提高血清中胰岛素的水平，上调胰岛素样生长因子-1和胰岛素受体底物-1（IRS-1）的表达而起到降低血糖的作用；通过降低血浆中血清总胆固醇（TC）、肿瘤坏死因子-α（TNF-α）、甘油三酯（TG）的水平，增强肝细胞内一氧化氮合酶（NOS）的活性，促进一氧化氮（NO）的合成，进而抑制胰岛素降解酶（IDE）基因的表达，增强肝脏及外周组织对胰岛素的敏感性而改善胰岛素抵抗（IR）。

黄芩苷是黄芩的指标性成分和主要活性成分之一[13]。黄芩苷能显著降低糖尿病大鼠血糖、血TC、肝TC和丙二醛（MDA）的水平，显著增加糖尿病大鼠肝脏和骨骼肌中腺苷酸激活蛋白激酶（AMPK）和乙酰辅酶A羧化酶（ACC）的磷酸化水平，其作用机制可能与激活肝和骨骼肌AMPK有关[14]。黄芩素显著提高了T2DM小鼠的糖耐量和胰岛素水平，能抑制α-葡萄糖苷酶活性，保护β细胞，这与提高胰岛β细胞存活率和降低胰岛素水平有关[15]。

黄连的主要化学成分是生物碱，又称小檗碱、黄连素。黄连素在降低血糖和血脂、抗氧化、改善胰岛素抵抗、防治T2DM等方面具有显著的作用[16-18]。研究表明，黄连素能改善糖尿病肾病，保护糖尿病大鼠周围神经，降低细胞因子对胰岛细胞的损伤作用[19-21]。薛静静等[22]研究发现，黄连素可明显降低T2DM模型大鼠的TC、TG和空腹血糖（FPG）的水平，升高人成纤维细胞生长因子-21（FGF-21）的水平，从而改善T2DM大鼠糖脂代谢紊乱和胰岛素抵抗。张晗等[23]研究表明，黄连素可显著降低T2DM大鼠血清FPG、空腹胰岛素（FINS）和IR，其改善胰腺组织病理损伤的机制可能与胰腺组织中胰岛素促进因子-1（pdx-1）蛋白表达的上调有关。

甘草酸是甘草的主要有效成分。甘草酸能改善IR，抑制丙二醛的生成，增强血清中超氧化物歧化酶（SOD）和过氧化氢酶的活性[24]。甘草酸作为过氧化物酶体增殖物激活受体（PPAR）激动剂，修复胰岛素抵抗中脂蛋白脂肪酶（LPL）的表达。甘草酸口服时可显著降低血糖浓度，改善胰岛素敏感性和血脂参数[25]。对于链脲佐菌素（STZ）诱导的糖尿病，甘草酸能够降低高血糖、高血脂，并且改善氧化应激反应[24]。

3 试验研究

3.1 改善胰岛素抵抗

IR是指由于各种原因使得胰岛素在促进葡萄糖的摄取和利用方面出现障碍，为了保持血糖稳定，机体通过分泌过多的胰岛素来补偿而产生的高胰岛素血症。IR是T2DM发病的主要因素之一[26]。闫忠红等[27]对T2DM模型大鼠给予葛根芩连汤灌胃，经过连续4周的给药治疗后，与模型组比较，葛根芩连汤组FINS和稳态模型评价胰岛素抵抗指数（HOMA-IR）显著下降，提示葛根芩连汤可改善T2DM大鼠的IR。

3.2 调节糖脂代谢

糖尿病是一种由胰岛素分泌不足或作用缺陷引起的以高血糖为临床特征的代谢性疾病。大多数糖尿病患者存在脂质代谢紊乱，通常表现为高密度脂蛋白（HDL）水平的降低和低密度脂蛋白（LDL）、TG、游离脂肪酸（FFA）含量的升高。李津等[28]研究发现，葛根芩连汤对高糖高脂饲料联合STZ的方法诱导的糖尿病模型大鼠血糖血脂水平的影响，试验结果提示，与模型组相比较，葛根芩连汤组可以降低TG、TC、低密度脂蛋白胆固醇（LDL-C）、FPG，升高高密度脂蛋白胆固醇（HDL-C）。由此说明，葛根芩连汤具有调节糖脂代谢的作用。

3.3 改善氧化应激反应

氧化应激反应会导致体内抗氧化防御系统的首道防线SOD活性降低，机体产生大量自由基，这些自由基会直接损伤β细胞，诱导其凋亡，进而促进糖尿病的发生；氧化应激的严重程度可以用MDA的水平来衡量[29-30]。陈瑞平等[31]用葛根芩连汤治疗糖尿病小鼠15 d后，采用1，1-二苯基-2-三硝基苯肼法（DPPH）和总抗氧化能力评估法（FRAP）测定了该方对糖尿病小鼠的抗氧化活性，结果表明，葛根芩连汤能够清除体内自由基，具有抗氧化活性，防治糖尿病及其并发症的作用。

3.4 改变肠道菌群结构

近年来研究发现，肠道菌群的失衡与代谢疾病的发生高度相关，特别是在T2DM的发病过程中，菌群失调所致的免疫反应的作用机制基本明确，为中医药调节肠道菌群防治T2DM提供了新的视角[32]。王烨[33]使用葛根芩连汤对T2DM大鼠连续灌胃给药8周后，与模型组相比较，葛根芩连汤组厚壁菌门（Firmicutes）和普雷沃氏菌（PrevotellaChristensenella）显著升高，变形菌门（Proteobacteria）和拟杆菌门（Bacteroidetes）显著下降。这说明葛根芩连汤能有效调节大鼠肠道菌群结构，改善与T2DM发病相关的菌群。

4 临床研究

范尧夫等[34]将70例有胰岛素抵抗的T2DM患者随机分为两组。所有患者均给予基础治疗，阳性对照组给予二甲双胍口服，中药组给予葛根芩连汤口服，连续给药治疗8周后两组患者与治疗前比较，FPG、FINS、HOMA-IR、LDL-C均明显下降（$P<0.05$），且中药组比阳性对照组各指标的改善更为明显（$P<0.05$）。这说明葛根芩连汤能够调节T2DM患者的血糖及血脂水平，能够提高人体胰岛素的敏感性，改善胰岛素抵抗，提高患者生活质量。

冯新格等[35-36]将42例湿热证型的T2DM患者随机分为两组，阳性对照组口服常规的西药治疗，中药组在阳性对照组治疗的基础上再口服葛根芩连汤治疗。连续用药3个月后，发现中药组肠道双歧杆菌、梭菌属的菌群数量增加，大肠杆菌数量减少，且与阳性对照组比较疗效显著（$P<0.05$）。与阳性对照组相比，FPG、糖化血红蛋白（HbA_{1c}）水平也有明显改善（$P<0.05$）。

郭婷婷[37]将270例T2DM患者随机分为阳性对照组和中药组两组，前者口服二甲双胍缓释片治疗，后者口服葛根芩连汤治疗，连续用药半年后。

中药组FPG、餐后2 h血糖（2 h PG）、HbA$_{1c}$等血糖指标均低于阳性对照组，C反应蛋白、白细胞介素-6、肿瘤坏死因子-α等炎症因子的水平均明显低于阳性对照组（$P<0.05$）。中药组患者和阳性对照组患者总的治疗有效率分别为97.78%、85.93%，中药组总治疗有效率明显高于阳性对照组（$P<0.05$）。

5　小结与展望

经方葛根芩连汤治疗太阳表邪内陷所致湿热下利证，临床用于湿热所致的腹泻和痢疾，现代医家常将其作为防治糖尿病的基础方[38]。T2DM是一种代谢紊乱性疾病，其病理生理机制主要有IR和β细胞损伤[39]。相关研究表明，糖尿病发生时胰岛细胞发生凋亡的主要原因是高血糖引起的胰岛β细胞的损伤和凋亡[40]。炎症反应、氧化应激反应均会引起IR，使T2DM的发展进一步加重[41-42]。初步证实葛根芩连汤具有抑制细胞炎症反应，减轻氧化应激，提高胰岛素的敏感性，改善胰岛素抵抗，调节肠道菌群结构和糖脂代谢的作用。因此，深入探讨葛根芩连汤干预T2DM的作用机制，寻找其作用靶点，为临床运用提供试验依据。

参考文献

[1]Das P, Biswas S, Mukherjee S, et al. Association of oxidative stress and obesity with insulin resistance in type2 diabetes mellitus[J]. Mymensingh Med J, 2016,25(1):148-152.

[2]谢利芳,许志华,郭凯霞.2型糖尿病胰岛素抵抗研究进展[J].科学技术与工程,2010,10(15):3664-3669,3672.

[3]朱妍.中药联合生活方式对IGT人群转化率的影响[D].北京:中国中医科学院,2010.

[4]仝小林.糖络杂病论[M].北京:科学出版社,2010:46.

[5]陈阳,崔波,范燕豪,等.葛根芩连汤中各成分在正常与大肠湿热证模

型大鼠的肠吸收差异研究[J].中国中药杂志,2020,45(1):169-178.

[6]毛莹,张贵君,刘晶晶,等.葛根芩连汤中14种药效组分的HPLC分析[J].中国实验方剂学杂志,2013,19(2):108-113.

[7]王喜军.中药血清药物化学的研究动态及发展趋势[J].中国中药杂志,2006(10):789-792,835.

[8]彭国梅,张启云,李冰涛,等.UPLC-MS/MS同时测定葛根芩连汤含药血清10个有效成分的含量[J].中药新药与临床药理,2016,27(3):393-398.

[9]韩智慧,王亚玲,王淑美,等.基于¹H-NMR代谢组学方法研究葛根芩连汤对IR大鼠模型血浆代谢组的影响[J].广东药学院学报,2015,31(6):786-790

[10]钟保恒.葛根素药理研究现状[J].中国民族民间医药,2009,18(5):16-18.

[11]韩春妍.葛根素治疗相关疾病的研究[J].实用药物与临床,2012,15(3):178-180.

[12]李文平,石京山,陈修平.葛根素对糖尿病及其并发症的治疗作用和机制研究进展[J].山东医药,2015,55(15):90-92.

[13]王慧,周红潮,张旭,等.黄芩苷药理作用研究进展[J].时珍国医国药,2019,30(4):955-958.

[14]刘金凤,彭红丽.黄芩苷对链脲佐菌素诱导的糖尿病模型大鼠血糖和血脂及腺苷酸活化蛋白激酶的影响[J].中国药理学与毒理学杂志,2011,25(2):145-150.

[15]Fu Y,Luo J,Jia Z,et al.Baicalein protects against type2 diabetes via promoting islet β-cell function in obese diabetic mice[J].Int J Endocrinol,2014:846-742.

[16]李骋,何金枝,周学东,等.黄连素调控胰岛素抵抗相关2型糖尿病的研究进展[J].中国中药杂志,2017,42(12):2254-2260.

[17]Wu U,Cha Y,Huang X,et al.Protective effects of berberine on high fat-

induced kidney damage by increasing serum adiponectin and promoting insulin sensitivity[J]. Int J Clin Exp Pathol,2015,8(11):14486-14492.

[18]Pang B,Zhao L H,Zhou Q,et al. Application of berberine on treating type 2 diabetes mellitus[J]. Int J Endocrinol, 2015: 905749.

[19]应懿.黄连生物碱的提取及其对实验性糖尿病周围神经病变和糖尿病肌病的保护作用及机制研究[D].重庆:第三军医大学,2007.

[20]任妍林,王定坤,董慧,等.小檗碱治疗糖尿病肾病的研究进展[J].中国中药杂志,2017,42(3):438-442.

[21]Kim E K,Kwon K B,Han M J,et al.Coptidis rhizoma extract protects against cytokine-induced death of pancreatic beta-cells through suppression of NF-kappaB activation[J]. Exp Mol Med,2007,39(2):149-59.

[22]薛静静,李婷,王彦.小檗碱对2型糖尿病大鼠血清成纤维细胞生长因子21的影响[J].中西医结合心脑血管病杂志,2016,14(14):1603-1605.

[23]张晗,张睿,章莹,等.小檗碱对2型糖尿病大鼠胰岛素抵抗的影响[J].中国临床药理学杂志,2019,35(18):2027-2029.

[24]Sen S,Roy M,Chakraborti A S. Ameliorative effects of glycyrrhizin on streptozotocin-induced diabetes in rats[J]. J Pharm Pharmacol, 2011, 63 (2): 287-296.

[25]Eu C H,Lim W Y,Ton S H,et al.Glycyrrhizic acid improved lipoprotein lipase expression,insulin sensitivity,serum lipid and lipid deposition in high-fat diet-induced obese rats[J].Lipids Health Dis,2010,9:81.

[26]刘晶,宋光耀.葛根素改善胰岛素抵抗的研究进展[J].河北医药,2012,34(22):3467-3468.

[27]闫忠红,刘勇,刘硕,等.葛根芩连汤对2型糖尿病大鼠胰岛素抵抗及炎性因子的影响[J].长春中医药大学学报,2019,35(4):720-723.

[28]李津,高铁祥,宋强,等.葛根芩连汤对2型糖尿病大鼠降糖降脂作用机理初探[J].湖北中医药大学学报,2015,17(3):7-9.

[29]Demir I, Kiymaz N, Gudu B O, et al. Study of the neuroprotective effect of ginseng on superoxide dismutase（SOD）and glutathione peroxidase（GSH-Px）levels in experimental diffuse head trauma[J]. Acta Neurochir（Wien）,2013, 155(5):913-922.

[30]杨月莲,梁瑜祯.氧化应激与2型糖尿病[J].医学综述,2008,14(3): 429-451.

[31]陈瑞平.葛根芩连汤对实验性糖尿病动物模型降血糖机制的初步研究[D].长春:长春师范学院,2011.

[32]Salemi Z, Rafie E, Goodarzi M T, et al. Effect of metformin, acarbose and their combination on the serum visfatin level in nicotinamide/streptozocin-induced type 2 diabetic rats[J]. Iran Red Crescent Med J,2016,18(3):e23814.

[33]王烨.基于肠道菌群及LPS/TLR-4/NF-κB信号通路探讨葛根芩连汤治疗T2DM代谢性内毒素血症的疗效机制[D].兰州:甘肃中医药大学,2018.

[34]范尧夫,曹雯,胡咏新,等.葛根芩连汤对新发2型糖尿病胰岛素抵抗的影响研究[J].现代中西医结合杂志,2017,26(2):115-117,121.

[35]冯新格,严育忠,曾艺鹏,等.葛根芩连汤对2型糖尿病湿热证肠道菌群的影响[J].世界中西医结合杂志,2016,11(8):1110-1112.

[36]曾艺鹏,冯新格,谷成英,等.葛根芩连汤治疗对2型糖尿病湿热证肠道菌群影响[J].河北医学,2016,22(10):1731-1734.

[37]郭婷婷.葛根芩连汤治疗2型糖尿病的临床观察[J].糖尿病新世界, 2019,22(18):65-66.

[38]Butler A E, Janson J, Bonner W S, et al. β-cell deficit and increased β-cell apoptosis in humans with type 2 diabetes[J]. Diabetes,2003,52:102.

[39]黄鑫磊,贾雪雯,丁元庆.葛根芩连汤临床应用进展[J].山东中医药大学学报,2020,44(02):215-220.

[40]Chen J, Saxena G, Mungrue I N, et al. Thioredoxin-interacting protein: a critical link between glucose toxicity and beta-cell apoptosis[J]. Diabetes, 2008,

57:938-944.

[41]Schenk S,Saberi M,Olefsky J M. Insulin sensitivity:modulation by nutrients and inflammation[J]. J Clin Invest,2008,118:2992-3002.

[42]任春久,张瑶,崔为正,等.氧化应激在2型糖尿病发病机制中的作用研究进展[J].生理学报,2013,65(6):664-673.

基于"脾瘅"理论探讨大黄黄连泻心汤
干预 2 型糖尿病糖脂代谢

据相关报道及国际糖尿病联合会（IDF）统计，现中国糖尿病人群近
1 亿，位居世界首位，而在糖尿病的分类中以 2 型糖尿病（T2DM）居多，
占患病总人数的 90% 以上[1]。70% 的 T2DM 患者存在脂代谢紊乱，最严重
的后果是由于血糖、血脂异常而引起冠心病所导致的死亡[2]。高血糖时，
血游离脂肪酸（FFAs）水平升高时间延长，能抑制胰岛素的表达及分泌，
高糖环境下，高饱和脂肪酸大量涌进内质网，促进内质网应激、β 细胞凋
亡。血 FFAs 高水平上调数分钟，即可使细胞的葡萄糖摄入、利用及糖原
合成减少，进而损害胰岛受体信号通路的活性、激活炎症因子，引起胰
岛素抵抗。长期暴露于高水平的 FFAs，甘油三酯（TG）堆积在胰岛，可
损伤 β 细胞[3-4]。T2DM 中高血糖促进脂毒性的发生，脂代谢异常反过来又
能造成 β 细胞的超负荷，糖脂毒性最终可导致胰岛 β 细胞的功能衰竭，且
脂代谢异常本身就可造成心脑血管疾病。中医在糖尿病的治疗中存在优
势，本文从"脾瘅"理论观点来探讨大黄黄连泻心汤对 T2DM 糖脂代谢的
干预，发掘并拓展经典方药大黄黄连泻心汤的功效，古方今用、经方活
用，为更好地发挥中医药在诊治 2 型糖尿病领域中的作用，提供参考
启发。

1　T2DM 中糖脂代谢紊乱

毋庸置疑，T2DM 患者存在糖代谢异常，同时研究发现其脂代谢也发

生紊乱。FAAs升高与胰岛素抵抗（IR）和β细胞功能障碍均有关系[5]。2001年美国糖尿病学会年会上McGarry教授"在T2DM发病中的脂肪酸代谢异常"的发言提出脂代谢障碍为糖尿病及其并发症的原发病理生理改变，同时将T2DM称为"糖脂病"[6]。T2DM的高血糖、脂代谢紊乱、IR、高胰岛素血症常常并存。高血糖时，FFAs水平升高时间延长，能上调β细胞解偶联蛋白2（UCP2）、神经酰胺，抑制G蛋白偶联受体40（GPR40）、腺嘌呤核苷三磷酸（ATP）结合盒转运蛋白和胰岛素分泌[7-8]。高糖环境下的高饱和脂肪酸大量进入内质网，易促进内质网应激、β细胞凋亡[9]。当体内存在IR时，胰岛素的抗脂解功能降低，脂肪细胞内激素敏感性脂肪酶活性加强，脂肪组织释放大量FFA作为原料加快肝脏合成TG，而致内源性高TG血症，并加快肝脏极低密度脂蛋白（VLDL）和胆固醇的合成。脂蛋白酶（LPL）的活性降低，低密度脂蛋白（LDL）受体功效减退、负荷增加，TG清除异常而致血清TG升高[10]。炎症反应亦与T2DM脂代谢紊乱有关，炎症因子白细胞介素-6（IL-6）增高可引起VLDL、TG和FFA增高，诱导IR发生，并加重T2DM的脂代谢紊乱[11]。脂代谢紊乱在T2DM中具有较高的发病率，并贯穿病程始终，是急、慢性并发症发生与发展的重要原因，可增加动脉粥样硬化血管疾病的发病率和致死风险，尽早控制脂代谢紊乱有助于干预并纠正T2DM并发症的进展[12]。

2 基于"脾瘅"理论认识治疗T2DM

传统中医对2型糖尿病的诊治多遵从"三消"理论，并将糖尿病归属于"消渴"的范畴。医疗水平的提高，使诊断和治疗前移，多数T2DM在早中期被发现，此时大多数患者并没有典型的"三多一少"临床表现，再按照以往中医辨治T2DM，往往无法取得满意的疗效。仝小林院士通过观察T2DM的发病过程以及当今人们生活饮食习惯的改变，结合《黄帝内经》"脾瘅"理论，将T2DM与"消渴"进行剥离，认为本病的核心病机是"中满内热"[13]。仝小林院士团队进行流行病学调查发现，在肥胖T2DM中，以肝胃郁热、胃肠实热为主要表现证型，占74.3%[14]。王永新等[15]对岷县当地660例T2DM患者的中医证型与血脂水平做了相关性分析，胃热炽盛证患者数量排第二位，占28.3%，且所有T2DM患者均存在脂质代谢紊乱。这些研究为从"脾瘅"论治糖尿病提供了循证医学证据。

"中满内热"是T2DM的核心全称，且贯穿疾病始终。《内经》曰："脾瘅……此肥美之所发也，此人必数食甘美而多肥也，肥者令人内热，甘者令人中满，故其气上溢，转为消渴。"此处论述了由于嗜食肥甘厚味，导致内热中满蓄积于脾而造成脾瘅，最终导致消渴的发生。脾主运化水谷，过食肥甘，脾胃功能受损，食滞中焦而成中满，脾土壅滞，日久则化生内热。中焦脾胃热盛，气机壅滞，内热居于胃肠，表现为胃肠实热证候，则会消谷易饥，烦渴多饮。同时，脾胃功能受损，清阳不升、浊阴不降，清浊难分，导致病理产物不能正常排出体外，积聚于脏腑，则出现代谢紊乱疾病。若长期内热灼伤机体，病理产物郁积，损伤日益加重，最终发展为消渴，此阶段病人往往胰岛功能严重受损，且伴有不同程度的并发症，治愈难度随之加大。

3 大黄黄连泻心汤对T2DM的干预作用

3.1 大黄黄连泻心汤对T2DM糖脂代谢的调节

"大黄黄连泻心汤"出自《伤寒论》，亦被后世誉为"三黄泻心汤"，由大黄、黄连、黄芩组成，相传为商朝伊尹所创，后世又称其为"伊尹三黄泻心汤"，《史记·扁鹊仓公列传》记载西汉淳于意所用"火齐汤"即为泻心汤。研究证实了大黄黄连泻心汤可以治疗糖尿病，并取得了良好的临床疗效，还从不同程度阐明了中医药的干预机制[16-17]。仝小林院士擅用大黄黄连泻心汤为基础方治疗T2DM，同时伴有高血脂、脂肪肝、高尿酸等代谢综合征，以及糖尿病引起胃肠功能紊乱、肾病等其他并发症，临床观察本方能够减轻患者体重，改善口干口渴、纳食增多、便秘等胃肠实热的症状，改善IR，可显著降低患者空腹血糖（FBG）、糖化血红蛋白（HbA$_{1c}$）、TG等生化指标，其中大黄多为酒大黄6～15 g，黄连、黄芩30 g[18-19]。大黄黄连泻心汤中大黄功在清胃肠之实热，导中满，清气分热，通腑泻浊，而非泻下燥结，酒制大黄能增强活血通络的作用而清血脉，降中焦壅滞。黄连、黄芩相须能清上中焦之热，燥化湿热，全方针对"脾瘅"中满内热的核心全称，是临床治疗T2DM糖脂代谢紊乱的重要方剂[20-21]。

李小梅、卢洋等[22-23]发现，大黄黄连泻心汤可有效控制火热证T2DM患者的血糖水平，促进胰岛素功能的恢复。吴波等[24]发现三黄汤在显著降低痰湿热结型T2DM患者的血糖、血脂水平，改善患者IR的基础上，较单纯西药更能改善患者胸脘胀满，心烦不舒，四肢倦怠，大便不爽等临床症状。刘劲松[25]等观察120例T2DM伴随高脂血症患者，结果表明，降浊方大黄黄连泻心汤在治疗糖脂代谢异常方面疗效较好，在升高高密度脂蛋白（HDL）的基础上降低FBG、TG、TC、LDL水平，有效降脂降糖，同时兼具减肥、降低体质量指数（BMI）和腰围的作用。施岚尔等[26]基于网络药理学研究得出，大黄黄连泻心汤治疗T2DM是多成分、多靶点、多通路的复杂过程，主要通过参与氧化应激、细胞凋亡、蛋白结合、炎症反应等发挥治疗T2DM的作用。米佳等[27]研究表明，大黄黄连泻心汤能够改善T2DM模型小鼠的血糖、血脂水平，并促进骨骼肌葡萄糖转运蛋白4的转位和表达。含有大黄、黄连、黄芩的复方糖毒清颗粒剂可降低T2DM大鼠的空腹血糖，改善糖耐量，纠正胰岛素抵抗，降低模型大鼠血脂水平、肝甘油三酯及降低肝脂肪变性，逆转肝脏中表达异常降低的过氧化物酶体增殖剂激活受体γ（PPARγ）核糖核酸（mRNA），并升高糖二酯酰甘油酰基转移酶2（DGAT2）mRNA的表达水平[28]。丁国锋[29]研究结果提示，三黄泻心汤可能通过降低肥胖大鼠体重、血糖及血清瘦素、胰岛素水平而发挥调节血脂、改善瘦素和IR的作用。

大黄黄连泻心汤药物有效成分的研究为其调节T2DM异常的糖脂代谢功能提供了基础依据。刘栩晗等[30]观察黄连素对T2DM中国地鼠的干预作用，发现黄连素能够诱导内脏白色脂肪棕色化，提高PPARγ、PPARα、过氧化物酶体增殖物激活受体γ共激活因子1α及棕脂组织特异基因UCP-1、细胞凋亡DFF45样效应因子α等的表达，改善脂诱性IR。大黄素可显著降低T2DM大鼠血糖和各时间点血糖曲线下面积，降低TNF-α、IL-1β和坐骨神经山梨醇水平，降糖的同时对抗周围神经病变[31]并促进3T3-L1脂肪细胞分化时PPARγ、AQP7的表达，且具有剂量依从性[32]。刘娅群[33]研究发现，黄芩苷能有效降低T2DM模型小鼠的FBG、TG、TC、LDL、FFAs，并改善IR和胰岛功能，促进肝脏和骨骼肌对胰岛素的敏感性，刺激胰岛素的分泌。

3.2 大黄黄连泻心汤运用中的量-效关系

方药剂量直接影响中医药临床疗效，晏建立[34]通过搜集历代医家的著述和现代医家的经验总结，认为相同药物组成的方剂，因剂量不同而作用悬殊，单味中药在方中因剂量不同而发挥的作用也有很大差异。崔祥等[35-36]研究发现，黄芩、黄连配伍后的联合提取物能降低果糖1，6-二磷酸酶、葡萄糖-6-磷酸酶等的活性，提高葡萄糖激酶的活性，降糖作用强于单一药物，不同比例黄芩-黄连的糖脂代谢改善效果都是高剂量优于低剂量，黄芩-黄连配伍比例在（3：2）～（1：3）时具有显著的协同作用，且二者1：1高剂量组的协同作用较强，药物用量在9～15倍临床等效范围内，能显著降低TC、TG和LDL水平。邓丽红等[37]研究表明，黄芩-大黄-黄连不同剂量配伍对黄芩苷和汉黄芩苷溶出有一定影响，当黄芩、大黄、黄连的剂量分别为3 g、1.76 g、0.17 g配比时其溶出率最高。刘媛[38]研究结果表明，泻心汤全方及其有效组分提取物均可剂量依赖性降低模型大鼠血糖，抑制高糖诱导的肾小球系膜细胞增殖，有效成分小檗碱、黄芩苷及大黄多糖提取物能抑制高糖诱导的肾小球系膜细胞增殖、IV型胶原及单核细胞趋化蛋白1的分泌，提高超氧化物歧化酶活力和减少丙二醛的产生，三者经正交试验表明，各有效成分间均显示出相加或协同作用，三成分配伍应用时效果最强。

一般而言，药物的疗效随着其剂量的增加而增强，然而到了某个剂量，即使再增加剂量，疗效也不再增强，甚至出现明显的毒副作用[39]。章从恩[40]研究表明，大黄治疗便秘最佳剂量为0.66～2.10 g/kg（相当于临床6.32～20.00 g/d），剂量高于21.0 g/kg（相当于临床200 g/d）则出现明显的腹泻和急性肝损伤；大黄在0.21～6.60 g/kg（相当于临床2.00～63.20 g/d）范围内治疗胆汁淤积性肝炎具有明显的剂量依赖关系，而大于6.60 g/kg时则产生了较强的腹泻；2.10 g/kg（相当于临床20.00 g/d）生大黄对胰腺炎大鼠起到显著的治疗作用，再加大剂量疗效不会有明显提高，且出现腹泻及肝损伤、急性中毒的风险。中国中医科学院广安门医院门诊患者为调查对象，据统计使用含黄连的中药汤剂的201例患者中，不良反应发生率为8.95%，排便次数增多10例，便秘4例，恶心反胃4例，但症状较轻微，均未影响药物继续治疗，其不良反应发生与用药剂量、患者体质、药物配伍密切相关[41]。但以大黄、黄连入药的大黄黄连泻心汤及其开发中成药在临床上的毒副作用却鲜有报道。合理配伍以及用量是中医遣方用药安全有效的前提，对大黄黄连泻心汤治疗的研究是其临床不断优化运用的保障。

4 小结与展望

T2DM中的糖代谢和脂代谢异常，二者互相影响，且长期的糖毒性、脂毒性会对机体造成更多更复杂的病变，引发其他并发症而导致不良预后。长期以来临床治疗以西药降糖为主，并未正确认识或者在T2DM治疗中合理运用中医药。随临床经验、科研成果的不断积累，结果显示，中医药具有独立降糖能力[42]，而且具有防治并发症、恢复功能性变化等更为全面的功能[43]。现代诊疗手段的提升和生活方式的变化，使得更多的T2DM发现时，并无明显"三多一少"的特征，而是无明显临床表现，或伴随肥胖、高脂血症而出现，这提示应重新认识现代T2DM。《内经》"脾瘅"理论与如今T2DM的发生发展极为相似，大黄黄连泻心汤针对中焦内热，现代研究亦表明其能降糖降脂。本文意在通过梳理大黄黄连泻心汤在治疗T2DM中的研究进展，为其临床运用提供参考，同时提示应与时俱进，发掘中医现代诊疗，古方今用，更好地发挥出中医药功效。

参考文献

[1]Huang Y. IDF DiabetesAtlas 8th edition：2017.

[2]Dilek Y，Sezer H.Insulin Resistance，Obesity and Lipotoxicity[J]. Obesity and Lipotoxicity，2017，960：277-304.

[3]刘向荣,朴春丽,米佳,等.内质网应激在2型糖尿病发病机制中的研究进展[J].中国实验诊断学,2016,20(7):1193-1197.

[4]宣丽萍,郑芬萍,林细华,等.2型糖尿病患者血清游离脂肪酸与肾小球滤过率的关系[J].中华医学杂志,2016,96(17):1320-1324.

[5]蒋振平.2型糖尿病血脂异常的治疗进展分析[J].继续医学教育,2017,31(1):120-122.

[6]Simha V, Garg A. Atypica Forms of type 2 Diabetes [J]. Humana press, 2008.

[7]Bianca M S,Taís S A,Lúcia M K,et al.The role of uncoupling protein 2 （UCP2）on the development of type 2 diabetes mellitusand its chronic complications [J].Arq Bras Endocrinol Metabol,2011,55(4):239-248.

[8]白月霞,韩春光,胡明,等.游离脂肪酸受体的组织分布及GPR40配基对胰岛β细胞胰岛素分泌功能的影响[J].安徽医科大学学报,2012,47(11):1295-1299.

[9]Burgos M E, Abad J Z, Marañón A M, et al. Relationship Between Oxidative Stress，ERStress and Inflammation in Type 2 Diabetes：The Battle Continues [J]. J Clin Med,2019,8(9):1389.

[10]马校芬,金秀平.脂代谢紊乱对2型糖尿病患者胰岛素抵抗及分泌功能的影响[J].河北联合大学学报(医学版),2016,18(2):107-109,112.

[11]孙华,冯强,李圆,等.2型糖尿病患者糖、脂代谢与氧化应激和炎性反应的典则相关分析[J].上海医学,2017,40(7):434-438.

[12]白煜,白宇宁,连凤梅.仝小林辨治肥胖型2型糖尿病脂代谢紊乱临证思路[J].中华中医药杂志,2017,32(3):1114-1116.

[13]刘桂芳,刘文科,姬航宇,等.2型糖尿病中医诊疗思路[J].中医杂志,2011,52(14):1243-1245.

[14]仝小林,毕桂芝,甄仲,等.2518例肥胖2型糖尿病中医证型分类研究[J].世界中西医结合杂志,2008,3(1):26-28.

[15]王永新,李亚军,李健,等.岷县地区2型糖尿病患者中医证型与血脂水平的相关性[J].临床医学研究与实践,2019,4(18):185-187.

[16]施岚尔,聂课朝,张文婧,等.基于网络药理学探讨大黄黄连泻心汤治疗2型糖尿病作用机制[J].中国实验方剂学杂志,2019,25(18):160-166.

[17]孙鑫,仝小林.泻心汤类方在糖尿病治疗中的应用[J].中医杂志,2010,51(2):114-116.

[18]李金博,刘文科,赵锡艳.仝小林教授辨证治疗肝源性糖尿病合并肾功能不全验案一则[J].环球中医药,2018,11(10):1577-1579.

[19]刘洪兴.基于数据挖掘的仝小林教授辨治胰岛素抵抗经验初探[D].北京:北京中医药大学,2014.

[20]周强,赵锡艳,逄冰,等.仝小林教授运用大黄黄连泻心汤验案解析[J].天津中医药,2013,30(5):259-261.

[21]逄冰,刘文科,闫韶花,等.仝小林教授应用大黄黄连泻心汤验案举隅[J].新中医,2012,44(12):171-173.

[22]李小梅,包芸,高小明.大黄黄连泻心汤辅助西医综合疗法治疗火热证2型糖尿病的疗效及作用机制[J].中西医结合心血管病电子杂志,2017,5(20):152-153.

[23]卢洋.大黄黄连泻心汤治疗2型糖尿病(火热证)的临床效果研究[C].兰州:甘肃省中医药学会2017年学术年会论文集,2017:367-368.

[24]吴波,隋淼,朱艳,等.三黄汤治疗痰湿热结型2型糖尿病43例[J].河南中医,2019,39(6):839-842.

[25]刘劲松,梁昌年,程晓昱.降浊方大黄黄连泻心汤对高脂血症糖脂代谢异常患者高密度脂蛋白及尿酸的影响研究[J].四川中医,2017,35(7):126-129.

[26]施岚尔,聂课朝,张文婧,等.基于网络药理学探讨大黄黄连泻心汤治疗2型糖尿病作用机制[J].中国实验方剂学杂志,2019,25(18):160-166.

[27]米佳,全世建.大黄黄连泻心汤改善2型糖尿病小鼠胰岛素抵抗及对骨骼肌GLUT-4蛋白表达的影响[J].成都中医药大学学报,2017,40(3):13-16.

[28]Zhang Q H, Huang Y Y, Li X J, et al. Tang duqing Granules Attenuate Insulin Resistance and Abnormal Lipid Metabolism through the Coordinated Regulation of PPARγ and DGAT2 in Type 2 Diabetic Rats[J]. J Diabetes Res,2019,5(25):7403978.

[29]丁国锋,王浩,吴智春.三黄泻心汤对肥胖大鼠血清瘦素及胰岛素水平影响的实验研究[J].中西医结合心脑血管病杂志,2007,6(3):215-217.

[30]刘栩晗,李国生,李欣宇,等.黄连素调节2型糖尿病地鼠内脏脂肪组织FGF21/SIRT1信号通路基因mRNA表达的效应[J].中国临床药理学与治疗学,2016,21(5):495-502.

[31]高霏.大黄素对糖尿病大鼠血糖和周围神经病变的影响[J].中医临床研究,2019,11(7):24-26.

[32]白晓苏,刘志明,黎智森,等.3T3-L1脂肪细胞分化的PPARγ、AQP7的表达及大黄素的促进作用研究[J].海南医学院学报,2016,22(14):1476-1478.

[33]刘娅群.黄芩苷对2型糖尿病糖脂代谢的影响及机制研究[D].南京:东南大学,2017.

[34]晏建立.论中药量效关系[J].中医药通报,2009,8(5):33-35.

[35]Cui X,Shen Y M,Jiang S,et al.Comparative analysis of the main active components and hypoglycemic effects after the compatibility of Scutellariae Radixand Coptidis Rhizoma[J].J Sep Sci,2019,42(8):1520-1527.

[36]崔祥,尚尔鑫,江曙,等.基于响应曲面法对黄芩-黄连配伍改善2型糖尿病糖脂代谢紊乱的相互作用研究[J].药学学报,2018,53(4):630-635.

[37]邓丽红.泻心汤剂量配伍变化及其药物代谢动力学研究[D].南宁:广西中医药大学,2018.

[38]刘媛.泻心汤有效组分抗糖尿病肾病的药效学研究[D].上海:复旦大学,2011.

[39]于淼,韩佳瑞,焦拥政,等.中药及中药复方剂量阈、治疗窗的构建及思考[J].中医杂志,2011,52(20):1793-1794.

[40]章从恩.中药证(病)—量关系研究[D].四川:成都中医药大学,2017.

[41]牟稷征,刘颖,仝小林,等.基于临床的含黄连中药汤剂安全性主动监测研究[J].世界中医药,2014,9(10):1373-1375,1378.

[42]Tong X L,Zhao L H,Lian F M,et al. Clinical Observations on the Dose-effect Relationship of Gegen Qin Lian Decoction on 54 Out-patient swith Type 2 Diabetes[J]. J Tradit Chin Med,2011,31(1):56-59.

[43]倪胜楼,仝小林.中药降糖"一石多鸟"[J].中医健康养生,2016(11):66-67,58.

大黄附子汤灌肠
治疗糖尿病肾病的临床观察

糖尿病肾病（Diabeticnephropathy，DN）是目前临床常见病，是糖尿病（Diabetesmellitus，DM）并发症之一，其起病隐匿，病情复杂，且发病率逐年上升[1]。相关文献证实糖尿病确诊患者发展为糖尿病肾病概率为50%以上。其发病机制为肾小球弥漫性硬化和间质纤维化出现的肾功能损害、血流动力学改变及内分泌失调致使血管通透性改变，排泄物不能排出体外，致使体内电解质紊乱，水钠潴留等[2]。高血肌酐、高血尿素氮及蛋白尿异常是糖尿病肾病发展到中晚期（指糖尿病肾病Ⅲ—Ⅳ期）的标志，在此阶段由于人体内环境发生了较严重的紊乱（如电解质丢失或者体内聚集、蛋白大量流失），短期内会发展到尿毒期。现代医学在糖尿病中晚期主要通过调脂、调节电解质、补充蛋白等对症治疗延缓病情恶化，而发展到尿毒症期，现代医学主要通过透析、肾移植等替代治疗延续患者生命。传统医学外治疗法通过辨证论治、整体观念、见微知著等辨证方法改善患者内环境达到治疗效果，包括熏蒸、针刺、艾灸、灌肠、足浴等，而传统医学汤剂口服是较为普遍常用的治疗方式，疗效较好，但具有起效慢、药味浓烈、入口苦涩等缺点，患者不宜接受，中医外治疗法具有操作迅速、疗效确切、随治随走等优点，得到众多病人认可。其中灌肠疗法最早见于《伤寒杂病论》阳明篇，用来治疗结肠和直肠津枯便秘，发展到现在，不但扩大了灌肠的治疗适应症（包括慢性结肠炎、不完全性肠梗阻、糖尿病肾病及术前清洁灌肠等），而且在灌肠技术方面比较娴熟。

1 临床资料

1.1 一般资料

于 2019 年 1 月至 2020 年 6 月，选取符合纳入标准的天水市中医院病房和肾病门诊 DNIV 期诊断患者 72 例，按随机数字表法分为治疗组（36 例），对照组（36 例）。比较并处理一般资料，具有可比性（$P>0.05$）。详见表 1。

表 1 一般资料比较

| 组别 | 例数 | 性别(例) | | 年龄(岁) | | | 病程(年) | | |
		男	女	最小	最大	平均($\bar{\chi}\pm s$)	最短	最长	平均($\bar{\chi}\pm s$)
治疗组	36	18	18	40	76	55±7	4	38	28.3±11.2
对照组	36	17	19	41	76	56±6	5	39	30.1±8.3

1.2 诊断标准

1.2.1 西医诊断标准

①符合《中国糖尿病防治指南 2017 版》[3]诊断标准；②符合国际公认的 Mo gensen Ⅳ 期，病程限制：6 个月以上；血压：大于 140/80 mmHg；GFR 下降；尿蛋白定量>0.5 g/24h 或 UAER>200 μg/min。

1.2.2 中医诊断标准

参照《糖尿病肾病诊断、辨证分型及疗效评定标准》[4]：头疼头晕、面色晦暗、畏寒神疲、口干咽干、腰膝怕冷、肢体水肿、五心烦热、纳呆食少、大便稀溏。

1.3 纳入标准

符合以上诊断标准，年龄 40～76 岁者，患者或家属同意此次治疗和方案，并签署知情同意书。

1.4 排除标准

①精神、神志异常患者；②有心脏、肺脏、肝脏等原发病；③低蛋白血症患者；④年龄在 40 岁以下或 76 岁以上者；⑤非糖尿病引起的肾脏损

伤；⑥有泌尿系及肠道疾病。

2 治疗方法

对照组：①给予常规西医治疗。糖尿病宣教，糖尿病低盐低脂饮食，适量活动。②门冬胰岛素30注射液，批准文号：JS20100074，规格：100单位/毫升，3毫升/支（笔芯），诺和诺德制药有限公司生产。用法：一日两次，早餐前、晚餐前皮下注射各12单位（0.12 mL）。餐前血糖水平保持在4.4～6.1 mmol/L。③苯磺酸氨氯地平，批准文号：国药准字H10950224，规格：5 mg/片，辉瑞制药有限公司生产。用法：5 mg口服，每日一次。④酒石酸美托洛尔，批准文号：国药准字H320025391；规格片：25 mg/片，阿斯利康制药有限公司生产；用法：12.5 mg口服，每日一次，使血压控制在140/80 mmHg以下。

治疗组在上述基础治疗上，加用自拟大黄附子汤加减灌肠方，中药组方为：制附子10 g、黄芪30 g、大黄（后下）30 g、槐花30 g、益母草30 g、川芎18 g、煅牡蛎30 g，水煎取汁150 mL，每日分2次保留灌肠，每次持续1 h，一周连续治疗5 d，疗程4周。

3 疗效观察

3.1 中医疗效标准

（1）症状积分标准：参照《中药新药临床研究指导原则》[5]，主要症状如头疼头晕、面色晦暗、畏寒神疲、口干咽干、腰膝怕冷、肢体水肿、五心烦热、纳呆食少、大便稀溏。运用等级症状积分法，按其发生程度分为重（计3分）、中（计2分）、轻（计1分）、无（计0分）。

（2）证候疗效判定标准：根据《中药新药临床研究指导原则》[5]分为三等级。①显效：治疗后，70%≤证候积分减少<95%，代表中医临床症状及体征明显改善；②无效：治疗后，30%<证候积分减少<70%，代表中医临床症状及体征均有好转；③无效：治疗后，证候积分减少<30%，代表中

医临床症状及体征不见好转，甚至加重。

3.2 西医疗效标准

依据《糖尿病肾病诊断、疗效评定标准试行方案》[6]分为三等级。①显效：症状基本消失，血清肌酐降低≥30%；②有效：症状减轻，15%≤血清肌酐降低<30%；③无效：与纳入前病情相比，未变化，甚至加重或者无符合显效及有效的指标。

3.4 统计学方法

采用SPSS 21.0软件进行数据分析，评分符合正态分布的以均数加减标准差（$\bar{x}\pm s$）表示，组内比较采用配对样本t检验，组间比较采用两独立样本均数的t检验，以$P<0.05$为有统计学意义。

4 结果

4.1 治疗前后两组中医症状积分比较

治疗前两组中医症候积分比较差异无统计学意义（$P>0.05$），本研究结果显示，两组患者治疗4周后症状积分均有所下降（$P<0.05$），治疗组症状积分下降更为明显（$P<0.05$）。详见表1。

表1 治疗前后两组中医证候积分比较

组别	n(例)	治疗前	治疗后	差值	t	P
治疗组	36	17.37±2.56	8.32±1.98#△	7.46±2.13	5.632	0.000
对照组	36	16.91±2.45	12.64±1.86#	4.27±1.15		

注：与治疗前比较，均#$P<0.05$；与对照组比较，均△$P<0.05$；下同。

4.2 治疗前后两组肾功能变化比较

治疗前两组Scr、BUN及24 h蛋白定量比较差异无统计学意义（均$P>0.05$），组间具有可比性。两组患者治疗4周后Scr、BUN及24 h尿蛋白定量均下降（$P<0.05$），与对照组比较，治疗组Scr、BUN及24 h尿蛋白定量下降更明显（$P<0.05$）。详见表2。

表2　两组患者治疗前后Scr、BUN及24 h蛋白定量

组别	n(例)	时间	Scr(mol/L)	BUN(nmol/L)	24 h蛋白定量
治疗组	36	治疗前	166.64±62.36	9.55±3.90	2.24±1.32
		治疗后	122.20±60.16[#△]	7.32±3.12[#△]	1.47±1.12[#△]
对照组	36	治疗前	157.82±59.16	9.87±4.23	2.28±1.55
		治疗后	140.56±58.34[#]	8.25±3.58[#]	1.57±1.38[#]

4.3　两组患者治疗4周后疗效比较

两组患者治疗4周后均有效，治疗组、对照组有效率分别为91.6%、75.0%，治疗组疗效更为明显（$P<0.05$）。详见表3。

表3　两组患者治疗后疗效比较

组别	n(例)	显效(例)	有效(例)	无效(例)	总效率(%)
治疗组	36	10	23	3	91.6%
对照组	36	5	22	9	75.0%

注：与对照组比较，$P<0.05$。

5　讨论

在历代传统医学文献中并没有糖尿病肾病的具体记载，近代把该病归属在传统医学消渴病范畴，此病性质以脏腑阴阳气血虚为本虚，以痰湿、淤血阻滞、郁结为标实，其中补其虚祛其邪是其基本治疗原则。由于全国各地地理、气候、文化、习俗等差异，形成了不同的辨证流派，但普遍认为该病初期证候是气阴两虚兼血瘀，随着病情发展，出现脾肾阳虚、阴阳两虚夹淤、痰、湿等[7]。因此，DN中晚期中医辨证主要以阴阳两虚，淤阻肾络为主，临床主要表现为头疼头晕、面色晦暗、畏寒神疲、口干咽干、腰膝怕冷、肢体水肿、五心烦热、纳呆食少、大便稀溏[8]。大黄附子汤最早见于《金匮要略》，用来治疗腹满之寒实积滞，原方大黄三两、附子三

枚、细辛二两，方中大黄峻下除其积滞，附子、细辛温阳，增加肠活力，并且祛其寒。本方寒热并用，各行其道，并不相互克制，寒则下其积滞，热则祛其寒实，腑以空为用，脏以藏为健，标本兼治，符合DN本虚标实的病性，因此现在通常用大黄附子细辛汤的加减方灌肠来治疗各种病因导致的慢性肾病[9]（包括DN）。DN中晚期脏腑皆阴阳两虚兼肾络阻滞，肾主一身之阳，脾肾相依，因此以脾肾阳虚为主，该方中黄芪补脾肾之气；附子温脾肾之阳；大黄苦寒，攻下骏捷并解毒，保持大肠通常；槐花凉血止血，阻滞血移脉外；川芎活血化瘀，祛除肾络淤血；血不利则成水，故予以益母草活血利水；肾虚不固，失精失血，故予以煅牡蛎固精止遗，诸药联合配伍应用，具有温脾肾活血化瘀、泻浊解毒利尿的功效，可以达到标本兼治的目的[10]。整体来看，本方以扶阳、活血、解毒、通大便、利小便为主，并没有依据DN中晚期之病机阴阳两虚去滋阴，正是因为：①滋阴之药黏滞容易恋邪；②滋阴之药会助长阴邪（包括痰浊、淤血、饮邪等）；③阴阳相互为根、相互为用，阳回阴自存，故不用特意去滋阴；④大部分滋阴之药性凉，能中和热药之热性，达不到扶阳的治疗效果；⑤阳易固、易回，治疗见效快。张仲景编撰的《伤寒杂病论》为古今众人所遵从，药方简练，疗效确切，称之为经方，体现的就是扶阳祛邪的思想。从人体正常生理功能来看，人体主要通过消化系统和泌尿系统排泄代谢产物，但DN致使泌尿系统结构遭到破坏继而影响到泌尿系正常排泄，大量的蛋白丢失，尿素氮、肌酐、电解质等代谢废物积蓄在体内，致使人体内环境失衡，从而导致消化系统功能障碍（如肠蠕动减弱、肠负荷加重、肠水肿、肠缺血等），与泌尿系形成恶性循环。该方通过药物相互作用有抑制肠道排泄障碍通便的功能，促进代谢产物的排出，同时也减轻泌尿系代谢的压力，改善患者症状。同时现代医学研究也发现，肠黏膜具有半透膜特性，药物通过灌肠进入结肠袋持续作用于结肠膜，再加上大黄等药物促使肠道菌产生扩张毛细血管等物质，可使中药有效成分进入血液循环，清除体内代谢废物或毒素，保持内环境平稳，实现治疗目的[11-12]。

本研究结果显示，两组患者治疗4周后症状积分均有所下降（$P<0.05$），治疗组症状积分下降更为明显（$P<0.05$）。两组患者治疗4周后Scr、BUN及24 h尿蛋白定量均下降（$P<0.05$），与对照组比较，治疗组Scr、BUN及24 h尿蛋白定量下降更明显（$P<0.05$）。治疗组、对照组有效率分别为91.6%、75.0%，治疗组疗效更为明显（$P<0.05$），本研究表明大黄附子汤加减灌肠方对糖尿病肾病Ⅳ期疗效显著。

综上所述，中医灌肠疗法能明显减轻糖尿病肾病Ⅳ期患者症状，延缓其向肾衰竭方向发展，改善患者生活质量，值得临床推广。

参考文献

[1]孙林,赵浩.糖尿病肾病现状与挑战[J].中华肾病研究电子杂志,2019,8(02):49-54.

[2]赵日新,陈瑞,谢佳欣,等.浅议糖尿病肾病发病机制及防治方法[J].广东化工,2019,46(19):102-103.

[3]中华医学会糖尿病学分会.中国2型糖尿病防治指南(2017年版)[J].中国实用内科杂志,2018,38(04):292-344.

[4]中华中医药学会肾病分会.糖尿病肾病诊断、辨证分型及疗效评定标准试行方案[J].上海中医药杂志,2007,41(7):7-8

[5]郑筱萸.中药新药临床研究指导原则(试行)[M].北京:中国医药科技出版社,2002,25:349-358

[6]陈钢,武曦蔼,杨丽萍,等.基于专家问卷调查及德尔菲法的糖尿病肾病中医证候研究[J].中华中医药杂志,2011,26(10):2241-2244.

[7]张景祖,翟继功,单培鑫,等.金匮肾气丸加减佐治阴阳两虚型糖尿病肾病的临床观察[J].中国民间疗法,2019,27(20):56-59.

[8]王红军,赵梁,张磊.结肠透析联合中药灌肠治疗糖尿病肾病Ⅳ期29例临床观察[J].中国民族民间医药,2019,28(12):93-95.

[9]高雅楠.中药灌肠汤对慢性肾功能衰竭患者临床疗效、血Scr和BUN

水平的影响[J].陕西中医,2019,40(01):73-75.

[10]朱林.结肠透析配合中药灌肠治疗早中期慢性肾衰竭临床疗效探讨[J].中医临床研究,2018,10(04):74-75.

[11]许梦白,秦雪,肖翔,等.结肠透析联合中药保留灌肠治疗慢性肾衰竭临床研究[J].实用中医药杂志,2018,34(04):459-460.

疏肝消痹方足浴
治疗糖尿病周围神经病变30例

糖尿病周围神经病变（Diabeticperipheralneuropathy，DPN）是糖尿病最常见的慢性并发症之一，其发生风险与糖尿病的病程、血糖控制不佳等相关[1]。本病以肢端麻木、发凉抑或伴有疼痛以及感觉异常等为主要的临床表现，神经传导速度检查是目前诊断本病的"金标准"[2]。本病病情反复难愈，严重影响患者生活质量。目前应用营养神经、改善微循环药物治疗，病程长，患者耐受较差。本研究应用中药足浴治疗糖尿病周围神经病变费用低廉，操作简单，临床疗效显著，现报道如下。

1 临床资料

1.1 一般资料

本研究纳入在天水市中医医院2018年5月～2018年8月入住的糖尿病周围神经病变患者30例，其中男16例，女14例；年龄49～77岁，平均（65.2±4.6）岁；糖尿病周围神经病变病程18～25个月，平均（22.4±3.2）个月。

1.2 诊断标准

参照中国医学会糖尿病学分会中国2型糖尿病防治指南（2017年版）周围神经病变诊断标准[3]。

1.3 纳入标准

①糖尿病病史诊断明确；②糖尿病继发神经病变；③临床表现为感觉、运动神经受损的症状体征；④神经电生理检查异常改变；⑤同意参与

本项研究，签署知情同意书。

2 治疗方法

入院后给予患者糖尿病规范治疗，控制空腹血糖于5.6～9.7 mmol/L，餐后2 h血糖在7.0～11.9 mmol/L。同时给予自拟疏肝消痹方足浴治疗，处方：柴胡15 g，红花10 g，川芎10 g，细辛10 g，威灵仙30 g，全蝎6 g，蜈蚣2 g，乳香6 g，没药6 g，川牛膝30 g（中药饮片由广州致信药业有限公司提供）。诸药煎煮至400 mL，将药汁用温水稀释至1000 mL放入足浴袋中并将足浴袋置于足浴盆中，盆中加35～38 ℃温水2000 mL，将患者双小腿膝盖以下浸入足浴袋药液中，每次浸泡30 min，1次/日，共计2周。治疗前后采用全自动肌电图仪检测神经运动传导速度（MNCV）、神经感觉传导速度（SNCV）。

3 疗效分析

3.1 统计学方法

采用SPSS18.0统计软件进行统计分析，计量资料采用 t 检验，以均数±标准差（ $x±s$ ）表示，以 $P<0.05$ 表示差异有统计学意义。

3.2 治疗结果

治疗前后腓总神经MNCV和SNCV比较，治疗后MNCV和SNCV增加，差异有统计学意义（ $P<0.05$ ）。详见表1。

表1 治疗前后MNCV和SNCV比较

	MNCV(m/s)	SNCV(m/s)
治疗前	34.80±3.12	38.81±3.34
治疗后	41.13±3.01	43.96±3.23
t 值	3.673	3.915
P 值	0.021	0.014

4 讨论

糖尿病属于中医学"消渴病"范畴，DPN属于消渴病辨证。糖尿病是慢性疾病，糖尿病患者存在精神紧张或易怒、情绪焦虑等表现，叶天士在《临证指南医案·三消》中指出："心境愁郁，内火自燃，乃消症大病。"肝主疏泄，调畅气机，肝的疏泄功能正常，则全身气机疏通畅达，脏腑经络调畅，气血津液调和。长期精神刺激或情志不遂，致肝失疏泄，肝气郁结，瘀血阻络，筋脉失于濡养，从而导致DPN的发生和发展。糖尿病周围神经病变属于中医"血痹""痿证"范畴，与气虚血亏、瘀血、痰湿、气郁有关，本病基本病机为"虚"和"瘀"，阴虚血瘀，肝气郁结，痹阻经络贯穿本病始终，治疗以疏肝解郁、活血化瘀、通络止痛为主。中药足浴是中医的传统治疗方法，该方法通过药液的温热作用和药物的刺激作用于病变部位的神经和皮肤血管，起到疏通脉络、调和气血的功效。疏肝消痹方由柴胡、红花、川芎、细辛、威灵仙、全蝎、蜈蚣、乳香、没药、川牛膝组成，方中柴胡疏肝理气，红花、川芎活血化瘀，细辛、威灵仙通络散寒止痛，乳香、没药活血止痛，久病入络，加全蝎、蜈蚣搜风通络，川牛膝引诸药直达病所。全方共奏疏肝理气、活血化瘀、温经通络之功。现代研究表明，红花可有效促进胰岛β细胞功能修复，降低高血糖对胰腺的损伤程度，刺激胰岛素分泌量，并有助于改善胰岛素活性[4]；疏肝消痹方足浴可改善DPN患者的临床症状、体征，且中药足浴简、便、验、廉，是治疗DPN的一种有效方法，适合基层推广使用。

参考文献

[1]中华医学会糖尿病学分会.中国2型糖尿病防治指南[M].北京:北京大学医学出版社,2013:40.

[2]Perkins B A, Olaleye D, Zinman B, et al. Simple screening tests for peripheral neuro - pathy in the diabetes clinic[J]. Diabetes Care, 2001, 24（2）:

250-256.

[3]中国医学会糖尿病学分会.中国2型糖尿病防治指南(2017年版)[J].中国实用内科杂志,2018,38(4):292-344.

[4]陈梦,赵丕文,孙艳玲,等.红花及其主要成分的药理作用研究进展[J].环球中医药,2012,5(7):556-560.

"治未病"防治糖尿病的临床指导意义

"治未病"的提出首见于《内经》，《素问·四气调神大论》云："是故圣人不治已病治未病，不治已乱治未乱，此之谓也。夫病已成而后药之，乱已成而后治之，譬犹渴而穿井，斗而铸锥，不亦晚乎!"《灵枢·逆顺》曰："上工，刺其未生者也，其次，刺其已衰者也。故曰：上工治未病，不治已病，此之谓也。"中医"治未病"思想主要包括"未病先防、有病早治、既病防变"3个方面，也就是在疾病发生、发展之前要求医者具有前瞻性的预测能力，采取针对性的措施，以阻止人体健康状态的进一步恶化。根据国际糖尿病联盟（International Diabetes Federation，IDF）统计，2000年全球有糖尿病患者1.51亿，而目前糖尿病患者已达2.85亿，按目前的增长速度，估计到2030年全球将有近5亿人患糖尿病。值得注意的是，由于中国是世界上人口最多的国家，其庞大的人口基数使中国背负着极大的糖尿病负担，糖尿病患者人数占全球糖尿病患者总数的1/3。2008年中华医学会糖尿病学分会组织的糖尿病流行病学调查结果显示，在20岁以上的人群中，年龄标化的糖尿病患病率为9.7%，而糖尿病前期的比例更高达15.5%，更为严重的是，我国60.7%的糖尿病患者未被诊断而无法及早进行有效的治疗，具有潜在的糖尿病人群医疗压力[1]。目前糖尿病的患病率正随着人民生活水平的提高、人口老化、生活方式的改变而迅速增加。糖尿病是一个终身病，最终将导致多脏器损害以及终末期肾衰等慢性并发症，因此运用"治未病"思想防止糖尿病进一步发展、恶化意义重大。

1 未病先防，合理饮食，养生为要

中医历来重视对糖尿病的早期防治，《素问·奇病论》云："有病口甘者病名为何？何以得之？岐伯曰，此五气之溢也，名为脾瘅。夫五味入口藏于胃，脾为之行其精气，津液在脾，故令人口甘也，此肥美之所发也，此人必数食甘美而多肥也，肥者令人热，甘者令人中满，故其气上溢转为消渴，治之以兰，以除气也。"指出糖尿病的发病原因有饮食不节、多食肥甘，主要症状是口中甜腻、形体肥胖，病机为脾胃蕴热、气机失调，不及时干预治疗，即可转为消渴。《灵枢·五变篇》云："怒则气上逆，胸中蓄积，血气逆流，髋皮充饥，血脉不行，转而为热，热则消肌肤，转为消瘅，怒则伤肝，肝失疏泄，气滞血瘀，热从内生。"《素问·调经论》言："有所劳倦，形气衰少，谷气不盛，上焦不行，下脘不通，胃气热，热气熏胸中，故内热。"表明糖尿病前期的病因还有禀赋不足、情志失调、劳倦内伤等，尤其情志因素与消瘅有密切关系。《灵枢·五变篇》曰："五脏皆柔弱者，善病消瘅"，"五脏柔弱"相当于现代西医学所说的遗传易感性。以上病因与现代西医临床流行病学调查显示，随着生活水平提高，饮食结构的改变（多食膏粱厚味，营养物质摄取上相对过剩，但运动又相对不足）、人口老年化进程加速、遗传因素、体质因素、社会压力大、生活不规律、亚健康状态等相符。现代医学将糖尿病的自然病程分为3个临床阶段：正常血糖；糖尿病过渡阶段，即血糖稳定机制损害阶段，包括空腹血糖调节受损（IFG）及糖耐量异常（IGT）；糖尿病阶段。临床上，在第一、二阶段即正常糖耐量和血糖稳定机制损害阶段，此时并未出现多饮、多尿、多食、消瘦等症状，或者仅有部分或某一轻微症状出现，这种"未病"状态约有三分之一会发展为临床糖尿病。在此阶段的患者，要注意从饮食、运动、调畅情志等方面入手，并通过健康体检、健康宣教和临床随诊，进行病因干预，制定预防措施，促进糖调节受损人群向正常糖耐量转化，阻断糖尿病的蔓延。另外，提倡积极体育锻炼、气功、养生、针灸、膳食指导、健康宣教及情志疏导，早期干预，以防止或阻断疾病的发展与转变。

2 有病早治，调理脾胃，首当其冲

《素问·奇病论》云："……肥者令人内热，甘者令人中满，故其气上溢，转为消渴。治之以兰，除陈气也。""肥者令人内热"，指在肥胖的基础上，诸多因素皆能使体内化热成病，如：胃肠结滞内生结热；饮食积滞化生痰热；脾胃积滞化生湿热；肺胃积滞化生实热；肝气郁滞化生郁热；烟酒过度成为毒热；诸热伤阴内生燥热等。《素问阴阳别论》："二阳结谓之消。"二阳即足阳明胃、手阳明大肠，"结"为热结，"二阳结"，《东垣十书》注释曰："皆燥热为病"。正如王冰所注释的："二阳结，胃及大肠结也。手阳明大肠主津液，热则目黄口干，是津液不足也，足阳明胃主血，热则消谷善饥，血中伏火是血不足也。"胃、大肠结热，则必然出现消谷善饥、尿多、饮多、大便秘结，进而疲乏消瘦。《吴医汇讲》云："言二阳之病发心脾，盖因思为脾志，而实本于心。思则气结，郁而化火，以致心营暗耗。"忧思日久，气郁化火，致心脾积热。心火内扰则面赤、烦躁；火热灼津则口渴、多饮；脾开窍于口，脾热生腐，故口中异味；积热消谷则多食易饥。大部分糖尿病患者随着现代医药卫生条件的提高，在患病之初就能够发现并得到及时地诊治，部分患者发病时并无明显的（三多一少）症状，尤其是有些病人偶然因眼底病变、白内障、肾病、心脏病、周围神经病变等就诊而确诊为糖尿病。由于对糖尿病的认识不足，加之素体禀赋不足，脾肾之精虚亏，气化功能失常，脾不能为胃行其津液，复因饮食不节，情志失调，劳欲过度等因素作用，以致气阴两虚，三焦气化功能失常。肺气不足则不能宣五谷味而肃降通调，脾气不足则不能散津而和调五脏、洒陈六腑；肾气不足则开合失司，封藏失职，终致津液的生成、输布、排泄过程失常。该病临床表现为乏力、口干、多尿等津液不足、气阴两虚证候。其关键病机是脾的运化功能失调，继而因脾及肾，演变为消渴的典型病机阴虚燥热、气阴两虚。在治疗上应主导张仲景《金匮要略·脏腑经络先后病篇》"夫治未病者，见肝之病，知肝传脾，当先实脾；四季脾旺不受邪，即勿补之；中工不晓相传，见肝之病，不解实脾，惟治肝也"的思想，结合"食积于内、中满内热、肝郁脾虚、中焦积滞"的病机，紧扣"食积肝郁、脾虚胃热"核心病机，综合肝胆脾胃的功能特点，以健脾、益气、消积为主，以疏肝、清热、泻火为辅，作为总的治疗原则，临床常用保和丸、越鞠丸或白虎汤等加减，随证重用连翘、香附、枳壳、生大黄等，通调三焦气机，恢复肝胆脾胃功能。《金匮要略·消渴小便不利淋病脉证并治》第2条云："趺阳脉浮而数，浮即为气，数即消谷而大坚；气盛则溲数，溲数即坚，坚数相搏，即为消渴。"仲景认为消渴的病机是胃气有余，胃热亢盛。胃热气盛，则消谷善饥，气有余便是火，水为火迫而偏渗于膀胱，故小便频数；热盛耗津，加之津液偏渗，肠道失濡，故大便坚硬。第12条云："渴欲饮水，口干舌燥者，白虎加人参汤主之。"即症见烦渴多饮，口干咽燥，消食易饥，小便量多，身体消瘦即"三多一少"症明显，舌红、苔薄黄、少津，脉弦或数，证属胃热气盛，肺胃阴伤，此时可用白虎汤类方治疗，据阴伤轻重酌加南沙参、细生地、天花粉等养阴退热之品；若阳明热盛伤津，津气两伤则重用白人参以补气津；据肺、胃肠热盛之轻重酌配黄芩、黄连、生大黄；对于气机壅滞，水液运化失调，形成心下痞满不舒之痞证胃痞者，善用辛开苦降之半夏泻心汤；湿邪阻塞、瘀血内停，采用桃核承气汤进行治疗；胃肠湿热、燥热伤津者，以葛根芩连汤为主方，祛除阳明内热，生津润燥；大便难解，舌苔黄腻者，治用枳实导滞丸；大便黏溏，舌苔厚腻者，治用不换金正气散。

此外，结合久病必入络和现代医学糖尿病微血管病变学说，瘀血也是消渴病程中的病理产物，也是导致糖尿病进一步发展、产生并发症的因素。情志不遂，肝失调达，气机郁滞，血行不畅而生瘀；阴虚津液枯竭，加之燥热煎灼，血液瘀滞；消渴日久，气阴两虚，气虚无力推动血行，血不行则为瘀；素体脾虚，痰湿内蕴，阻碍气机运行，气滞血瘀，痰瘀互结；阴损及阳，阳虚寒凝而血瘀。应在此阶段将活血化瘀贯穿始终，而使其气血条达，瘀去而新血自生，血行则津布气畅，即使不见瘀，亦须病证结合，将活血化瘀之法贯穿于病程始终，与益气、养阴、温阳、理气、清热等法同用，才能标本兼治，从而提高整体临床疗效，常随证加用川芎、赤芍、桃仁、红花、益母草、丹参等活血化瘀药物，疗效卓然。

3　已病防复，安五脏调阴阳，化瘀为纲

《类经》云："消瘅者，三消之总称。"《灵枢·五变篇》："五脏皆柔弱者，善病消瘅。"《灵枢·邪气脏腑病形篇》："心脉，肺脉，肝脉，脾脉，肾脉，微小……皆为消瘅。"张隐庵注释："五脏主减精者也，五脏脆弱则津液微，故皆成消瘅。"《素问·通评虚实论》："凡治消瘅、仆击、偏枯、痿厥、气满发逆，肥贵人则高粱之疾也。"《灵枢·五变篇》："黄帝曰，人之善病消瘅者，何以候之？少俞答曰：五脏皆柔弱者，善病消瘅。黄帝曰：何以知五脏之柔弱也？少俞答曰：夫柔弱者必有刚强，刚强者多怒，柔弱者易伤也。黄帝曰：何以知柔弱之与刚强？少俞答曰：此人薄皮肤，而且坚固以深者，长冲直扬，其心刚，刚则多怒，怒则气上逆，胸中蓄积，血气逆留，腕皮充肌，血脉不行，转而为热，热则消肌肤，故为消瘅。此言其暴刚，而肌肉弱者也。"消瘅期，符合糖尿病后期的各种慢性并发症及酮症酸中毒等急性并发症产生的中医病理特点，其基本病机为阴阳失调，五脏俱衰，气血逆乱，夹痰夹瘀。五脏气化功能严重失调，阴虚及阳，阴阳两虚，气血逆乱。气为血帅，气滞则血瘀，气虚易致瘀；阴虚燥热内炽，炼液成痰，痰瘀内阻，亦成为其重要特征。临床表现为虚实夹杂，变症丛生。如肺失滋润，日久可并发肺痨；肝肾阴亏，耳目失养，则可并发白内障、雀盲、耳聋；燥热内结，络脉瘀阻，发为疮疖、痈疽；阴

虚燥热内炽，炼液成痰，痰阻脑络，蒙蔽心窍而为中风偏瘫；阴损及阳，脾肾衰败，水湿潴留，泛滥肌肤，则成水肿；瘀血阻络，筋脉失养，则肢麻肢痛，阴津极度耗损，虚阳浮越，可见面红头痛、烦躁、恶心、呕吐、唇舌干红、息深而长等，最后可因阴竭阳亡而至昏迷、四肢厥冷、脉微细欲绝等危象。现代医学研究发现，2 型糖尿病患者处于高血糖、高血脂、高血凝、高血黏状态，这些指标与糖尿病的慢性并发症密切相关，活血化瘀药可改善患者的血液流变学指标，抑制血小板聚集，降低血栓素 B_2 的水平等，加用益气养阴、活血化瘀的中药可以延缓糖尿病并发症的发展、恶化，并能减少多脏器损害，避免并发症范围的进一步扩大[2]，瘀血内阻是糖尿病的慢性血管神经并发症的根本原因，活血化瘀法能有效地延缓糖尿病慢性血管神经并发症的发生及发展。

消瘅期在治疗上应遵循已病防复，以调阴阳，安脏腑，调复气机，化痰散瘀，养血活络为主要治法，标本兼顾，补脆弱之脏器，同时应尤其注重活血通络，以减少患者痛苦，延长生命，提高生活质量为其目的。已病之后不但要治疗已病脏腑，同时还要调理未病的脏腑，"先安未受邪之地"。结合糖尿病并发症的不同阶段，辨证分型为：气阴两虚型、肝肾阴虚型、阴阳两虚型、肾阳衰微型、阳虚水泛、浊毒上逆型、阴虚内热型、阴阳两虚型等，在辨证治疗基础上，应将化瘀通络贯穿始终，加用通络药物包括三七、水蛭、地龙及桃仁等。气阴两虚型者，症见口渴多饮、小便频数、形体消瘦、倦怠乏力、肢体浮肿、大便干结、五心烦热、舌质红、苔薄、脉细无力，治宜养阴清热凉血，方用参芪地黄汤加减；肝肾阴虚型者症见尿频量多、混浊如膏、腰膝酸软、头晕耳鸣、口干咽燥、舌红少苔、脉细数，治宜滋补肝肾，育阴潜阳，方用杞菊地黄汤加减；阴阳两虚型者症见腰膝酸软、小便频数或尿量减少、泡沫增多、混浊如膏、甚则饮一溲一、面浮肢肿、形寒肢冷、阳痿不举、舌质暗淡、苔白、脉沉细，治宜益肾助阳，固涩化浊，方用金匮肾气丸加减；肾阳衰微型者症见少尿、无尿、全身浮肿、面色白、四肢厥冷、气急不续、口中有尿味而咸、舌质淡、苔灰或黑、脉沉细欲绝，治宜温补命门，方用参附汤加减；阳虚水泛，浊毒上逆证，治宜温阳利水，逐毒降逆，方以大黄附子汤加味；阴虚内热型，治宜滋阴清热，药用党参、石膏、知母、天花粉、沙参、麦冬、石斛、山药、黄连；阴阳两虚型，治宜滋阴填精，益气壮阳，药用附子、桂枝、山茱萸、桃仁、熟地黄、泽泻、茯苓、山药、桑螵蛸、牡丹皮、覆盆子、赤芍等加减治之。

综上所述，"治未病"思想是中医学的精华，与现代医学的"疾病防控"异曲同工，同时，我们也体会到糖尿病是终身疾病，目前尚无理想根治的药物，中西药并用，早期诊治，运用"治未病"思想，通过调节阴阳和脏腑的平衡，及时改善患者的症状及预后，防治并发症的发生，准确辨治，恰当选方，有效指导糖尿病的防治，充分发挥中医药的优势，其意义深远重大。

参考文献

[1]中华医学会糖尿病学分会.中国2型糖尿病防治指南(2010年版)[M].北京:北京大学医学出版社,2011:4-5.

[2]林兰,魏军平.中西医结合防治糖尿病研究进展[J].北京中医,2007,26(10):635.

从脾胃、散膏论治糖尿病

现代医学中，糖尿病是由多种原因引起以慢性高血糖为特征的内分泌代谢病，其基本病理及生理改变为胰岛素的绝对或相对不足及胰岛素作用的降低。中医认为"消渴病"是以多食、多饮、多尿、消瘦、乏力，或尿中有甜味为主要临床症状的一种疾病。现代医家虽认为糖尿病不完全等同于中医"消渴病"范畴，但其发病的病因病机相同。有文献提到糖尿病的发病率高，对人类的危害仅次于心脑血管疾病和肿瘤，故预防及治疗糖尿病的发生及发展十分必要。王帅等[1]认为今之胰腺与中医之脾胃、散膏关系密切，故而从脾胃、散膏探讨预防及治疗消渴病的发生及发展具有一定的研究价值。笔者从古代文献研究、病因病机及论治三个方面做粗略探讨。

1 古代文献研究

《难经》在中国古典书籍中具有较高的学术价值，而"散膏"首次就记载于《难经·四十二难》，其曰："脾重三斤二两，扁广三寸，长五寸，有散膏半斤，主裹血，温五脏，主藏意。"[2]《难经》在《黄帝内经》的基础上介绍了人体脏腑解剖知识、生理功能及其组织器官之间的关系，烟建华[3]认为《难经》在解剖方面的认识对中医学的发展有重要贡献。基于此，后世医家对四十二难做了深入研究，《难经汇注笺正》中认为散膏即为胰腺组织[4]；叶霖[5]认为："胰，附脾之物，形长方，重三四两，横贴胃后……

左之小尾，与脾相接"，说明胰与脾胃关系密切；凌耀星认为散膏是脂膜组织[6]；道家著作《黄庭经》[7]谓："脾长一尺掩太仓，中部老君治名堂，厥字灵元名混康，治人百病消谷粮。"王亚平[8]在《胰与中医之脾、散膏关系探讨》中指出这里的"脾长"象征着胰腺的形状及与脾的关系，也证明了散膏、脾长、胰腺是异名同属，均为脾之副脏，与脾共主运化、化生气血、升清降浊、输布精微、供养全身；国医大师任继学亦认为今日胰腺即为古之"散膏"[9]。综上，诸多医家认为胰腺、散膏、脾胃无论在解剖位置，还是功能方面都有密切的联系。

2 论病因病机

任继学先生认为消渴病的发生是以散膏为核心[9]，名老中医金洪元先生[8]认为："先天禀赋不足，过食肥甘厚味，脾胃功能失调，是消渴病重要病机。"消渴病变化过程中，在痰湿、热毒、瘀滞阶段，多为脾胃散膏受损初期[8]。

2.1 脾胃、散膏气虚

引起脾虚有三个方面因素，第一，素体亏虚；第二，饮食失节，暴饮暴食，伤及脾胃、散膏，致使脾胃、散膏虚弱；第三，燥邪伤脾，医学家秦景明[1]认为导致消渴的外因有燥火和湿火，因脾脏的生理特性为喜润恶燥，故燥邪伤脾而致脾病。脾气虚则运化失常，水津失于输布，脾不散精，脏腑失于润养，故致消渴之病。

2.2 脾胃、散膏阳虚

任继学[9]所著《悬壶漫录》中也认为本病的主要病因为燥，然燥有寒热之分，寒燥则有寒邪收引凝聚之性，使津液凝聚体内，五脏失于温润，则三焦气化失司，进而阳不化气，有降无升，脾、散膏气不升，脾主肌肉，脾病不能为胃行其津液，故肌肉失养而消瘦；寒燥伤及脾阳，则胃阳不足，浊阴内聚，不能上承于口，故见口渴喜热饮，故患者出现口渴症状不一定是阴虚津亏，此时须辨别阴阳。

2.3 湿浊郁热

湿邪有外湿内湿之分，秦景明所言"外感三消"中的外因包括湿火[9]，因湿邪能困阻脾胃、散膏；《内经》中认为内热是消渴的主要病机，[10]其亦曰："其人数食甘美而多肥，肥者令人内热……其气上溢，转为消渴。"文魁等整理[11]《脾胃论》中有饮食伤脾论及论饮酒过伤，其指出："夫酒者，太热有毒，气味俱阳"，醇酒厚味，久之食饮，则内生湿热，内生之湿困阻脾胃及散膏，热灼津液，则津液干枯，消渴之病形成。

2.4 消渴日久，散膏受损

南征教授[12]认为消渴肾病的病因病机为消渴日久，散膏损伤，输布津液受阻，脂膏散布失常，升降出入失调，致使膏脂堆积，痰浊、湿热互结成毒，毒从气街而入，经咽喉而损肾络，肾之体用皆损，肾间气血逆乱而成消渴肾病。

综上，从病因病机而论，脾胃、散膏在其发病过程中作用极其关键，故脾气虚弱、外感燥、湿邪、嗜食肥甘、过度饮酒、病程日久等是消渴病发生发展的危险因素。

3 论治

3.1 从生活起居论治

忌嗜食肥甘及过度饮酒，提倡食疗养生，明·吴昆[13]《医方考》中提到："富贵之人，饮酒必多置酢酱、海味，酒能灼人真阴，咸能丧人真液，故每每病致消渴。……故食北梨、甘蔗可以解酒，亦可以解咸。"故对于自控能力差、过度饮酒不节制者，应平素适量食北梨、甘蔗等解酒食物。地理位置偏北方者，秋季燥邪为甚，地理位置偏南者，夏季湿邪较盛，故更应从生活起居中避及燥、湿二邪是预防消渴发生的一方面。

3.2 从药物论治

3.2.1 健脾益气、补运散膏

临床上消渴病患者可见肢体倦怠、神疲乏力、面色萎黄、大便溏稀、

舌淡等脾虚症状，脾气不足，运化失职，输精、散精无力，治疗应健脾益气、补运散膏。如金洪元先生重视从脾胃、散膏论治消渴病，其以益气健脾为法，自创了"清香降糖饮"，主要以炙黄芪、太子参、生山药等药物为主结合临床实际，临床疗效较好[14]。对于未发展为消渴病而素体虚弱者，可适时给予健脾益气、补运散膏的药方以预防消渴病的发生。

3.2.2 温补脾胃、散膏消渴

患者亦可见腹痛绵绵，胃脘胀满不适，大便稀溏，舌淡，脉沉等脾阳虚弱的症状。脾胃、散膏具有温五脏的作用，脾阳虚弱，五脏不得温养，故治疗消渴病必须调整机体阴阳、水火之平衡。任继学[9]认为治疗本病不能以补阴养津为正法，应阳虚补阳，以阳虚补之，则阳旺生阴，阴生则津液足，阴虚养之，阴复则养阳，阳化气而阴成形，津液乃充，这才是治疗糖尿病的正法。

3.3.3 健脾祛浊，清热化湿

湿浊郁热是消渴病特别是其并发症发生的重要因素，临床上可见消渴痹症患者下肢小腿酸胀、烧灼疼痛，小便色黄、舌质红、苔黄厚腻等症状，预防及治疗过程中清热化湿尤为重要，如文魁、丁国华[11]整理的《脾胃论》中认为饮食伤脾后出现烦渴饮水过多者给予五苓散以健脾祛湿，如若湿热郁热在里则浓煎茵陈汤调下，食前服之以清热化湿。对于已病者而又饮食控制不理想者，更是需要健脾祛湿以防出现痹症等病变。

3.3.4 调散膏

南征教授[12]认为消渴肾病日久不愈，散膏损伤，散布脂膏失常者以导邪为治则，以解毒通络益肾，调散膏，达膜原为治法，自创解毒通络益肾导邪汤，主要调散膏，达膜原的药物有槟榔、厚朴、草果，此种治疗思路在临床上取得了明显的疗效。

4 结语

总之，随着诸多学者对脾胃及散膏理论的深入研究，并通过早期对脾胃、散膏虚弱的调理，势必会对预防糖尿病的发生具有积极的影响，进而降低糖尿病的发病率，延缓并发症的出现，提高人们的健康水平。因此，笔者认为，从脾胃、散膏论治糖尿病，对中医药防治糖尿病具有重要意义。

参考文献

[1]王帅,郭允,刘文科,等.胰与中医之脾、散膏的关系探讨[J].中医杂志,2012,53(4):276-278.

[2]秦越人.难经[M].北京:科学技术文献出版社,2004:24.

[3]烟建华.难经理论与实践[M].北京:人民卫生出版社,2009:54-58.

[4]南京中医学院.难经校释[M].北京:人民卫生出版社,1979:98.

[5]叶霖.难经正义[M].上海:上海科学技术出版社,1980:73-74.

[6]凌耀星.难经语译[M].北京:人民卫生出版社,1990.

[7]冯国超.黄庭经[M].长春:吉林人民出版社,2005.

[8]王亚平.《难经》之"散膏"考义及其临床价值[J].中医文献杂志,2009(2):29.

[9]任继学.悬壶漫录[M].北京:北京科学技术出版社,1990:286-287.

[10]周仲瑛.中医内科学[M].北京:中国中医药出版社,2013:407.

[11]文魁,丁国华整理.脾胃论[M].北京:人民卫生出版社,2005:80-81.

[12]周凤新,南征.南征教授治疗糖尿病肾病新路径——调散膏,达膜原[J].天津中医药,2012,29(6):527-528.

[13]吴昆.洪青山校注.医方考[M].北京:中国中医药出版社,2007:151,171.

[14]王亚平.金洪元教授临证运用脾胃学说的探讨[J].新疆中医药,2001,19(1):47-48.

中医"脾瘅"与肠道微生态的相关性

现代2型糖尿病的主体人群是肥胖2型糖尿病患者。魏军平等[1]在社区人群中筛查出1060例2型糖尿病患者，发现其中肥胖（含超重）者771例，占72.7%，而非肥胖者仅占27.3%；筛查出610例糖尿病前期患者，其中肥胖（含超重）者占72.79%，非肥胖者占27.21%。国外一研究调查了2721例2型糖尿病，结果显示肥胖或超重糖尿病患者占86%[2]。人类肠道微生态系统是由多个相互依存、相互制约的微生物群落组成的生态系统。近年研究表明，肥胖2型糖尿病的发生与肠道菌群紊乱相关。肥胖2型糖尿病属于中医"脾瘅"范畴。以肠道微生态为切入点，通过中医理论研究、试验研究及临床研究这三个方面，将传统中医学与微生态学相结合，探讨中医"脾瘅"与肠道微生态紊乱之间的对应关系，为治疗肥胖2型糖尿病提供一个新的角度。

1 理论研究

1.1 中医学对脾瘅的认识

《素问·奇病论》云："有病口甘者，病名为何？何以得之？岐伯曰：此五气之溢也，名曰脾瘅。夫五味入口，藏于胃，脾为之行其精气，津液在脾，故令人口甘也。此肥美之所发也，此人必数食甘美而多肥也，肥者令人内热，甘者令人中满，故其气上溢，转为消渴。"《消渴统论》篇言："消瘅者膏粱之疾也，肥美之过积为脾瘅，瘅病既成，乃为消中。"《黄帝内经素问集注》："五气者，土气也。土位中央，在数为五，在味为甘，在臭为香，在脏为脾，在窍为口。多食甘美，则臭味留于脾中，脾气溢而证见于外窍也。瘅、热也。如此人数食甘美，而致口甘消渴者，乃不内外因之病也。"唐代孙思邈在其所著的《千金要方》中也有类似的论述"酒性酷热，物无以加。脯炙盐咸，此味酒客耽嗜，不离其口……积年长夜，醋性不解，遂使三焦猛热，五脏干燥。木石尤且焦枯，在人何能不渴。"《素问·瘅论》云："饮食自倍，肠胃乃伤。"由此可见，过食肥甘厚味，可导致体内中满内热进而引发为"脾瘅"，最终又可进一步转为"消渴"。仝小林教授结合多年临床经验和《内经》中有关脾瘅论述总结出："脾瘅多因患者过食肥甘厚味导致胃纳太过而脾运不及，积于中焦，形成中满，以中满内热为核心病机，其病理中心在胃肠。"

1.2 肠道微生态概述

1.2.1 正常肠道菌群

肠道微生态又称肠道微生物或肠道菌群，在健康的成人肠道内栖息着500～1000种微生物，其数量是人体细胞数量的10倍以上[3]。肠道细菌调节人体新陈代谢，刺激人体免疫系统发育和成熟，且分泌参与食物的消化、吸收以及合成部分营养素等的多种酶，这些酶参与肠道黏膜生物屏障的形成。短链脂肪酸（SCFA）生产的主要场所在人体大肠内，经肠道菌群酵解多糖生成，主要包括乙酸、丙酸和丁酸等，大肠中拟杆菌门为产生丙酸的优势菌群，厚壁菌门为产生丁酸的优势菌群，而产生乙酸的菌群没有明显的优势菌群且种类很多[4]。肠道微生物通过SCFA影响葡萄糖和能量代谢。如肠道内甲烷短杆菌属细菌能够利用甲酸或氢气作为电子供体，二氧化碳作为电子受体促进多糖的利用。乳杆菌具有的功能是主要减少或消除体内毒素和致癌物质、保护胃肠黏膜、预防便秘、控制血清胆固醇、抗肿瘤等[5-6]。双歧杆菌是一种生理性有益菌，是肠道中具有生物屏障、抗肿瘤、增强免疫、改善胃肠功能、抗衰老等多种重要生理功能的有益微生物[7]。Ley等[8]研究表明，肥胖者肠道内拟杆菌的数量明显少于非肥胖者，这表明拟杆菌对维持人体正常体重有重要的作用；张勇[9]在试验研究中发现脆弱拟杆菌可间接促进糖代谢。

1.2.2　肠道微生态平衡

肠道微生态作为机体内最大的微生态体系，是在漫长的历史进化过程中逐步形成的宿主与正常微生物群在不同发育阶段的动态和生理性组合，具有生理性、动态性的特点。其具体的表现形式与婴幼儿的分娩方式、喂养方式及年龄、运动、饮食、肥胖等因素相关，且呈现明显的群体个性化特征。研究发现，在1岁时，剖宫产与顺产婴儿的肠道菌群结构有明显的差异性，且前者具有特异性的口腔杆菌属和噬氢菌属[10]；1～6月龄婴幼儿母乳喂养者，其肠道菌群中优势菌群以肠杆菌科、拟杆菌科和韦荣球菌科为主，而人工喂养和混合喂养者肠道菌群中优势菌群以肠杆菌科和链球菌科为主[11]；老年人微生物群的特点是多样性减少，双歧杆菌和厚壁菌门减少，拟杆菌门和肠杆菌科增加[12-13]；Clarke等[14]发现，运动员和正常对照组相比表现出较高的微生物多样性；Wu等[15]对10名受试者高脂肪/低纤维或低脂肪/高纤维对照喂养，结果发现饮食后24 h内肠道微生物组成发生显著变化，这说明肠道微生物组成与饮食密切相关，尤其是蛋白质、动物脂肪（拟杆菌型）和碳水化合物（普雷沃菌型）；Le-Chatelier等[16]分析非肥胖者和肥胖者的肠道微生物组成时发现两组的肠道微生物基因数量不同，非肥胖者为高菌群基因组，肥胖者为低菌群基因组，且低菌群基因组（肥胖者）有更明显的胰岛素抵抗和炎症表现，且与糖尿病的发生有关。

1.3　中医"脾瘅"与肠道微生态的关联

1.3.1　从正邪理论研究中医"脾瘅"与肠道微生态的关联

中医所说"正气"，是指人体对外界环境的适应能力、抵御病邪的能力、病后的康复能力，"邪气"指一切致病因素。"脾瘅"是由于过食肥甘，积于中焦，进而影响脾胃正常的运化功能，从而化生内热的病理过程；《素问·痹论》云："饮食自倍，肠胃乃伤。"因此，肥甘厚味是致病因素，是"邪气"；现代微生态研究发现，人体内肠道微生态处于相对平衡状态，是"正气"的范畴，当人体过食肥甘厚味或受到其他一些异常因素的影响时，会使肠道菌群数量比例失调，菌群易位，外籍菌入侵等，微生态平衡就会被破坏或干扰而失调，这种失调是"邪气"的范畴。因此，人体肠道内的微生物群维持正常的种类、数量、分布的状态乃正气使然，若是过食肥甘厚味就会使这些微生物种群的比例失调，分布异常，打破原有的平衡而成为致病因素，这种失衡的微生物状态与邪气即过食肥甘厚味相对应[17]。这说明中医"脾瘅"与肠道微生态具有一定的关联性。

1.3.2 从脏象学说研究中医"脾瘅"与肠道微生态的关联

脏象学说是指中国传统医学中研究人体脏腑的生理功能、病理变化及其相互关系的学说。"脾瘅"乃消渴之前的阶段，以多食、多饮、多尿、大便坚、肥胖为主要特征，以中满内热为核心病机。长期过食肥甘厚味，水谷堆聚，导致中满，土壅则木郁，木不疏土，加剧中满，积久化火，形成内热[18]。这说明"脾瘅"主要与脾胃生理功能的异常有关。各个脏腑都和肠道微生态有一定的关联性，而脾脏与肠道微生态关系最为密切。脾主运化，主升清，主统血，主四肢肌肉，与胃相为表里，脾为后天之本，气血生化之源。现代研究表明，当脾胃生理功能异常时，肠道微生态的平衡会被破坏，肠道菌群失调，致使有益菌的数量减少，有害菌的数量显著上升，进一步影响脾胃的生理功能。由此可见，中医"脾瘅"与肠道微生态具有一定的关联性。

2 试验研究

肥胖 2 型糖尿病归属于"脾瘅"范畴，其病理中心在胃肠，脾胃肠腑功能的紊乱会导致一系列的病理变化。Backhed 等[19]用多形拟杆菌 VPI-5482 接种 8 周龄雄性无菌 C57BL/6J（B6）小鼠后，发现其体脂增加了23%，并出现胰岛素抵抗。Fei 等[20]给无菌小鼠体内注入一株来自肥胖患者的肠道细菌，结果发现小鼠发生严重的肥胖和胰岛素抵抗。Cani等[21]发现，高脂饲料引起的肥胖小鼠血液内，内毒素水平比正常小鼠高2～3倍，并且伴有低度炎症，将内毒素以相等剂量皮下注射给喂饲普通饲料的正常小鼠，发现小鼠出现全身性低度炎症、肥胖并且伴有胰岛素抵抗，试验进一步证实高脂饮食能够使小鼠肠道内厚壁菌、双歧杆菌和拟杆菌数量均减少，且诱导胰岛素抵抗。另外Lin等[22]研究了SCFA对小鼠的影响，并显示丁酸、丙酸和乙酸均可预防糖尿病引起的肥胖和胰岛素抵抗。这些研究都表明肥胖2型糖尿病即脾瘅与肠道菌群组成变化相关。

3 临床研究

肥胖2型糖尿病的发病多因患者长期过食肥甘厚味，胃纳太过，脾运不及，脾运不及则生湿，湿郁日久而化热以致肠道湿热；葛根芩连汤有清肠燥湿的功效，正好与2型糖尿病早期"肠道湿热"的病机相吻合，冯新格等[23]研究表明，2型糖尿病患者肠道拟杆菌属、大肠杆菌等条件致病菌水平明显升高，梭菌属细菌与厚壁菌门比例显著降低，双歧杆菌含量大幅减少，而葛根芩连汤治疗2型糖尿病湿热证患者可以降低肠道大肠菌菌群，提高梭菌属细菌和双歧杆菌含量。Furet等[24]研究发现，健康对照组粪便菌群中厚壁菌门/拟杆菌门所占比例和大肠杆菌（属变形杆菌）数量均显著低于肥胖2型糖尿病患者。Cani等[21]研究提出，肥胖及2型糖尿病肠道菌群发生紊乱引起血液和组织中的脂多糖（LPS）水平升高，是正常人的2～3倍。上述研究提示，肥胖2型糖尿病的发生与肠道菌群的失调相关。

4 展望

将传统中医学与微生态学相结合，以肠道微生态为切入点，探讨中医"脾瘅"与肠道微生态之间的相关性，将为治疗肥胖2型糖尿病提供新的方向。纠正肠道菌群失调可能成为预防和治疗肥胖2型糖尿病的新方向。研究发现中医药与肠道微生态之间有着相当的关联性。中药复方能够调整2型糖尿病患者失衡的肠道微生态，并且促进益生菌和抑制致病菌，以纠正现有的肠道菌群失调达到一个新的平衡，这可能是中药复方治疗肥胖2型糖尿病的机理。肠道微生态的研究可以为中药复方的研究拓展一条新的思路，为进一步研究中药复方治疗糖尿病的作用机理、有效成分、科学优化中药复方提供新的方法和途径。

参考文献

[1]魏军平,刘芳,周丽波,等.北京市糖耐量异常和糖尿病危险因素及中医证候流行病学调查[J].北京中医药,2010,29(10):731-737.

[2]Daousi C,Casson I F,Gill G V,et al. Prevalence of obesity in type 2 diabetes in secondary care: association with cardiovascular risk factors[J]. Postgradualt Medical Journal,2006,82(966):280-284.

[3]王丽娜,周旭春.肠道菌群与肠黏膜免疫及相关肠道疾病的研究进展[J].中国微生态学杂志,2017,29(4):494-497.

[4]刘松珍,张雁,张名位,等.肠道短链脂肪酸产生机制及生理功能的研究进展[J].广东农业科学,2013,40(11):99-103.

[5]何道生.乳杆菌和双歧杆菌与人类健康的关系[J].中国微生态学杂志,1995,7(6):57-64.

[6]郭兴华.益生菌基础与应用[M].北京:北京科学技术出版社,2002:28-31.

[7]胥振国,蔡玉华,刘修树,等.双歧杆菌研究进展及应用前景[J].中国生物制品学杂志,2017,30(2):215-220.

[8]Ley R E,Turnbaugh P J,Klein S,et al. Microbial ecology: human gut microbes associated with obesity [J]. Nature,2006,444(7122):1022-1023.

[9]张勇.益生菌对大鼠耐糖量受损改善作用和2型糖尿病预防作用[D].呼和浩特:内蒙古农业大学博士学位论文,2013.

[10]郭贺.不同分娩方式婴儿肠道菌群对比分析[D].北京:解放军医学院,2014.

[11]李晓敏.不同喂养方式婴儿粪便微生物区系差异比较[D].哈尔滨:东北农业大学,2012.

[12]Claesson M J, Cusack S,O 'Sullivan O, et al. Composition,variability and temporal stability of the intestinal microbiotaoftheelderly [J]. Proc Natl Acad Sci USA, 2011,108(Suppl 1):4586-4591.

[13]Claesson M J, Jeffery I B, Conde S, et al. Gut microbiotacomposition correlates with diet and health in the elderly[J]. Nature, 2012,488(7410):178-184.

[14]Clarke S F, Murphy E F, O 'Sullivan O, et al. Exercise and associated dietary extremes impact on gutmicrobial diversity [J]. Gut, 2014,63(12):1913-1920.

[15]Wu G D, Chen J, Hoffmann C, et al. Linking long- term Dietary patterns with gut microbial enterotypes [J]. Science, 2011, 334(6052):105-108.

[16]Le C E, Nielsen T, Qin J, et al. Richness of human gut microbiome correlates with metabolic markers [J]. Nature, 2013, 500(7464):541-546.

[17]姜良铎,焦扬,张喆.中医正邪理论与微生态学关系初探[J].陕西中医,2006(8):970-971.

[18] 仝小林.糖络杂病论[M].北京:科学出版社,2014:1.

[19] Bäckhed F, Ding H, Wang T, et al. The gut microbiota as an environmental factor that regulates fat storage [J].Proc Natl Acad Sci USA, 2004,101(44):15718-15723.

[20]Fei N, Zhao L. An opportunistic patho gen isolated from the gut of anobese human causes obesity in germfree mice[J]. ISME J, 2013,7:880-884.

[21]Cani P D, Amar J, glesias M A, et al. Metabolic endotoxemia initi- ates obesity and insulin resistance [J]. Diabetes,2007,56(7):1761-1772.

[22]Lin H V, Frassetto A, Kowalik E J, et al. Butyrate and propionate protect against diet-induced obesity and regulate gut hormones via free fatty acid recep-

tor 3- independent mechanisms [J]. PLoS One, 2012, 7(4):e35240.

[23] 冯新格,严育忠,曾艺鹏,等.葛根芩连汤对2型糖尿病湿热证肠道菌群的影响[J].世界中西医结合杂志,2016,11(8):1110-1112.

[24] Furet J P, Kong L C, Tap J, et al. Differential adaptation of human gut microbiota to bariatric surgery-induced weight loss: links with metabolic and low-grade inflammtion markers [J]. Diabetes, 2010, 59(12):3049-3057.

逐瘀明目胶囊治疗气血瘀阻型视网膜
静脉阻塞临床观察

视网膜静脉阻塞（rentinal vein occ-lusion，RVO）是最常见的眼底血管病，其病程缓慢冗长，病因复杂，并发症多，治疗棘手，晚期可导致黄斑囊样水肿和新生血管形成，使视功能严重受损，甚至失明[1]。我科用逐瘀明目胶囊治疗本病取得一定疗效，报点片状，没有或偶见棉团状渗出，预后较好，分支阻塞常发生在动静脉交叉处，若累及黄斑，则视力减退。

1 资料和方法

1.1 临床资料

所有病例均来自2006年1月至2007年10月确诊为视网膜静脉阻塞的住院及门诊病人，共91例，均为单眼发病。其中男44例，女47例；右眼41例，左眼50例；中央静脉阻塞36例，包括单侧性静脉阻塞6例；分支静脉阻塞55例，其中颞上静脉阻塞42例；年龄最小的43岁，最大的75岁，平均年龄54.23岁；病程最短者1 d，最长者62 d，平均23.5 d；合并高血压57例，视网膜动脉硬化者68例（包括高血压所致者），高血脂者29例，糖尿病者11例，视网膜血管炎3例。将患者随机分为治疗组60例，对照组31例。2组病变类型、阻塞部位、发病时间和全身内科情况比较无显著差异，具有可比性。

1.2 诊断标准

1.2.1 诊断依据

诊断依据《中华人民共和国中医药行业标准中医病证诊断疗效标准》[2]。①视力突然下降，严重时仅见手动。②重症（缺血型）：视神经乳头充血水肿，边缘模糊，视网膜静脉高度扩张迂曲，断续、起伏于出血斑和水肿之视网中，动脉变细，网膜上有大量火焰状、点状出血，间有棉团状渗出斑。③轻症（非缺血型）：视力减退轻，出血较少，呈点片状，没有或偶见棉团状渗出，预后较好，分支阻塞常发生在动静脉交叉处，若累及黄斑，视力减退。④荧光眼底血管造影有助于诊断和判断预后。⑤症候分类：气滞血瘀型，视力骤减未复或云雾移睛，有团块红色混浊或视网膜有出血，日久虽减未消，舌质暗，苔薄白，脉弦。

1.2.2 纳入标准

符合上述诊断标准，辨证为气滞血瘀型，知情且自愿接受逐瘀明目胶囊治疗并能合作的患者。

1.2.3 排除标准

孕妇或哺乳期妇女、过敏体质者、75岁以上者、血液病患者及不愿意合作者。

2 治疗方法

治疗组：给予逐瘀明目胶囊口服（方剂组成为黄芪、桃仁、红花、当归、赤芍、柴胡、枳壳、桔梗、生地黄、水蛭、牡蛎、川芎、石决明、川牛膝等；功能为疏肝理气，活血化瘀，行气通络；规格为0.5 g/粒），3粒/次，3次/日。对照组：口服西安碑林药业公司生产的和血明目片（规格为0.3 g/粒），5片/次，3次/日。辅助用药为肌苷、芦丁，维生素C、普罗碘铵。同时积极控制内科疾病。以上治疗15 d为1个疗程，连用3～4个疗程。治疗过程中，观察视力、视网膜出血吸收程度、眼底荧光血管造影、静脉管壁渗漏情况，有无并发症。

3 疗效标准

参照《中医病证诊断疗效标准》[2]拟定疗效判定标准。显效：视网膜出血基本吸收，荧光血管造影静脉管壁无渗漏，视力增进3行以上，0.1以下者每增加0.02为1行，无并发症。有效：视网膜出血部分基本吸收，荧光血管造影渗漏减少，视力略有好转，视力提高1～2行。无效：视网膜出血未吸收，视力无提高或退步，出现黄斑囊样变性、新生血管性青光眼等严重并发症。

4 治疗结果

4.1 疗效比较

2组疗效比较见表1。

表1　2组疗效比较

组别	n(例)	显效		有效		无效		总有效率
		例数	%	例数	%	例数	%	%
治疗组	60	27	45.00	25	41.67	8	13.33	86.67%
对照组	31	10	32.26	12	38.71	9	29.03	70.97%

4.2 眼底出血吸收情况比较

眼底出血吸收情况比较见表2。

表2

组别	n(例)	大部分吸收或完全吸收		吸收不明显	
		例数	%	例数	%
治疗组	60	55	91.67	5	8.33
对照组	31	24	77.42	72	22.58

注：2组总有效率比较，治疗组明显高于对照组（X=5.47，P<0.05）。

4.3 并发症

治疗组中黄斑囊样水肿12例（20%），眼底新生血管4例（6.67%），新生血管性青光眼2例（3.27%）；对照组中黄斑囊样水肿6例（19.35%），眼底新生血管2例（6.45%），新生血管性青光眼1例（3.23%）。2组比较差异无显著性（$\chi^2=9.92$，$P=0.75$）。

5 讨论

视网膜静脉阻塞是最常见的致盲性眼底血管病，其发病率在眼底病中仅次于糖尿病视网膜病变，居第二位，其病程较长，并发症多，常因黄斑囊样水肿、玻璃体积血及新生血管性青光眼使视功能严重受损。其病因复杂，常由多种因素造成，是血管改变、血液成分改变和血流动力学改变综合作用的结果。本病治疗比较棘手，多为针对病因和防治血栓形成，以及激光治疗。

视网膜静脉阻塞由于阻塞部位和性质不同，可以是突发严重视力障碍，也可以是部分视野损害，轻度视力减退。在中医眼科中前者属于"暴盲"范畴，后者属于"视瞻昏渺"范畴。临床症候上以气血瘀阻型最为常见，早期用活血化瘀药可以扩张血管，抑制血小板聚集，降低毛细血管通透性，改善微循环，有利于视网膜缺血状况改善，随着病期变化，加入软坚化结，渗湿利水，益气养阴中药，有利于视网膜水肿消退渗出物吸收，提高视功能。

逐瘀明目胶囊中桃仁、红花、当归、川芎以化瘀为主，配伍柴胡、枳壳以行气，气行则血行，血行则瘀化；桔梗载药上行，牛膝通利血脉，引药下行，二药合用，一升一降，调畅气机，有助于活血化瘀；当归、生地黄养血扶正，黄芪益气，使化瘀而不伤正；石决明清肝明目，水蛭破血逐瘀，牡蛎软坚散结以化瘀久之血。诸药合用，共奏疏肝解郁，活血化瘀，行气通络之功效。

现代药理研究表明，本制剂中川芎、红花、桃仁具有促进红细胞、血小板解聚，增强纤溶活性，降低纤维蛋白的稳定性等抗栓作用[3]；当归、川芎、牛膝等均能扩张血管，改善微循环、从而改善细胞缺血缺氧所致代谢障碍，且当归可促进损伤的视网膜血液循环，且能抗氧化，清除自由基产生[4]；牡蛎、水蛭等具有软坚散结之功效，以加快视网膜出血渗出的吸收。

现代试验研究[5]认为疏肝解郁、活血化瘀的中药具有改善微循环，缓解有害物质造成的代谢紊乱，提高内环境调节能力，增强气机平衡，减少神经细胞的消耗和疲劳的作用，以达到减轻视网膜水肿，促进出血吸收，恢复视功能的目的。总之，研究结果表明，以逐瘀明目胶囊为主的中西医结合治疗方案能促进视网膜静脉阻塞的出血吸收，缩短病程，改善视功能，与对照组相比具有更好的治疗效果。

参考文献

[1]张惠蓉.掌握视网膜静脉阻塞的规律提高治疗水平[J].中华眼底病杂志,1998,14(1):1-2.

[2]国家中医药管理局.中医病证诊断疗效标准[M].南京:南京大学出版社,1994:113.

[3]周金荣,王筱默.中药药理学[M].上海:上海科学技术出版社,1995:180-183.

[4]方文贤,宋崇顺,周立孝.医用中药药理学[M].北京:人民卫生出版社,1998:926.

[5]孙孝洪.中医治疗学原理[M].成都:四川科学技术出版社,1990:331-367.

柴连疏肝合剂治疗
失眠症（肝郁化火型）的临床研究

随着社会现代化进程和生活节奏的加快，失眠症的发病率呈上升趋势。目前临床多应用镇静药物治疗失眠症，但由于副作用大、患者依从性差，疗效不甚满意。笔者认为肝气郁结，郁久化火是失眠症的主要病理基础。我们在临床应用柴连疏肝合剂治疗失眠症取得了较好的疗效。现总结如下。

1 资料与方法

1.1 临床资料

选择在我院门诊就诊的失眠患者60例，按自愿原则将其分为治疗组和对照组。治疗组30例，其中男12例，女18例；年龄18～63岁；病程1～10年，平均8.5年。对照组30例，其中男11例，女19例；年龄20～65岁；病程0.5～15年，平均7.2年。2组患者性别、年龄、病程等情况无显著差异，具有可比性（$P>0.05$）。

1.2 诊断标准

1.2.1 西医诊断标准

西医诊断标准参照中华医学会精神科分会《中国精神病分类和诊断标准》制定[1]：①以睡眠障碍为主要症状，其他症状继发于失眠，包括难以入睡、睡眠不深、易醒、多梦、早醒、醒后不易再入睡，醒后疲乏或白天困倦。②上述睡眠障碍每周至少发生3次，并持续1个月以上。③失眠使患者苦恼，活动效率下降。④排除躯体疾病或精神疾病导致的继发性失眠。

1.2.2 中医诊断标准

参照卫生部1993年制定发布的《中药新药临床研究指导原则》，确立辨证属肝郁化火型失眠的诊断标准[2]。主症：失眠多梦。次症：烦躁易怒、胸闷胁痛、口渴喜饮、目赤口苦、小便黄赤。舌苔脉象：舌质红，苔黄，脉弦数。以上主症全部具备兼有1项以上次症，并具相应舌苔脉象者即可诊断为肝郁化火型失眠。

1.3 治疗方法

治疗组予以柴连疏肝合剂（天水市中医医院协定方），药物组成：柴胡10 g，枳壳10 g，郁金10 g，香附10 g，川黄连6 g，炒酸枣仁30 g，柏子仁15 g，夜交藤30 g，合欢皮15 g，磁石30 g，紫石英15 g，琥珀6 g，远志15 g。2次/日，1袋/次，200 mL/袋。对照组以艾司唑仑1 mg/次，1次/日，睡前口服。疗程2周。2组患者在治疗前及治疗2周后各进行1次匹兹堡睡眠质量指数（PSQI）量表、中医肝郁化火证候积分表评定，并进行疗效评价。

1.4 疗效标准

1.4.1 中医疗效标准

中医疗效标准参照卫生部1993年颁发的《中药新药临床研究指导原则》制定[2]。临床痊愈：睡眠时间恢复正常或夜间睡眠时间在6 h以上，睡眠深沉，醒后精力充沛；显效：睡眠质量明显好转，睡眠时间增加3 h以上，睡眠深度增加；有效：症状减轻，睡眠时间较前增加不足3 h；无效：患者失眠症状无明显改善或加重。

1.4.2 睡眠质量评定

用PSQI量表进行治疗前后评分对比。减分率=（治疗前评分-治疗后评分）/治疗前评分×100%。痊愈：减分率为76%～100%；显效：减分率为51%～75%；有效：减分率为25%～50%；无效：减分率<25%。

1.4.3　中医证候疗效

减分率=（治疗前积分–治疗后积分）/治疗前积分×100%。痊愈：治疗后证候消失或基本消失，减分率＞75%；显效：治疗后较治疗前证候明显改善，减分率为51%～75%；有效：治疗后较治疗前证候改善，减分率为25%～50%；无效：治疗后较治疗前证候无改善，减分率<25%。

1.5　统计学方法

统计分析采用SPSS13.0统计分析软件进行统计分析，组间比较采用t检验，2组间治疗前及治疗后比较采用χ^2检验。

2　结果

2.1　失眠症总体疗效

失眠症总体疗效见表1。

表1　失眠症总体疗效

组别 N=30	痊愈 例数（比例）	显效 例数（比例）	有效 例数（比例）	无效 例数（比例）	总有效率%
治疗组	5（16.67%）	15（50%）	7（23.33%）	3（10%）	90%
对照组	5（16.67%）	14（46.67%）	6（20%）	5（16.7%）	83.3%

治疗组总有效率90%；对照组总有效率83.3%。经统计学处理，2组比较无显著性差异（$P>0.05$），说明治疗组与对照组疗效相近。

2.2　评定情况

PSQI各成分、总分评定情况见表2。

表2 治疗组PSQI评分总分及各成分组内比较

项目	治疗前	治疗后	P
睡眠质量	2.51±0.13	1.01±0.22	0.001
入睡时间	2.31±0.46	1.12±0.51	0.001
睡眠时间	2.43±0.70	1.11±0.15	0.001
总分	11.21±1.95	4.64±2.58	0.000

柴连疏肝合剂治疗组患者治疗前后PSQI评分有极显著性差异（$P<0.01$）。说明柴连疏肝合剂能有效改善失眠患者的睡眠质量、入睡时间、睡眠时间。

2.3 中医证候积分比较治疗

前后2组中医证候积分比较治疗结果见表3。

表3 治疗前后2组中医证候积分比较

组别	例数	治疗前	治疗后	t	P
治疗组	30	13.14±2.11	4.96±2.47	12.15	0.001
对照组	30	14.01±1.16	8.21±2.70*	8.125	0.001

注：*表示治疗后2组组间比较$t=-7.143$，$P=0.001$。

2组患者治疗后中医证候积分与治疗前对比均有极显著性差异（$P<0.01$），说明柴连疏肝合剂治疗后中医证候积分组间比较也有极显著性差异（$P<0.01$）。

2.4 不良反应

治疗组30例中未发生不良反应；对照组中2人发生不良反应，不良反应分别为头昏耳鸣、恶心纳差，均为轻度反应，可在短时间内缓解。2组患者治疗前后体格检查、实验室检查未见明显异常变化。

3 讨论

失眠属于中医"不寐"范畴，中医认为人的正常睡眠是阴阳之气自然而又规律转化的结果，这种规律一旦被打破，就可能导致失眠。随着现代社会模式的转变和生活节奏的加快，失眠症的发病原因和临床证候表现较前有了很大的变化。《张氏医通》曰："平人不得卧，多起于劳心思虑，喜怒惊恐。"有人做了失眠症的病因分析，发现情志不遂、过劳、受到惊吓3种因素占失眠病因的59.26%[3]。由此可见，精神情志因素是失眠症发病的主要原因。且很多失眠患者表现为"肝气郁结，郁久化火证"。肝为将军之官，主情志、主疏泄、喜条达恶抑郁，与人的情志变化关系最为密切。方中柴胡味辛苦，归肝、胆、脾经，为少阳经要药，善于疏肝行气；黄连味苦性寒，清心泄热，除烦安神，配酸枣仁、夜交藤、柏子仁、合欢皮、远志以强养心安神，增矿物类药物磁石、紫石英以重镇安神。全方共奏疏肝解郁，泄热宁心，重镇安神之功，且辛酸相伍，散敛无偏，寒热相重，标本兼顾，气血和调病趋转瘥，失眠从而得愈[4]。现代药理学研究表明，柴胡具有镇静、调节免疫系统活性的作用，柴胡总苷可以延长猫的睡眠时间[5]。黄连单次灌胃给药，可明显缩短阈上剂量戊巴比妥钠小鼠入睡潜伏期，延长其睡眠时间，增加阈下剂量戊巴比妥钠小鼠的入睡个数，并抑制小鼠的自发活动[6]。用戊巴比妥钠阈下剂量与合欢皮中不同化学成分合用，发现合欢皮中化学成分有镇静安神作用[7]。柴连疏肝合剂药味药源丰富，价格低廉，不良反应少，服用方便，患者依从性好，临床疗效显著，可在临床广泛使用。

参考文献

[1]中华医学会精神科分会.中国精神障碍分类与诊断标准[M].3版.济南:山东科学技术出版社,2001:118-119.

[2]中华人民共和国卫生部.中药新药临床研究指导原则[M].北京:中国

医药科技出版社,1993:186-187.

[3]苏泓,戚广娟,王顺珍.失眠症从肝论治54例临床观察[J].辽宁中医学院学报,2004,6(5):380.

[4]王微.中医方药治疗失眠研究现状[J].甘肃中医,2011,24(1):68-70.

[5]孙兵,郝洪谦.柴胡总苷对猫睡眠活动调制的实验研究[J].天津医科大学学报,2006,6(3):274.

[6]寇俊萍,吴彦,王清正.生黄连或酒制黄连对交泰丸镇静催眠作用的影响[J].中药药理与临床,2007,23(5):15-17.

[7]文莉,朱红,千国平,等.山合欢皮镇静安神活性成分的研究[J].中药材,2008,31(7):1056-1058.

基于《伤寒杂病论》探讨葛根的
量效关系及用药规律

《伤寒杂病论》中所列经方配伍严密而精妙，是集秦汉以来医药理论之大成。葛根又名甘葛、葛麻藤等，曾被列为"官药"，作为进贡宫廷的贡品，是《神农本草经》中收载的一种中品药材。俗话说，"北有人参，南有葛根"。探讨葛根量效关系及配伍应用的规律，对临床灵活用药具有巨大的指导意义。本研究利用统计学分析《伤寒杂病论》中含有葛根的方剂应用特点，观察含有葛根组方的归经、葛根的剂量、葛根单次用量，药味数、服用次数、用水量、剩余水量、单次服用水量，从而深入剖析仲景用药规律，为后世医家临床实践提供基本指导。

1 资料与方法

1.1 研究对象

研究对象为《伤寒论》（113首）和《金匮要略》（145首）[1-2]中含葛根的方剂。

1.2 数据整理

（1）据东汉官制[3]一斤折合为220 g，一两等于24铢折合为13.80 g，一升折合为200 mL。

（2）筛除《伤寒论》与《金匮要略》中重复出现的方剂及无法剂量换算的丸散剂，共纳入含葛根的方剂6首。

1.3 观察项目

（1）葛根组方的归经：依据冯世纶对六经分布的解读[4]进行分类。

（2）葛根的剂量、药味数、服用次数、用水量、单次服用水量、剩余水量、葛根单次用量之间的关系。葛根单次用量=单次服用水量/用水量×葛根的剂量[5]。

（3）葛根作为主药或者非主药时与其他药物合用的配伍剂量。

1.4 研究方法

（1）SPSS20.0软件统计分析，$P<0.05$ 有统计学意义。

（2）计量资料正态性检验，若为偏态分布，采用M（QR）描述，组间比较采用Mann-Whitney U检验。若为正态分布，采用 $x±s$ 描述，组间比较采用独立样本 t 检验。

（3）选用二元相关性分析各因素之间的相关性。

（4）单因素逻辑回归分析葛根作为主药或非主药时与各因素之间的关系。

2 结果

2.1 归经分布

（1）葛根六经分布显示，含葛根方剂分布依次为太阳病2方（33.33%）、少阳病1方（16.67%）、太阳太阴病1方（16.67%）、太阳阳明病1方（16.67%）、太阳阳明太阴病1方（16.67%）。

（2）阴阳经显示，葛根在阳经方证使用率为66.67%（4方），阴阳合经方证为33.34%（2方）。详见表1。

表1 6首《伤寒杂病论》方中葛根的六经分布

项目	数量(n)	百分比(%)
太阳经方证	2	33.33
少阳经方证	1	16.67

续表1

项目	数量(n)	百分比(%)
太阳太阴经方证	1	16.67
太阳阳明经方证	1	16.67
太阳阳明太阴经方证	1	16.67
合计	6	100.00

2.2 相关因素分析

二元相关性分析显示，葛根单次用量与葛根的药味数、服用次数均有统计学相关性（$P<0.05$）。而单因素逻辑回归分析显示，葛根是否为主药与葛根单次用量、葛根的剂量、药味数量、用水量、剩余水量、每次服用水量和服用次数无相关性（$P>0.05$）。详见表2。

2.3 葛根组方的剂量

6首含有葛根的方剂中，葛根单次用量平均为6.28 g，即葛根的实际服用剂量为3.31～14.35 g。详见表3。

表2 相关因素分析

项目	平均值 （最小值,最大值）	最小值 （个）	最大值 （个）
葛根单次用量(g)	7.5 (6.25, 9.25)	4	10
葛根用量(g)	55.2(51.75,79.25)	41.4	110
药味数	10(9.5,12.5)	8	20
用水量(mL)	3 (2.38, 3.5)	2	5
剩余水量(mL)	1 (0.96, 1)	0.83	1
单次服用水量(mL)	3 (2.75, 3.25)	2	4
服用次数	5.52 (3.45, 7.58)	3.45	13.75

表3　6首含葛根方剂剂量情况

方剂	葛根单次用量(g)	药味数	服用次数
桂枝加葛根汤	5.52	7	3
葛根汤	5.52		
葛根加半夏汤	5.52		
葛根黄芩黄连汤	14.35	8	3
竹叶汤	3.31	4	2
奔豚汤	3.45	10	3
平均	6.287.53		

3　讨论

在隋唐年间，葛根剂量逐渐回升，呈现剂量大，范围广的特点，最大量达440 g，平均用量为61.2 g，明显超过了仲景用量。自宋朝始，葛根的临床使用剂量呈现偏小的态势，最大剂量约60 g，平均用量为19.5 g，史载宋代煮散剂盛行，葛根剂量及使用范围又呈总体缩窄状态；到了明清，葛根用量仍然处于低水平，最大剂量约22.2 g，平均用量为5.6 g；当代葛根的临床用量已呈现较大幅度的上升趋势，剂量范围在4～120 g之间。相关研究表明，葛根素和葛根总黄酮能改善心肌的氧代谢，同时还能扩张血管，改善微循环，可防治心肌梗死、高血压、动脉硬化等病症[6]。葛根具有广泛的药用价值，研究其用药剂量和功效，对拓宽葛根的临床运用思路大有裨益。

研究结果显示，就六经分布而言，其在太阳病、少阳病、太阳太阴病、太阳阳明病、太阳阳明太阴病中均有应用。二元相关性分析表明，葛根单次用量与葛根的药味数、服用次数有关，有统计学意义。由于葛根应用时主药频数为1，因此，无法进行单因素逻辑回归分析。据换算葛根的用量范围是3.31～14.35 g之间，基本符合《中国药典2015年版》中葛根正常剂量（10～15 g）。

　　葛根占《伤寒杂病论》总方数目比例较小，仅有6首，但对临床应用而言，其配伍关系和用药规律具有极为重要的研究意义。桂枝加葛根汤主要功效为发汗解毒，生津舒筋，常应用于外感风寒、发热、头痛、麻疹等，治汗出恶风之表虚，加君药葛根（四两≈55.2 g）以解肌发表，鼓舞胃气上行而生津液以柔润筋脉，表解津和，诸证皆平。葛根汤具有发汗解表，生津舒筋之效，对于无汗筋脉拘挛病症，当为首选。从《金匮要略》中可以看出，仲景将葛根作为止痉的专药，葛根是本方中的主药，具有舒缓肌肉僵硬的特点，其作用部位在太阳经，项背、背脊用量最大（四两≈55.2 g），其主要作用有三：一是发散太阳经的风寒之邪；二是缓急解痉之效显著；三是具有养阴生津的作用。两方证的不同点在于有汗与无汗。共同点即：同属于太阳病，同有"项背强几几"的主要症状，二方皆可治疗因感受风寒引起的项背拘急不舒、疼痛。

　　葛根加半夏汤属加味方剂，葛根是寒性的药物，甘寒，在《神农本草经》中载："治身大热，消渴"[7]。喻嘉言谓："风者阳也，阳性上行……然上逆则必加半夏入葛根汤，以涤饮止呕；若下利则用葛根汤以解两经之邪……"葛根汤加半夏以降逆气，散邪气，是清和之中兼降法。临床上常用于治疗胃肠型感冒之呕吐、腹泻属于风寒所致者，疗效较好，实乃开"逆流挽舟"之先河；也可用于治疗颈椎病、头痛、痉病（病毒性脑炎等）、麻疹、荨麻疹等属于风寒性质[8,9]的病。葛根黄芩黄连汤本方以清里热为主，解表散邪为辅。重用葛根（半斤≈69 g）解肌发表以散热，脾胃清阳之气升发而止泻利，使表解里和；同时先煎煮葛根而后纳入诸药，取其通阳明之津，解肌之力优，而清中之气锐，又与补中逐邪之法迥别。由于里热已炽，故芩、连苦以坚阴，以通里热，降火清金而下逆气，炙甘草和中，缓阳明之气，而调和诸药，共奏表里双解，清热止利之功。该方乃专为化热而设，在治疗含有下利、喘、汗、脉促等症状的疾病时，其核心要把握化热这一病程变化。

竹叶汤本方所治之证，属阳气不足，复感风邪所致，方中葛根（三两≈41.4 g）轻清宣泄，发散风寒，尤善解寒郁之邪，并可清透郁热以外达。临床应用以恶寒发热、头痛、自汗出、面红、气喘、咽痛、心胸烦热、项背拘急、苔薄白而润、脉沉为辨证要点，主要用于治疗产后发热等体虚外感病症。奔豚汤本方证适用于七情郁结之肝气冲逆的"奔豚气"，包括现代医学常见的癔症、神经官能症、冠心病、肝胆疾患及更年期综合征等属肝热气逆者。方中重用葛根（五两≈69 g）通津液，解表里风热，升脾胃清气，清奔豚逆上之邪，半夏、生姜降浊气，一升一降，顺应胆腑之性。葛根的用药理论与后代医者认为葛根可以入脾胃而调节气机的作用相契合，体现了仲景对气机宣通的重视。

现代临床报道，葛根在正常剂量（10～15 g）范围内，不会引起过敏反应，若重用葛根，少数患者会出现过敏现象，葛根临床用量由30 g减为15 g时则过敏症状消失[10]。随着人们对葛根认识的深化，其在现代临床上的用量呈现逐渐增大的趋势。如彭坚教授在《铁杆中医·彭坚汤方实践录》中认为，用葛根剂治疗肩凝证，葛根用量必须达到60～90 g，才能收效显著。费伦桥[11]在搜集治疗颈椎病的30例病案中，取方葛根60～120 g、桂枝20 g、赤芍12 g、白芍20 g、炙甘草10 g、当归10 g、川芎10 g、木瓜12 g、威灵仙12 g，治愈率高达90.0%，重用葛根可鼓舞胃气上升，津液升提以滋濡筋脉，可使项背拘急得解，葛根为治项背拘急强痛之专药。仝小林院士在治疗2型糖尿病重症期时常用葛根芩连汤，由于患者血糖持续不下，故取葛根用量120 g以加强清热燥湿和降糖的力度[12]。在仲景经方用药指导的基础上，现代医者在临床应用中大剂量使用葛根的经验虽较为常见，但葛根用量范围仍以10～15 g居多。

综上所述，《伤寒杂病论》中葛根功效在于解肌退热、透疹、生津止渴、升阳止泻。从使用分布看，葛根多应用于阳经方证。从量效关系发现，葛根单次用量与葛根的药味数、服用次数有关，且其功效极为稳定，故临床运用经方治疗疾病时，应注重审机用方，圆机活法，随症加减，辨证施量，从而为临床实践提供坚实的依据。

参考文献

[1]马继兴.神农本草经辑注[M].北京:人民卫生出版社,1995:174.

[2]张仲景.伤寒论[M].北京:中国医药科技出版社,2013:318.

[3]傅延龄,宋佳,张林.论张仲景对方药的计量只能用东汉官制[J].北京中医药大学学报,2013,36(6):365-370.

[4]冯世纶,张长恩.解读张仲景医学经方六经类方证[M].2版.北京:人民军医出版社,2016:171.

[5]张伟,郝萌萌.基于量效关系的《伤寒杂病论》麻黄用药规律研究[J].中国中医药信息杂志,2019,26(2):110-113.

[6]尹丽红,李艳枫,孟繁琳.葛根的化学成分、药理作用和临床应用[J].黑龙江医药,2010,23(03):371-373.

[7]清·顾观光辑.神农本草经[M].北京:学苑出版社,2007:69.

[8]喻林,范小春,余飞.葛根汤治疗颈型颈椎病(风寒袭表证)60例临床疗效观察[J].中医临床研究,2018,10(18):111-112+127.

[9]胡东明.葛根汤治疗颈型颈椎病的临床效果观察[J].中医临床研究,2012,4(23):84+86.

[10]肖永涛.谢强应用大剂量葛根慎防过敏反应的临床经验[C].九江:中华中医药学会耳鼻咽喉科分会第十二次学术研讨会暨嗓音言语听力医学专题学术研讨会论文集,2005:276.

[11]费伦桥.重用葛根治疗颈椎病30例[J].安徽中医临床杂志,2002(05):401-402.

[12]赵锡艳,王松,周强,等.仝小林教授应用葛根芩连汤治疗2型糖尿病辨治思路[J].环球中医药,2012,5(12):918-920.

加味柴胡疏肝散治疗螺内酯所致
男性乳腺增生病临床观察

《中国心力衰竭诊断和治疗指南2018》[1]中明确指出血管紧张素转换酶抑制剂、β-受体阻滞剂及醛固酮受体拮抗剂是治疗心力衰竭的"金三角"，其中醛固酮受体拮抗剂螺内酯作为慢性心衰的基本药物被广泛运用，在临床上可有效缓解心力衰竭的症状。由于螺内酯具有抗雄激素样作用[2]，长期使用可导致男性乳腺增生症发生[3]。西医目前多采取雄激素制剂类、雌激素拮抗剂或芳香化酶抑制剂等内分泌活性药物治疗[4]，但临床疗效一般。2015年1月至2019年1月，笔者采用加味柴胡疏肝散对因心力衰竭口服螺内酯引起的男性乳腺增生患者进行治疗，取得较好疗效，现报道如下。

1 资料与方法

1.1 一般资料

选取在甘肃省天水市中医医院门诊诊治的60例因心力衰竭长期口服螺内酯引起乳腺增生的男性患者为观察对象，随机分为两组。治疗组31例，年龄51～77岁，平均（64.06±12.78）岁；其中心力衰竭Ⅰ、Ⅱ、Ⅲ期分别为4例、8例、19例；高心病6例，瓣膜病5例，冠心病11例，扩张性心肌病5例，肺心病患者4例。对照组29例，年龄54～71岁，平均（62.79±13.22）岁；其中心力衰竭Ⅰ、Ⅱ、Ⅲ期分别为5例、6例、18例；高心病者7例，瓣膜病4例，冠心病10例，扩张性心肌病5例，肺心病3例。两组患者年龄、心力衰竭分期及基础病等一般资料比较，差异无统计学意义（$P>0.05$），具有可比性。

1.2 诊断标准

诊断标准参照《乳腺增生病诊断及疗效评价参考标准》[5]制定。①乳房有不同程度的胀痛、刺痛、隐痛或窜痛；②一侧或两侧乳房有一个或多个大小不等、形态多样的肿块；③辅助检查：乳腺彩超、钼靶摄片、乳腺纤维导管镜、组织学检查或结节穿刺细胞学检查等均提示乳腺增生病。有以上①、②项中的1项和③项，即可诊断为男性乳腺增生病。

1.3 纳入标准

①男性心衰患者，年龄50~80岁者；②符合诊断标准中乳腺彩超诊断结果、黄体生成素（LH）和促卵泡激素（FSH）升高者。

1.4 排除标准

①有严重肝、肾及造血系统疾病和精神病者；②过敏体质者；③年龄50岁以下或80岁以上者；④不符合纳入标准，或未规律用药，或病例资料不全影响疗效及安全性判断者。

1.5 治疗方法

对照组给予他莫昔芬口服治疗，每次10 mg，每日2次。治疗组在对照组基础上加服中药加味柴胡疏肝散。组方：炙黄芪、熟地黄各60 g，炒山药、山茱萸、淫羊藿各30 g，柴胡15 g，香附、当归、炮山甲各12 g，茯苓、半夏各9 g，陈皮、枳壳、炙甘草各6 g。共为细末，分装成袋（每袋10 g），每次1袋，每日2次，温开水冲服。10 d为1个疗程，两组均治疗6个疗程。

1.6 观察指标

观察患者乳房症状（乳房肿块硬度、范围、大小、乳房疼痛程度）积分及治疗前后血浆LH、FSH水平变化情况。乳房症状分级与评分方法参考文献[6]制定：乳腺疼痛按无、有、阵发及持续分为4级，每级分别记6分；乳腺肿块根据硬度、范围（每1个象限计1.5分）及大小分3级（最大直径

≤2 cm为1级，2.1～5 cm为2级，>5 cm为3级），每级记3分。

1.7 疗效标准

疗效标准参照《乳腺增生病诊断及疗效评价参考标准》制定[5]。治愈：乳房肿块和疼痛消失；显效：乳房肿块明显缩小一半以上，疼痛减轻或消失；有效：乳房肿块略有缩小，疼痛轻微；无效：乳房肿块及疼痛无变化甚至疼痛加重者。男性LH正常值为1.5～9.3 IU/L，FSH正常值为0.9～9.8 IU/L。

1.8 统计学处理

采用SPSS 21.0统计软件进行数据分析，计数资料用 χ^2 检验，计量资料用均数±标准差（$x\pm s$）表示，组间比较分别采用方差分析和 t 检验。

2 结果

2.1 两组临床疗效比较

两组临床疗效比较见表1。治疗组总有效率为90.32%，对照组总有效率为68.97%，治疗组总有效率显著高于对照组，差异有统计学意义（$P<0.05$）。

表1 两组临床疗效比较

组别	n(例)	痊愈(例)	显效(例)	有效(例)	无效(例)	总有效率（%）
治疗组	31	18	4	6	3	90.32*
对照组	29	10	7	3	9	68.97

注：*代表与对照组比较，X^2=4.271，$P<0.05$。

2.2 两组治疗前后乳房症状积分比较

两组治疗前后乳房症状积分比较见表2。两组患者乳房疼痛程度、肿块硬度、范围及大小等症状积分比较，治疗组乳房症状改善程度积分明显优于对照组（$P<0.01$），治疗组患者治疗前后症状积分差明显优于对照组（$P<0.01$），差异有统计学意义。

表2　两组治疗前后乳房症状积分比较

组别	n(例)	治疗前(分)	治疗后(分)	治疗前后积分差(分)
治疗组	31	20.10±5.92	6.21±1.03*	13.90±5.87*
对照组	29	18.30±4.69	11.38±4.17	7.10±3.90*

注：*代表与对照组比较，$P<0.01$。

2.3　两组治疗前后LH及FSH水平比较

两组治疗前后LH及FSH水平比较见表3。治疗组治疗后LH及FSH水平下降幅度优于对照组，差异有统计学意义（$P<0.05$）。

表3　两组治疗前后LH及FSH水平比较

组别	n	时间	LH(IU/L)	FSH(IU/L)
治疗组	31	治疗前	10.50±3.20	16.40±2.30
		治疗后	6.20±1.20*#	6.60±1.20*#
对照组	29	治疗前	11.20±2.70	17.00±3.10
		治疗后	7.90±0.92*	8.20±1.40*

注：*代表与治疗前比较，$P<0.05$；#代表与对照组比较，$t=11.086$、12.344，$P<0.05$。

3　讨论

男性乳腺增生病是由于各种致病因素引起男性体内雌、雄激素比例失衡，雌激素比例相对升高导致乳腺组织异常发育或乳腺结缔组织异常增生的一种疾病，临床主要表现为一侧或两侧乳房呈女性样发育、单侧乳晕下肿块，有时有乳汁样的分泌物等症状[7-8]。大量研究表明，螺内酯具有抗雄激素样作用[9]，其机制是抑制睾酮的合成，增加睾酮清除率，并抑制睾酮与受体相结合，使机体雌激素浓度相对升高，引起雄激素与雌激素的比例失调，并减少雄激素对皮脂腺的刺激，导致男性乳腺增生的发生[10-11]，因传统观念束缚，来自社会、家庭、体形改变及疾病等各方面因素也给患者造成极大的精神压力并严重影响生活质量，部分患者甚至出现抑郁、焦虑等并发症。目前西医多采取雄激素制剂类（双氢睾酮庚烷盐）、雌激素拮抗剂（他莫昔芬）或芳香化酶抑制剂（睾丸内酯）等内分泌活性药物治疗，但临床疗效一般，且副作用多并导致患者停药后病情反复。男性乳腺增生病属中医乳核、乳痰等范畴。治疗该病时多从肝肾论治。因乳头属肝，肝气疏泄通畅，则乳络气血运行顺畅，包块无以结聚，故调肝在此病中贯穿始终[12]。另外，久病伤肾，肾气不足，冲任失调，导致经脉气血循行失调，循经聚于乳络而引起乳痹。也基于"乙癸同源"理论，肝肾同治是其根本治法。正如《外科医案汇编》中强调"乳中结核，虽云肝病，其本在肾。"《疡科心得集》谓："男子乳头属肝，乳房属肾，以肝肾血虚，肾虚精怯，故结肿痛。"《外科正宗》亦云："男子乳节与女子微异，女损肝胃，男损肝肾……肝虚血燥，肾虚精怯，血脉不得上行，肝经无以荣养，遂结肿痛。"

　　加味柴胡疏肝散出自张景岳的《景岳全书》，具有疏肝行气、温阳补肾、兼活血通络、消肿散结功效。中医认为，肝主疏泄，性喜条达，其经脉布胁肋循少腹。若情志不遂，木失条达，则致肝气郁结，经气不利，故见胁肋疼痛，胸闷，脘腹胀满；肝失疏泄，则情志抑郁易怒，善太息；脉弦为肝郁不舒之证。遵《内经》"木郁达之"之旨，治宜疏肝理气之法。加味柴胡疏肝散方中以柴胡疏肝解郁为君药；香附理气疏肝，川芎活血行气，二药相合，助柴胡以解肝经之瘀滞，并增行气活血止痛之效，共为臣药；陈皮、枳壳理气行滞，当归养血柔肝，缓急止痛；佐血肉有情之品穿山甲味咸性微寒归肝入肾，其药性善走窜，具有内达脏腑外通经络之功，可达活血通络、消肿散结之效，与疏肝解郁药物联用可增强疗效；甘草调和诸药，为使药；诸药相合，共奏疏肝行气、消肿散结、活血止痛之功。该病患者多为中老年男性，体质以阳虚、气虚为多见，以畏寒怕冷、手足不温、少气懒言等症多见，故重用炙黄芪，性温味甘淡，以达温中健脾、补中益气之效；组方中重用熟地、炒山药、山茱萸三味药取六味地黄丸之义以滋补肝肾固本培元；淫羊藿，性温味辛甘，走肝肾二经以温阳壮肾，具有补肾阳、强筋骨之效。现代医学研究表明，淫羊藿苷具有雄激素样作用，不仅有升高血浆睾丸酮的含量促进精液分泌作用，而且对中枢垂体-性腺系统的功能也有促进作用[13]。山茱萸不仅能补肝，且能疏肝通利气血，有补肝行痹之功；全方共奏疏肝行气、温阳补肾，兼活血通络、消肿散结之效。

该研究显示，加味柴胡疏肝散治疗螺内酯引起的男性乳腺增生，治疗组总有效率为90.32%，显著高于对照组总有效率（68.97%），两组比较，差异有统计学意义（$P<0.05$）；治疗组改善乳房疼痛程度、肿块硬度、范围及大小等乳房症状积分明显优于对照组（$P<0.01$），治疗组患者治疗前后症状积分差明显优于对照组，差异有极显著统计学意义（$P<0.01$）。治疗组患者治疗后促黄体生成素（LH）及促卵泡激素（FSH）降低的水平优于对照组，且两组患者治疗前后促黄体生成素（LH）及促卵泡激素（FSH）的变化的水平优于对照组，有统计学意义（$P<0.05$）。

综上所述，加味柴胡疏肝散治疗螺内酯引起的男性乳腺增生临床疗效显著，可有效改善乳房疼痛程度、肿块硬度、范围及大小等乳房症状，降低男性乳腺增生患者体内的促黄体生成素（LH）及促卵泡激素（FSH）的水平。

参考文献

[1]中华医学会心血管病学分会.中国心力衰竭诊断和治疗指南[J].中华心血管病杂志,2018,46(10):760-789.

[2]张爱玲,秦贵军.药源性男性乳腺发育症[J].药品评价,2016,13(3):13-18.

[3]Braunstein G D.Clinical practice Gynecomastia[J].N Engl J Med,2007,357(12):1229-1237.

[4]鲍旭,孙强,郭春利,等.论男性乳腺发育症临床研究进展[J].医学理论与实践,2015,28(24):3339-3341.

[5]林毅,唐汉钧.现代中医乳房病学[M].北京:人民卫生出版社,2003:107.

[6]张卫华,李芳琴,李艳,等.乳腺增生病症状量化积分研究[J].陕西中医学院学报,2011,34(2):9-11

[7]张虎,徐降兴.乳头乳晕复合体切口治疗男性乳房发育症的体会[J].疑难病杂志,2010,9(12):937.

[8]孔刘明,李孟圈,苏静,等.男性乳腺发育症病因探讨[J].肿瘤基础与临床,2013,26(2):146-148.

[9]贺科文,刘兆芸,于志勇.男性乳腺癌与男性乳房发育症的鉴别及相关研究进展[J].中国肿瘤外科杂志,2016,8(3):163-166.

[10]高瞻,荆常锋.临床药师对1例男性心衰患者乳腺增生的原因分析[J].药学实践杂志,2019,37(5):470-472.

[11]王钰,王培锋,刘国栋,等.螺内酯片致男性乳腺增生1例[J].中国药师,2019,22(7):1315.

[12]时百玲.陆德铭教授辨治乳癖的经验研究[J].时珍国医国药,2016,27(6):1503-1504.

[13]熊跃华,周楚华.淫羊藿及菟丝子提取物对雄性生殖的影响[J].中国药学杂志,1994,29(2):89-91.

金藤解毒去银丸联合NB-UVB
治疗银屑病疗效观察

银屑病是一种常见的慢性复发性炎症性皮肤病，因其发病率高，病程顽固，难以根治，已成为目前国内外皮肤科领域重点攻关和研究的热点课题之一。本病发病机制不明，目前尚无特异性治疗方法，本研究采用自拟中药金藤解毒去银丸联合 NB-UVB 治疗银屑病取得较好疗效，现报道如下：

1 资料与方法

1.1 临床资料

将2013年3月至2014年5月在天水市中医医院门诊及住院部治疗的患者共50例，按照就诊的先后顺序，分为治疗组和对照组，治疗组26例中男15例，女11例；年龄21～50岁，平均（33.1±1.2）岁，病程2～29年，平均（19.7±2.3）年。对照组24例中男13例，女11例；年龄22～48岁，平均（34.7±2.4）岁；病程1～30年，平均（20.1±1.1）年。2组患者性别、年龄及病程比较差异无统计学意义（$P>0.05$），具有可比性。

1.2 诊断标准

根据《寻常型银屑病中西医结合诊疗共识》制定诊断标准[1]。

1.3 纳入标准

纳入标准：①符合寻常型银屑病诊断标准者；②近2周内无特殊药物使用史如免疫抑制剂、雷公藤制剂、维甲酸类药物等；③近2年内无生育要求以及无肝肾功能不全者；④知情同意并能够坚持治疗中途不间断者。

1.4 排除标准

排除标准：①心、脑、肝、肾及肺等重要器官存在严重疾患者；②妊娠和哺乳期患者；③近半年内使用免疫抑制剂、糖皮质类固醇激素和维甲酸治疗者；④存在精神障碍而影响正常交流沟通者；⑤未按照本次研究规定执行者。

1.5 治疗方法

对照组采用醋酸曲胺奈德乳膏（广东恒健制药有限公司生产，国药准字H44023917，规格：20 g，用法用量：外用，薄薄1层均匀涂于患处，2次/日）及丙酸氯倍他索乳膏（广东华润顺峰药业有限公司生产，国药准字H10880013，规格：10 g，用法用量：外用，薄薄1层均匀涂于患处，2次/日），并联合NB-UVB（上海希格玛高技术有限公司）治疗；治疗组采用自拟金藤解毒去银丸联合NB-UVB治疗。金藤解毒去银丸组方：金银花15 g，鸡血藤30 g，露蜂房15 g，白鲜皮15 g，白花蛇舌草10 g，白茅根10 g，苦参15 g，蝉蜕10 g，牡丹皮10 g，紫草10 g，生地黄10 g，赤芍10 g。用量：30 mg/d（广州致信药业有限公司生产，由天水市中医医院中药房提供），2组疗程均为3周。

1.6 疗效标准

临床治愈：皮损全部消退或达到95%以上残留不明显的小块皮损；显效：皮损消退70%以上；好转：皮损消退30%～70%；无效：皮损消退30%以下或未控制反而加重。

1.7 统计学方法

数据采用SPSS13.0统计分析软件处理，等级资料采用Z检验，计数资料采用χ^2检验，$P<0.05$为差异有统计学意义。

2 结果

2组患者临床疗效比较差异有统计学意义（$Z=-5.245$，$P=0.000$），治疗组疗效高于对照组，见表1。

表1　2组患者临床疗效比较

组别	例数	临床治愈		显效		好转		无效	
		例数	%	例数	%	例数	%	例数	%
治疗组	26	10	38.5	14	53.8	2	7.7	0	0.0
对照组	24	6	25.0	8	33.3	6	25.0	4	16.7

3　讨论

银屑病属中医"干癣""风癣""白疕"等，俗称为"牛皮癣"[2-4]。历代医家对其临床表现及症候特征有较多描述，《诸病源候论·干癣候》曰："匡郭，皮枯索痒，搔之白屑出是也。"《白癣候》中描述"白癣之状，白色碙碙然而痒。此亦是腠理虚而受风，风与气并，血涩而不能荣肌肉故也。"《外科证治全书》："起如疹疥而色白，搔之屑起。"《医宗金鉴》："固有风邪客肌肤，亦有血燥难荣外。"国内对白疕病的中医临床症候分型较多，如王志远[5]将白疕病分为：血热型、血燥型、血瘀型、湿热型、毒热蕴结型、寒湿痹阻型。何士录[6]认为以血热内蕴症、血虚风燥症为主。鲁延富等[7]提出了清热解毒、祛风止痒、养阴活血的治疗方法。笔者认为，该病临床血热风燥多见，多因外感湿热，饮食辛辣厚味，七情内伤致血分热毒炽盛，营血亏耗，生风化燥，肌肤失养所致，以素体湿毒内蕴，血虚风燥为特点。故自拟金藤解毒去银丸，药物组成：金银花15 g，鸡血藤30 g，露蜂房15 g，白鲜皮15 g，白花蛇舌草10 g，白茅根10 g，苦参15 g，蝉蜕10 g，牡丹皮10 g，紫草10 g，生地黄10 g，赤芍10 g。此方以金银花、鸡血藤清热解毒，行气活血，为君药。蝉蜕疏散风热，配以生地黄、苦参、白鲜皮清热燥湿，养血滋阴为臣药；佐以白花蛇舌草、赤芍、牡丹皮、紫草清热凉血，解毒消斑。《本草纲目》记载紫草"治斑疹，痘毒，活血凉血，利大肠"；《药性论》里描述白鲜皮能"治一切热毒风、恶风，风疮疥癣赤烂";诸药合用共奏清热解毒、活血润燥、化瘀消斑、祛风止痒、滋阴养血之效。

银屑病的治疗以往多采用维甲酸等，疗效不甚理想[8]。紫外线（UV）照射用于治疗银屑病的疗效已得到了充分肯定。窄谱中波紫外线（NB-UVB）治疗寻常性银屑病在临床取得了较好的疗效和较高的安全性，已成为银屑病的一线治疗方案[9-11]。波长在311～313 nm之间的窄谱中波紫外线可直接诱导患者病变部位的T细胞凋亡，解决T细胞异常活化的诱因，直接治疗银屑病[12]。同时窄谱紫外线与宽谱紫外线比较，又具有不易引发基因突变的显著优势，降低了紫外线治疗的副作用[13-14]。近年来应用较多的治疗银屑病的新型紫外线，是皮肤科常用的有效的治疗多种皮肤病的一种方法，得到了皮肤界同道的一致认可。

现代药理试验和临床应用可以证明，金银花对于多种致病菌有较强的抗菌作用和较好的治疗效果；鸡血藤水煎液对试验性家兔贫血有补血作用，能使血细胞增加，血红蛋白升高；露蜂房的醇、醚及丙酮浸出物皆有促进血液凝固的作用；白鲜皮具有抑制细菌生长作用；白花蛇舌草对肿瘤细胞有较强抑制作用；白茅根具有利尿、止血、抗菌作用；苦参具有抗肿瘤、升白细胞、抗过敏及免疫抑制作用；蝉蜕水煎液对机体免疫功能和变态反应有明显抑制作用；牡丹皮煎剂对枯草杆菌、大肠杆菌、伤寒杆菌、副伤寒杆菌、变形杆菌、绿脓杆菌、葡萄球菌、溶血性链球菌、肺炎球菌、霍乱弧菌等均有较强的抗菌作用；紫草对金黄色葡萄球菌、大肠杆菌、枯草杆菌等具有抑制作用等。

总之，本研究证实金藤解毒去银丸联合NB-UVB治疗银屑病疗效优于单纯西医联合NB-UVB治疗。

参考文献

[1]全军中医药学会皮肤病专业委员会.寻常性银屑病中西医结合诊疗共识[J].中国中西医结合皮肤性病学杂志,2009,8(5):328.

[2]穆迎涛,刘仁斌,赵光恒,等.白疕清治疗寻常型银屑病20例临床观察[J].河北中医,2015,37(1):54.

[3]张保恒.清肺凉血汤联合阿维A治疗寻常型银屑病36例[J].西部中医药,2014,27(10):106-107.

[4]汪雪晴.解毒消银汤配合青黛散外敷治疗寻常型银屑病疗效观察[J].西部中医药,2014,27(3):100-101.

[5]王志远.浅谈银屑病患者的中医辨证治疗[J].世界最新医学信息文摘,2015,15(54):140.

[6]何士录.运用中医辨证治疗银屑病的临床疗效观察[J].医疗装备,2016,29(8):96-97.

[7]鲁延富,伍斌,李林丽.银屑病中西医治疗研究进展[J].医学综述,2015,21(22):4121-4124.

[8]孙彩虹,张俊,蒋国方,等.钙泊三醇倍他米松软膏和地塞米松霜治疗稳定期寻常性银屑病的自身对照研究[J].临床皮肤科杂志,2014,43(2):112-114.

[9]谢永荣,赖宗谦.窄谱中波紫外线不同起始剂量治疗寻常型银屑病临床观察(附122例报告)[J].福建医药杂志,2012,34(6):116-118.

[10]胡银娥,张俊士,代淑芳,等.紫丹银屑颗粒联合窄谱中波紫外线治疗血虚风燥证寻常型银屑病的临床分析[J].中国实验方剂学杂志,2015,21(24):148-151.

[11]陈小玉,贺春香,叶流,等.311nm窄谱中波紫外线在治疗银屑病过程中的焦虑抑郁情绪与应对方案的相关性研究[J].激光杂志,2015,36(5):58-60.

[12]Robinson A, Kardos M, Kimball A B. Physician global assessment (PGA) and psoriasis area and severity index(PASI): why do both? a systematic analysis of randomized controlled trials of biologic agents for moderate to severe plaque psoriasis. [J]. J Am Acad Dermatol,2012,66(3):369-375.

[13]Mihara K，Elliott G R，Boots A M，et al.In hibition of p38 kinase suppresses the development of psoriasis-like lesions in a human skin transplant model of psoriasis. [J]. Br J Dermatol，2012，167(2)：455-457.

[14]杨帆，刘孝兵，李峰，等.复方甘草酸苷联合中药熏蒸及窄谱紫外线治疗银屑病效果分析[J].现代生物医学进展,2014,14(9)：1744-1747.

芪参肠泰肠溶胶囊
治疗溃疡性结肠炎30例

溃疡性结肠炎（ulcerative colitis，UC）是一种病因及发病机制均不明确的慢性结肠炎症。西医治疗该病虽有较满意的短期疗效，但停药后易复发，且长期用药不良反应多[1]，部分顽固性患者疗效不够理想。中医治疗该病立法多样，选药面广，方法有内服、灌肠、内外合治、针灸等，可根据患者的总体表现分为不同证型进行辨治，充分体现出中医辨证论治的灵活性[2]。2009年1月—2010年12月，笔者采用芪参肠泰肠溶胶囊治疗溃疡性结肠炎30例，总结报道如下。

1 一般资料

选择本院门诊和住院的溃疡性结肠炎患者60例，采用随机数字表法随机分为治疗组和对照组。治疗组30例，其中男17例，女13例；年龄19～62岁，平均（47.27±9.38）岁；病程2个月～16a，平均（8.70±3.48）a。对照组30例，其中男14例，女16例；年龄21～59岁，平均（47.17±7.74）岁；病程2个月～18a，平均（8.83±3.80）a。2组一般资料对比，差别无统计学意义（$P>0.05$），具有可比性。

2 病例选择标准

2.1 西医诊断标准

西医诊断标准按照中华医学会消化病学分会制订的《对炎症性肠病诊

断治疗规范的建议》[3] 中溃疡性结肠炎的诊断标准。

2.2　中医辨证标准

中医辨证标准按照《溃疡性结肠炎中医诊断与治疗》[4] 辨证为脾胃虚弱型。主症：①腹泻便溏，粪有黏液或少量脓血；②食少纳差；③食后腹胀；④舌质淡、胖或有齿痕，苔薄白；⑤脉细弱或濡缓。次症：①腹胀肠鸣；②腹部隐痛喜按；③肢体倦怠；④神疲懒言；⑤面色萎黄；⑥肠黏膜水肿较充血明显；⑦肠黏膜溃疡表浅，周边红肿不明显，表面为白色分泌物；⑧肠黏膜粗糙呈颗粒状；⑨D－木糖排泄率明显下降。证型确定：具备主症2项、次症2项，或主症第1项、次症3项。

3　制备方法

3.1 制备前处理
按10倍处方量称取药材，经筛选、清洗等工序处理后待用。

3.2　提取工艺

本方由苦参、黄芪、太子参、山药、苍术、白术、诃子、白及、五倍子、黄芩、黄连、炒鸡内金、台乌药、土茯苓、白花蛇舌草、蒲公英、云南白药等17种药物组成，其中五倍子、山药、诃子、土茯苓、白花蛇舌草、蒲公英的主要有效成分易溶于水，苦参、黄芪、苍术、白术、白及、黄芩、黄连、台乌药等主要有效成分易溶于醇溶液，黄芪为本方中的主药，太子参为贵重药材，炒鸡内金粉碎后与云南白药混匀直接入药。对主要成分为水溶性的药材，按8倍加水量、煎煮3次、每次2h的提取工艺提取有效成分；对主要成分为醇溶性的药材，以体积分数60%乙醇为溶媒，溶剂用12，10，8倍量，提取3次。

3.3　制粒

将提取物经干燥后粉碎，与直接粉碎入药的太子参、炒鸡内金、云南白药的细粉混合均匀，用体积分数10% PEG6000乙醇溶液为黏合剂进行制粒，挤压过20目筛，所得颗粒于55℃烘干后，过20目筛整粒。

3.4 填充胶囊

本制剂选用结肠溶胶囊剂型，可以使药物定位释放，直达病灶，弥补了其他剂型生物利用度低、副作用较多的不足。选取0号结肠溶空心胶囊作为填充胶囊，采用胶囊填充机填充。取制备好的半成品进行质量检验，结果均符合其质量标准。

4 治疗方法

2组均常规口服柳氮磺胺吡啶栓（由山西三九同达药业有限公司生产，批号20090812），每次1.0 g，每日4次，病情稳定后改为每次1.0 g，每日2次。治疗组口服芪参肠泰肠溶胶囊（由潮州市强基制药厂生产，批号J20100426），每次4粒，每日2次。

对照组采用芪参肠泰方保留灌肠，药物组成：黄芪30 g，白术12 g，太子参12 g，山药12 g，鸡内金10 g，白花蛇舌草12 g，苍术12 g，土茯苓15 g，五倍子12 g，诃子12 g，白及10 g，云南白药4 g，乌药15 g。每日1剂，每次150 mL，每日2次。

2组均以7 d为1个疗程，治疗2个疗程，治疗期间均不使用其他药物，于治疗后3个月随访。

5 疗效判定标准

疗效判定标准参照文献[5]相关标准。完全缓解：临床症状消失，结肠镜检查提示大肠黏膜大致正常。有效：临床症状基本消失，结肠镜检查提示大肠黏膜轻度炎症或假息肉形成。无效：临床症状及结肠镜、病理检查结果均无改变。

6 结果

6.1 2组疗效对比

2组疗效对比见表1。2组对比，经Ridit分析，$u=0.37$，$P>0.05$，差别无统计学意义。

表1　2组疗效对比

组别	例数	完全缓解(例)	有效(例)	无效(例)	有效率(%)
治疗组	30	13	15	2	93.33
对照组	30	12	15	3	90.00

6.2　2组复发情况对比

治疗后3个月随访，治疗组有效28例中，复发5例，复发率占17.86%；对照组有效27例中，复发4例，复发率占14.81%。2组对比，经卡方检验，$\chi^2=0.09$，$P>0.05$，差别无统计学意义。

6.3　不良反应

2组治疗期间均未见明显不良反应出现。

7　讨论

溃疡性结肠炎在临床上十分常见，严重影响患者的生活质量。目前，溃疡性结肠炎中医辨证的规范性标准尚未确认，临床分型多样化，病因病机也不尽相同，临床上常根据全国溃疡性结肠炎研讨会制订的中医分型法[6]将该病分为脾虚夹湿型、气滞血瘀型、肝郁脾虚型、脾肾阳虚型4型。孟庆坤[7]认为，溃疡性结肠炎的致病因素多种多样，且各种病理产物之间常相互转化、互为因果，故切不可拘泥于一型而诊治。中医学认为，溃疡性结肠炎究其根本乃是整体属虚、局部属实、虚实夹杂的一类病证，其标在大肠，湿、热、瘀、毒为标证主因；其本在脾肾，而以肾阳虚衰为本中之本。谭丹[8]认为，溃疡性结肠炎以脾虚为发病的根本，在病变发展中有湿阻、气滞、血瘀、气虚、阳虚之不同，病机虽然复杂，但总以本虚标实、虚实夹杂为主。赵树平[9]认为，该病的主要致病因素为湿邪，湿伤于下；病位在大肠，与脾、胃关系密切，久病多伤及肝、肾；初病多实，久病多虚，虚责之于脾、肾气或肾阳虚；实责之于湿热壅滞、肝气郁结或

· 248 ·

气滞血瘀。王蕊[10]认为，脾虚日久、气虚不摄、膏脂下流是该病主要病机，湿热贯穿该病始终，脾虚与湿热疫毒胶结是该病的特点。

针对溃疡性结肠炎的病因病机，本科室自创具有健脾益气、燥湿化浊、固涩生肌、行气止痛之功效的芪参肠泰方，主要适用于脾虚湿盛型溃疡性结肠炎。方中黄芪、白术、太子参、山药、鸡内金为君药，益气健脾，扶助正气；白花蛇舌草、苍术、土茯苓为臣药，清热燥湿化浊；五倍子、诃子涩肠止泻及收敛止血，消肿生肌；云南白药化瘀止血，活血止痛，解毒消肿；乌药行气化滞止痛。

临床上以往主要以芪参肠泰方口服、灌肠治疗溃疡性结肠炎，虽临床疗效显著，但因其使用方法不便而造成患者的依从性差，影响了疗效发挥及临床推广。据此，本科室对芪参肠泰方进行了剂型改造后，制成芪参肠泰肠溶胶囊，可使药物在肠道终端定时释放，及时作用于病变部位，既保持了灌肠使用原有的制剂学优点和原有方药的疗效，又避免了药物对其他吸收系统造成的不良反应及酶系对药物有效成分的分解，且安全、使用方便、易于携带。

参考文献

[1]柳钢.治疗溃疡性结肠炎的药物研究综述[J].中国医药指南,2009,7(15):87.

[2]常宁甫.溃疡性结肠炎中医治疗研究进展[J].江西中医学院学报,2009,21(1):70.

[3]中华医学会消化病学分会.对炎症性肠病诊断治疗规范的建议[J].中华消化杂志,2001,21(6):56-59.

[4]吴焕淦.溃疡性结肠炎中医诊断与治疗[M].上海:上海科学技术出版社,2009:117.

[5]祝斌,庞伟君,梁坚,等.溃疡性结肠炎患者的C反应蛋白水平变化及予阴阳平衡散治疗的观察[J].齐齐哈尔医学院学报,2006,27(14):1678.

[6]李国栋.中西医结合治疗肛肠病的进展[J].中级医刊,1994,29(9):46.

[7]孟庆坤.曹志群教授治疗溃疡性结肠炎经验[J].光明中医,2007,22(11):42.

[8]谭丹.溃疡性结肠炎辨证分型浅析[J].中医药学刊,2001,12(6):55.

[9]赵树平.溃疡性结肠炎中医药治疗进展[J].临床研究进展,2004,21(6):6-7.

[10]王蕊.中医综合疗法治疗溃疡性结肠炎30例[J].湖北中医杂志,2005,27(12):23.

芪甲通淋化瘀方治疗前列腺增生症30例

前列腺增生症（beni gnprostatichyper-plasia，BPH）是中老年男性常见病、多发病之一，主要表现为下尿路梗阻及尿潴留等[1]。近年来，随着社会人口老龄化日益加重，该病发病率也在逐年攀升，有研究表明[2]，BPH的发病率随年龄递增呈明显上升趋势，严重影响了中老年男性的生活幸福指数[3-4]。目前，西医主要采用手术联合药物来治疗此病，有一定的风险，且费用较高。而中医药治疗成本较低，症状改善明显，副作用小且患者满意度好。

1 资料与方法

1.1 临床资料

将2016年4月至2018年6月在天水市中医医院就诊的60例BPH患者随机分为2组。观察组30例，年龄60～75岁，平均（66.36±6.16）岁；病程5～12年，平均（9±3）年；国际前列腺症状（I-PSS）评分为（17.53±5.50）分；最大尿流率（Qmax）为（9.02±2.96）mL/s；前列腺体积为（38.40±20.66）mm³。对照组30例，年龄58～74岁，平均（65.16±5.36）岁；病程5～10年，平均（8±2.5）年；I-PSS评分为（18.06±5.78）分；Qmax为（9.23±3.04）mL/s；前列腺体积为（37.08±20.37）mm³。2组患者性别、年龄、病程、I-PSS评分、Qmax、前列腺体积等临床资料比较，差异无统计学意义（$P>0.05$），具有可比性。

1.2　纳入标准

纳入：①符合BPH诊断标准[5-6]者；②年龄55～75岁者；③患者知情同意并签署知情同意书，依存性好者。

1.3　排除标准

排除：①伴有尿潴留且需要导尿或手术治疗者；②非因前列腺增生导致的排尿困难者；③并发肾积水或肾功能衰竭者；④血清PSA测定不正常者；⑤肝、肾功能明显异常者。

1.4　治疗方法

对照组予非那雄胺（保列治，杭州默沙东制药有限公司生产，国药准字：J20150143，规格：5 mg/片），口服，5 mg/次，1次/日。观察组以芪甲通淋化瘀方为基础方进行辨证治疗。芪甲通淋化瘀方药物组成：生黄芪50 g，炮穿山甲15 g，刘寄奴15 g，桃仁12 g，王不留行12 g，琥珀（冲服）3 g，川萆薢15 g，白茅根15 g，川牛膝15 g。肾虚血瘀型应用芪甲通淋化瘀方基础方；偏气滞者加荔枝核10 g、枳壳10 g；偏湿热者加苍术10 g、山栀子10 g、滑石20 g；偏脾肾气虚者加附子10 g、炒山药15 g。上药每日1剂，水煎早晚分服。2组均以连续用药1个月为1个疗程，连续治疗2个疗程，服药期间禁烟酒。

1.5　观察指标

1.5.1　临床疗效

参照《中药新药临床研究指导原则》[7]及《中医病证诊断疗效标准》[8]拟定疗效标准。显效：I-PSS<7分，前列腺体积缩小20%以上，$Q_{max} > 18$ mL/s，具备以上2项即可。有效：I-PSS<13分，前列腺体积缩小10%以上，$Q_{max} > 12$ mL/s，具备1项即可。无效：未达到有效标准。

1.5.2　观察指标

对2组患者治疗前后进行I-PSS评分，采用Nidoc970A型尿动力学分析仪（上海斯欧医疗器械有限公司生产）测定Q_{max}，采用PHILIP580型彩超仪（德国）测定前列腺大小的改变。

1.6 统计学方法

采用SPSS19.0软件进行数据分析，计量资料以（$x±s$）表示，采用t检验，计数资料采用χ^2检验，$P<0.05$表示差异有统计学意义。

2 结果

2.1 临床疗效

总有效率观察组为83.3%，对照组为70.0%，2组比较差异有统计学意义（$P<0.05$），详见表1。

表1　2组临床疗效比较

组别	例数	显效		有效		无效		总有效	
		例数	%	例数	%	例数	%	例数	%
观察组	30	16	53.3	9	30.0	5	16.7	25	83.3
对照组	30	9	30.0	12	40.0	9	30.0	21	70.0

2.2 2组治疗前后I-PSS评分、Qmax、前列腺体积比较

I-PSS评分、Qmax、前列腺体积治疗前后2组组内比较，差异有统计学意义（$P<0.05$）；治疗后组间比较差异也有统计学意义（$P<0.05$），详见表2。

表2　2组治疗前后I-PSS评分、Qmax、前列腺体积比较

组别	例数	I-PSS评分(分)		最大尿流率(mL/s)		前列腺体积(mm³)	
		治疗前	治疗后	治疗前	治疗后	治疗前	治疗后
观察组	30	19.47±4.27	10.60±3.28	9.57±2.63	17.97±2.37	9.80±2.69	15.50±3.17
对照组	30	19.60±4.20	13.47±3.76	37.60±13.97	30.57±12.03	7.83±14.10	34.9±13.63

3 讨论

BPH 的相关发病机制研究较多，但至今仍未有明确定论。目前，大多数学者认为，其发生与上皮细胞和间质细胞增殖及细胞凋亡的平衡遭到破坏等因素相关 [9-10]。同时发现酗酒、吸烟、肥胖及寒冷亦可致其发病或致病情加重。BPH 的危害性关键在于引起下尿路梗阻后所导致的病理生理改变 [11]，BPH 的病理改变主要为上皮细胞及间质细胞增殖，导致腺体增生。根据 BPH 临床表现，大多数学者认为其当属中医学"癃闭""精癃""淋证"范畴。对于 BPH 的中医学病名，目前有"癃闭"和"精癃"2 种主要分歧意见"，癃闭"说认为，"癃闭"更能反映 BPH 排尿不畅的症状特征；而"精癃"说主要基于前列腺的生理功能特征，认为归于"精癃"更能反映 BPH 的本质。而"淋证"的症状特征和 BPH 的主症完全不符，所以我们认为将其归于"癃闭"更符合中医证候诊断的特点。BPH 的临床症状早期以尿频、尿急、夜尿增多为主，中后期以不同程度的排尿困难、余沥不尽，甚至完全尿不出为主。对其病因病机，古代中医经典文献早有阐述，《素问·五常政大论篇》曰："其病癃闭，邪伤肾也。"《灵枢·本输》篇曰："三焦……实则闭癃，虚则遗溺。"中医理论认为，癃闭之证，病位在于膀胱和肾，但与肺、肝、脾三焦相关，基本病机为三焦气化不利，肾和膀胱气化失司，水道不通。总因年老体衰，肾元日渐虚损，肾气亏虚，气不化水，则血瘀、津凝、水停，久则浊瘀凝结，阻于下焦。加之本病多病程较长，"久病则瘀""血瘀则水道不利"，故发此证。因此，我们认为，本病多为本虚标实之证，肾虚为本，血瘀为标，肾虚血瘀为其最根本的病因病机特点。

目前对于 BPH，西医药物治疗，患者前列腺体积缩小不明显，症状停药易复发。而中医则能根据 BPH 的根本病因病机，进行辨证施治。本研究认为此病以肾虚为本，兼瘀、气滞、湿热、脾肾气虚，中医治疗应标本同治；因其病理改变可归结为中医的"郁结"，局部增生又与"癥瘕"相似，故血瘀为主要的病理因素，并贯穿疾病发展始终，故在治疗中更需重视"开郁散结，活血化瘀"，据此制定了以益气活血、祛瘀散结、利水通淋为基本治法的芪甲通淋化瘀方。该方由生黄芪、炮穿山甲、刘寄奴、桃仁、王不留行、琥珀、白茅根等组成。在临床应用中，王志刚主任常根据患者临床证候不同，随证加减，增强疗效，体现中医"标本同治，辨证论治"特征。偏于气滞加荔枝核、枳壳以加强行气止痛之效，偏于湿热加苍术、山栀子、滑石以清利下焦湿热，偏于脾肾气虚加附子、炒山药以温补肾阳，健脾益气。

本研究结果表明，芪甲通淋化瘀方治疗BPH临床疗效显著，可使患者I-PSS评分降低，生活质量提高，Qmax明显升高，前列腺体积明显缩小。

参考文献

[1]孙洁,陈婷婷,李滢,等.良性前列腺增生症的中西医结合康复疗效[J].中国医药导报,2017,14(36):109-111.

[2]马卫国,贾金铭.中西医结合诊疗良性前列腺增生症的思路[J].中国男科学杂志,2009,23(4):1-2.

[3]赵建业.肾虚血瘀为前列腺增生症的基本病机[J].新中医.2011,43(2):8-11.

[4]张亚强,卢建新,宋竖旗.中医药治疗前列腺疾病的研究现状[J].中国中西医结合外科杂志,2010,16(3):255-258.

[5]中国中西医结合学会男科专业委员会.良性前列腺增生中西医结合临床诊疗指南[J].中华男科学杂志,2017,23(3):280-285.

[6]中华医学会泌尿外科学分会.中国泌尿外科疾病诊断治疗指南(2014版)[M].北京:人民卫生出版社,2014:171.

[7]郑筱萸,中药新药临床研究指导原则[M].北京:中国医药科技出版社,2002:85-86.

[8]国家中医药管理局.中医病证诊断疗效标准[M].南京:南京大学出版

社,1999:33.

[9]辛玉宏,赖建生,赵国平,等.前列腺增生症中血管内皮生长因子C的表达与血清前列腺特异抗原的相关性[J].现代泌尿外科杂志,2014,19(3):186-189.

[10]陈洪德,叶雪挺,张奕荣,等.持续小剂量西地那非对良性前列腺增生患者组织内皮素-1及其受体的影响[J].中华老年医学杂志,2012,31(6):500-502.

[11]厉彦卓,武广平,厉波.良性前列腺增生患者尿动力学检查及临床意义[J].山东医药,2009,49(46):48-49.

清热利湿汤治疗湿热蕴结型
急性痛风性关节炎的疗效

急性痛风性关节炎是一种急性无菌性关节炎，表现为突发性剧烈疼痛伴关节红肿及功能障碍，由于嘌呤代谢紊乱导致尿酸盐结晶沉积在关节，刺激局部引起急性炎症反应，起病急骤。本病患病率为0.34%～2.84%[1]，青壮年男性多见。西药治疗急性痛风性关节炎在急性发作期主要采用消炎止痛、酸排泄或抑制尿酸合成的药物，其不良反应较多。如秋水仙碱非甾体类消炎药常出现胃肠道不适及肝肾功能等不良反应，尤其引起急性广泛的胃黏膜病变导致消化道出血，许多患者难以忍受[2]。本病属中医学"热痹"范畴[3]。中医治疗以清热通络，祛风除湿为主[4]，不良反应小，疗效独特[5-6]。本文旨在探讨清热利湿汤对痛风性关节炎的临床疗效。现报道如下。

1 资料与方法

1.1 一般资料

收集2017年2月至2018年2月天水市中医医院门诊及住院治疗的痛风患者104例。采用随机数字表法分为治疗组和对照组，每组各52例。治疗组男30例，女22例；年龄（41.64±5.29）岁；病程（3.13±1.34）个月。对照组男28例，女24例；年龄（44.31±6.46）岁；病程（3.38±1.62）个月。两组一般资料比较差异无统计学意义（$P>0.05$），具有可比性。本研究经医院伦理委员会审核通过。

1.2　纳入标准

①满足1977年美国风湿学会（ACR）制定的急性痛风性关节炎诊断标准[7]；②年龄20～80岁；③愿意接受本研究；④中医证型属湿热蕴结证，足趾关节肿痛发红，或肤温高，舌质红，苔黄腻，脉滑数。

1.3　排除标准

①局部外伤、感染；②有严重胃溃疡病史或既往有上消化道出血病史；③患者或家属不肯配合完成疗程和随访；④其他原因如药物、肿瘤放化疗后或者由于慢性肾衰竭等引起的继发性痛风性关节炎；⑤对非甾体类消炎药、秋水仙碱过敏者；⑥孕妇或者哺乳期女性。

1.4　治疗方法

两组患者均予减少富含嘌呤类食物（如动物内脏、沙丁鱼等）的摄入，戒酒，足量饮水（＞2000 mL/d），适当抬高患肢，嘱其避免过度劳累、受冷、关节外伤等，停用消炎止痛、利尿剂、糖皮质激素等其他影响疗效和抑制尿酸代谢与排泄的药物[8]。口服碳酸氢钠0.5 g/次，3次/日，以碱化尿液。对照组：口服双氯芬酸钠缓释片［国药集团致君（深圳）坪山制药生产，国药准字H10970209］，0.1 g/次，1次/日。治疗组：给予清热利湿药方治疗，方药组成[9-10]：忍冬藤30 g，生薏苡仁30 g，虎杖20 g，土茯苓15 g，萆薢15 g，蒲公英15 g，苍术15 g，黄柏15 g，生地黄10 g，地龙10 g，茵陈10 g，防己10 g，川牛膝10 g。1剂/日，由本院煎药机煎煮，每剂煎为2袋，每袋200 mL，2次/日，1袋/次，早晚服用，连服1个疗程。两组均以14 d为1个疗程.

1.5　观察指标

治疗前及治疗后10 d，观察两组临床症状体征包括关节肿胀指数、关节功能分级标准、疼痛VAS评分及实验室指标［尿酸（UA）、白细胞计数（WBC）、中性粒细胞百分比（N%）、红细胞沉降率（ESR）、hs-CRP］的变化。关节肿胀指数从关节静息痛、压痛和肿胀三方面评分，评分越高症状越重；关节功能分级标准从Ⅰ～Ⅴ级，级别越高，关节病损越重；VAS评分从

10分到0分评分，10分表示剧痛，0分为无痛。免疫比浊法检测UA，细胞标记法检测WBC、N%，魏氏法测定ESR，酶联吸附法监测hs-CRP。

1.6 统计学方法

采用SPSS17.0软件进行统计分析，计量资料以 $\bar{x} \pm s$ 表示，两组间比较采用独立样本 t 检验，计数资料比较采用 χ^2 检验，等级资料比较采用Whitney U 检验。$P<0.05$ 为差异有统计学意义。

2 结果

2.1 关节肿胀指数

两组患者治疗后关节肿胀指数均较治疗前降低，且治疗组低于对照组，差异有统计学意义（$P<0.01$），详见表1。

表1　两组患者治疗后关节肿胀指数比较

组别	例数	治疗前	治疗后	t值	P值
治疗组	52	9.25±2.63	2.15±1.95	15.638	<0.001
对照组	52	9.28±2.45	5.16±2.07	9.263	<0.001
t值		0.600	7.632		
P值		0.952	<0.001		

2.2 关节功能分级

两组治疗前后关节功能分级组内及组间比较差异无统计学意义（$P>0.05$），详见表2。

表2　治疗前后关节功能分级比较（n=52）

组别	时间	Ⅰ级（例）	Ⅱ级（例）	Ⅲ级（例）	Ⅳ级（例）	Z值	P值
治疗组	治疗前	30	19	3	0	0.880	0.379
	治疗后	26	21	5	0		
对照组	治疗前	16	26	10	0	0.403	0.687
	治疗后	15	25	12	0		

2.3 VAS评分

与治疗前比较，两组治疗后VAS评分下降，且治疗组低于对照组（P<0.01），详见表3。

表3 两组患者治疗前后VAS评分比较

组别	例数	治疗前(分)	治疗后(分)	t值	P值
治疗组	52	7.9±1.5	2.0±1.7	18.766	<0.001
对照组	52	7.8±1.6	4.1±20	10.417	<0.001
t值		0.329	5.769		
P值		0.743	<0.001		

2.4 实验室检测指标

与治疗前相比，两组治疗后尿酸、ESR、hs-CRP、N%均降低（P<0.01），治疗组WBC降低（P<0.05）；与对照组治疗后对比，治疗组尿酸、WBC降低（P<0.01），其余指标差异均无统计学意义（P>0.05），详见表4。

表4 两组患者治疗前后指标比较（n=52）

组别	时间	尿酸 （μmol /L）	ESR （mm/h）	hs-CRP （mg /L）	WBC （×10⁹ /L）	N （%）
对照组	治疗前	543.15±122.42	35.07±17.46	25.54±19.53	8.42±2.84	83.20±10.15
	治疗后	427.25±63.14[a]	14.26±10.13[a]	12.41±8.96[a]	7.62±2.95	60.43±5.62[a]
治疗组	治疗前	532.81±117.78	36.32±14.97	27.73±17.76	8.42±2.82	85.68±10.09
	治疗后	335.88±46.64[a]	14.03±9.96[a]	12.56±9.04[a]	6.34±2.47[b]	60.69±4.65[a]

注：与本组治疗前比较，[a]P<0.01；与对照组比较，[b]P<0.05，[c]P<0.01。

2.5 治疗总有效率

治疗组总有效率高于对照组，差异有统计学意义（P<0.05），详见表5。

表5　两组患者治疗总有效率比较

组别	例数	临床治愈（例）	显效（例）	好转（例）	无效（例）	总有效率（%）
治疗组	52	37	6	6	3	94.23
对照组	52	18	19	4	11	78.84
χ^2值						5.283
P值						0.021

3　讨论

痛风性关节炎发作初期以单关节急性炎症反应为特征，表现为关节部位的红、肿、热、痛，逐步多关节受累，频繁发作，长期反复发作将引起关节畸形、关节功能受限、肾结石、肾功能损害[11]。西医治疗主要以口服秋水仙碱、非甾体抗炎药、降血尿酸药及激素治疗为主，以缓解疼痛，改善症状，尚需长时间服用。一旦停药，则易复发，且常见有胃肠道不适，甚至消化道出血、骨髓抑制、慢性肾脏损伤等毒副作用。因此，治疗的依从性上具有一定的局限性。为此探索应用中药治疗痛风性关节炎的临床疗效具有十分重要的意义。

中医学治疗急慢性疾病具有广泛的民众基础，同时在治疗痛风性关节炎方面，辨证准确，用药精当，疗效显著，效果稳定，价格低廉，依从性好。本病属于中医学"痹症""热痹""历节病"等范畴。因于先天禀赋不足，加之平素饮食失宜，过食肥甘膏粱厚味，致湿热内蕴，邪热壅阻经络，痹阻关节，气血郁滞不通，以致关节局部红肿热痛、屈伸活动受限等[12]。本病早期为湿热蕴结型，治疗当以清热通络、祛风除湿。该方为早期治疗拟方，方中重用忍冬藤、土茯苓为主药清热利湿，蒲公英清热解毒，辅以萆薢、苍术、黄柏、薏苡仁、生地黄、虎杖、茵陈、防己增强祛湿之功效，川牛膝引血下行，地龙疏风通络止痛。全方可清热、利湿、解毒、通络、止痛，符合病因病机，组方精当，从而缓解疼痛，改善症状。当湿热症除，红肿消退，疼痛消失之时，当以健脾化湿之法善后，以免苦寒之药败伤脾胃。同时祛湿宜缓图之，不宜过急过猛，以免出现伤阴之弊。同时嘱患者该方煎汤宜服，药渣可药浴外洗，缩短疗程，缓解症状，其疗效与对照组相比，可显著改善急性痛风性关节炎患者的临床症状体征，降低血清尿酸水平。对痛风治法的统计结果显示湿热蕴结证为痛风临床主要证型[13-14]，清热利湿是治疗湿热蕴结证痛风最常见的治法，中医药治疗痛风的优势，不仅疗效肯定，且整体调理全身代谢，毒副作用小，复发率低。本研究对门诊或住院病历的前期调研结果也证实了这一点。综上所述，应用清热利湿汤可改善湿热蕴结型急性痛风性关节炎临床症状体征，降低血清尿酸水平。

参考文献

[1]罗浩,覃俏俊,韦广萍,等.痛风的发病机制及诊治研究进展[J].内科,2019,14(1):47-50.

[2]曾小峰,陈耀龙.2016中国痛风诊疗指南[J].浙江医学,2017,39(21):1823-1832.

[3]杨良山,钟琴.痛风性关节炎中医病因病机研究综述[J].风湿病与关节炎,2014,3(8):53-56.

[4]陈永贵,吴金玉,袁林,等.中医药治疗类风湿关节炎的研究进展[J].大众科技,2019,21(1):63-65.

[5]葛平,张贺,孙肖琛,等.黄芩清热除痹胶囊对佐剂性关节炎大鼠血清IL-1β和IL-6的影响[J].中药新药与临床药理,2014,25(1):8-10.

[6]江莹,张静,孟楣,等.黄芩清热除痹胶囊对佐剂性关节炎大鼠的抗炎作用[J].华西药学杂志,2015,30(2):178-180.

[7]Wallace S L,Robinson H,Masi A T,et al. Preliminary criteria for the classification of the acute arthritis of primary gout[J]. Arthritis Rheum,1977,20(3):

895-900.

[8]史梦妮,付骞卉,刘宇,等.中西医药物治疗急性痛风性关节炎的疗效研究进展[J].中央民族大学学报(自然科学版),2019,28(2):88-92.

[9]石鹏,林为民,赵武,等.杨宗善治疗痛风经验总结[J].陕西中医,2013,34(1):57-58.

[10]申玲玲,于东升,许石钟.中医药治疗急性痛风性关节炎用药规律研究[J].河南中医,2021,41(2):229-232.

[11]Ragab G,Elshahaly M,Bardin T. Gout:an old disease in new perspective-A review[J]. J Adv Res,2017,8(5):495-511.

[12]赵友红.痛风性关节炎急性期中医治疗之规律性研究[J].内蒙古中医药,2011,30(23):4-6.

[13]曹玉璋,杨怡坤.房定亚教授治疗痛风性关节炎经验[J].北京中医药大学学报(中医临床版),2009,16(6):34-35.

[14]张意侗,梁晖,解纪惠,等.滑膜炎颗粒对湿热蕴结型痛风性关节炎血清炎性因子的影响[J].中国医药导报,2020,541(11):159-162.

推拿结合药物抗凝防治术后
下肢深静脉血栓的临床研究

下肢深静脉血栓（deepwenousthrombosis，DVT）是患者围手术期死亡的主要原因之一[1]，也是医院内非预期死亡的重要原因。本研究应用推拿结合药物抗凝防治术后下肢深静脉血栓形成的临床疗效及安全性评价，具有疗效满意且无显著毒副作用、简便价廉的特点，现报告如下。

1 资料与方法

1.1 一般资料

收集我院住院部2011年1月至2015年12月的下肢手术病例150例，ASA分级Ⅰ～Ⅲ级。根据随机数字表法分为观察组和对照组。观察组90例，男性48例、女性42例，平均年龄（67.11±9.72）岁。对照组60例，男性34例、女性26例，平均年龄（66.51±10.01）岁；两组患者年龄、性别、高险因素等方面无统计学差异（$P>0.05$），具有可比性。

1.2 深静脉血栓的诊断标准[1]

①临床表现。患者均有不同程度的下肢肿胀，伴不同程度疼痛，抬高肢体后疼痛可稍微缓解，活动受限，肌张力增高，皮肤温度升高且多数呈暗紫色，下肢肢体周径比健康侧下肢粗3～13 cm；②D-二聚体水平大于500 μg/L者为急性DVT；③多普勒超声检测。见血栓部位血流中断，远端血流速度明显减慢，血栓区内无血流回流信号。

1.3　纳入标准[2]

①术前彩超检查未发现静脉血栓；②无静脉血栓形成病史和治疗史；③凝血功能未发现异常；④无血友病史；⑤重要脏器功能无严重病变，可耐受手术；⑥无脑血管疾患；⑦无恶性肿瘤；⑧非妊娠；⑨术前未使用抗凝药物。经医院伦理委员会批准，与患者及其家属充分沟通签署知情同意书。

1.4　排除标准[3]（包括不应症或剔除标准）

①肝、肾等重要脏器功能衰竭；②妊娠中或有可能妊娠者或哺乳期妇女；③过敏体质或对多种药物过敏者；④合并严重原发性疾病，精神病患者；⑤年龄在18岁以下或75岁以上者；⑥凡不符合纳入标准，未按规定用药，无法判断疗效或资料不全等影响疗效或安全性判断者；⑦同时或近一周使用抗凝药物的患者；⑧行滤网植入术者。

1.5　方法

1.5.1　治疗方法

两组均于术后12 h给予低分子肝素钙0.1 mL/10 kg皮下注射，1次/日，连用3日。同时给予华法林3 mg口服，1次/日，根据凝血功能，调整华法林剂量，共用至术后30 d。检测国际标准化比值，维持国际标准化比值在2.0～3.0，勿超过3.0。使药前检测1次；服用第3日检测1次，第7 d检测1次，然后改为每周检测1次，直到第4周；1月后改为每月检查1次，坚持5个月。观察组结合：辩证中医推拿手法治疗，术后2 d选择滚法、拿法、点穴按摩，手法力度以轻柔为主。术后3～6 d选择滚法、拿法、捏法、点穴按摩，手法力度中度，关节功能锻炼。术后7 d以恢复肌力，改善关节功能的手法为主，关节被动功能锻炼，肌肉软组织重力度推拿治疗。对照组：结合空气波压力治疗仪行下肢气压电按摩治疗，时间30 min，2次/日。

1.5.2　观察指标

观察术后患者肢体肿胀情况，治疗后血浆凝血活酶时间及血浆活化部分凝血活酶时间、纤维蛋白原、国际标准化比值、D二聚体及下肢彩色多普勒超声指标变化情况。

1.5.3　评价指标

治疗后临床表现及临床实验室检查的严重程度评分标准见表1。

表1　临床表现及临床实验室检查的严重程度评分表

临床表现	评分标准	评分
疼痛	无/中度,不需要止痛药/严重,需要止痛药	0/1/2
水肿	无/轻度或中度/重度	0/1/2
静脉性跛行	无/轻度或中度/重度	0/1/2
皮温	正常/低/高	0/1/2
D-二聚体	$(0\sim0.5)\,\mu g/mL/(0.5\sim1.0)\,\mu g/mL/>1.0\,\mu g/mL$	0/1/2

注：最高15分，最低2分，容许区间为3～12分。<3分为低度可疑，3～12为中度可疑，≥12分为高度可疑。

1.6　统计学方法

采用SPSS17.0统计软件进行分析。各组计量资料，用（$x\pm s$）表示；组内治疗前后比较采用配对样本t检验，组间比较采用独立样本t检验。计数资料用χ^2检验。$P<0.05$表示差异有统计学意义。

2　结果

两组术后下肢深静脉血栓发生率方面无明显差异，但观察组在治疗后临床表现及临床实验室检查的严重程度评分差异有显著性意义（$P<0.05$），说明其可改善下肢疼痛、肿胀症状体征（$P<0.05$）。详见表2、表3。

表2　两组治疗前后严重程度评分比较

组别	治疗前(分)	治疗后(分)	P
观察组	10.08±0.57	7.43±0.66△▲	0.01
对照组	9.76±1.0	16.97±1.02△	0.04
P	1.21	0.02	

注：与治疗前比较，△P<0.05；与对照组比较，▲P<0.05。

表3　两组患者术后下肢深静脉血栓发生率的比较

组别	例数	下肢肿痛		腓肠肌压痛		超声检查		阳性发生率(%)
		例数	百分率(%)	例数	百分率(%)	例数	百分率(%)	
观察组	90	12	13.3▲	10	11.1▲	12	13.3	13.3
对照组	60	9	15	8	13.3	9	15	15
P	0.12	0.31		0.41		0.22		

注：与对照组比较，▲P<0.05。

3　讨论

深静脉血栓形成是血液在深静脉内非正常凝结、不完全或完全阻塞管腔并导致静脉回流障碍而产生的一系列临床症状和体征[4]。大多数患者小腿肌肉处的静脉丛是其深静脉血栓的来源，在未对患者进行任何治疗的状况下其小腿形成的深静脉血栓可达25%，且会延伸至其周围近端静脉[5]。静脉血管壁损伤、血液高凝及血液流动缓慢是导致DVT的主要发病机制，从Virchow[6]提出至今，一直被世界学者所公认。由于手术中出现全身性麻醉或联合阻滞致使肌肉暂时丧失了"肌泵"功能，降低了静脉血流的驱动力，静脉扩张，造成静脉回流缓慢，减缓了静脉流速。患者经过下肢手术后其下肢制动，加其长期卧床致使其下肢肌肉始终保持在一种松弛状态，从而致使其血流瘀滞。手术中由于机械性操作使用不当（如拉钩等）

而需使用止血带，但这样不仅极易挫伤静脉壁而且还会致使血小板出现黏附现象，从而导致纤维蛋白发生沉积致使血栓形成。患者临床常表现为患侧肢体疼痛、肿胀，并随病情的发展影响其肢体功能，如治疗不及时，可导致下肢功能的部分或完全丧失，严重时可因栓子脱落引发肺栓塞而危及患者的生命安全。

推拿是一种以中医脏腑、经络学说为理疗基础，结合西医的解剖和病理诊断，用手法作用于人体体表特定部位以调节机体生理、病理状况，达到理疗目的的治疗方法[7]。中医学认为，推拿具有疏通经络、调和气血的功能。《黄帝内经》："经络不通，病生于不仁，治之以按摩"，并对该法的适应证做了介绍，指出各种痹症、痛证、痿证可以按摩治疗。这些描述与术后下肢肿胀、疼痛、活动障碍相似。低分子肝素钙具有半衰期更长，抗凝效果肯定，更适合在无须监测的条件下给药的优势，在抗凝治疗方面应用为国内外学者普遍接受。华法林为间接作用的香豆素类口服抗凝药，能抑制维生素K依赖的凝血因子Ⅶ、Ⅸ、Ⅹ和Ⅱ的合成，并抑制抗凝蛋白C及其辅因子蛋白S的合成[8]。口服足量剂量，3日后Ⅸ、Ⅹ和Ⅱ因子耗尽，才能显示抗凝效应，5～7 d疗效才可稳定，起效慢而持久。在联合治疗方案中3 d后停低分子肝素，口服华法林，可维持持续抗凝作用，发挥口服法方便的特点，有利于患者长时间治疗，提高依存度。联合用药时须进行D-二聚体和国际化比值检查。血栓将要形成前和形成后血浆中D-Dimer水平会升高，所以术后动态监测血浆中的D-Dimer浓度能够前瞻性预测深静脉血栓的发生[9]。研究表明，观察组和对照组相比，两组术后下肢深静脉血栓发生率方面无明显差异，但观察组在治疗后临床表现及实验室检查的严重程度评分差异有显著性意义（$P<0.05$），可改善下肢疼痛、肿胀症状体征（$P<0.05$）。本研究表明，推拿结合药物抗凝能降低下肢深静脉血栓形成的风险，能减轻术后下肢深静脉血栓患者肿胀、下肢疼痛症状，防治效果肯定，且无明显毒副作用，值得临床推广应用。

参考文献

[1]呼芳,孙江艳.间歇充气压力泵联合ted压力袜预防骨科下肢手术后深静脉血栓的效果研究[J].山西医药杂志,2017,46(22):2768-2771.

[2]陆恩祥,任卫东.血管超声诊断图谱[M].沈阳:辽宁科学技术出版社,1999.

[3]靳宏虎.高血压与下肢深静脉血栓形成相关性的病例对照研究[D].太原:山西医科大学,2012.

[4]杨力,李建国,张万蕾,等.人工关节置换术后下肢深静脉血栓形成的彩色多普勒超声诊断[J].临床超声医学杂志,2007,9(11):651-653.

[5]张琼,章水均,赵晨,等.术中双小腿间歇式充气压力泵治疗对复杂髋臼骨折患者下肢深静脉血栓形成的预防作用[J].浙江医学,2013,35(7):565-566.

[6]中华医学会外科学分会血栓外科学组.深静脉血栓形成的诊断和治疗指南(第2版)[J].中国外科杂志,2012,50(7):611-614.

[7]史维嘉.中医推拿对老年人身体的保健作用[J].中国社区医师:医学专业,2013,15(6):223-223.

[8]董军,刘寅.抗凝药物的进展及临床应用[J].中华老年心脑血管病杂志,2013,15(12):1333-1335.

[9]傅思睿,陆骊工.下肢深静脉血栓的诊断与治疗[J].当代医学,2012,18(27):11-12.

中西医结合治疗慢性溃疡性
结肠炎46例疗效观察

慢性溃疡性结肠炎又称炎症性肠病，是一种原因不明的直肠和结肠性疾病，属消化系统的疑难疾病，且常易复发，并与结肠癌发病有相关性。目前临床多采用氨基水杨酸类和皮质类固醇类药物治疗，但存在停药后反跳、疗效不稳定、长期用药副作用较大等缺点。单用中药治疗疗程较长，起效缓慢。笔者采用芪参肠泰方配合西药治疗慢性溃疡性结肠炎，收到了满意疗效，结果报道如下。

1 临床资料

1.1 诊断标准

诊断标准参照《最新国内外疾病诊疗标准》[1]。患者有不同程度的腹泻，每日2～10次不等，大便呈黏液脓血便或稀水样便，伴腹痛、腹胀、肠鸣、乏力、纳差等。大便检查可见脓细胞或红细胞，纤维结肠镜检查可见黏膜充血、水肿、出血，并有大小形态不同的多个溃疡，覆盖有黄白或血性渗出物。

1.2 一般资料

观察病例均为本院门诊和住院患者，共46例，其中男27例，女19例；年龄25～63岁，平均（60.30±10.45）岁；病程0.5～8年，平均（3.04±3.15）年；病情程度：轻度16例，中度25例，重度5例；黏膜病变以乙状结肠和直肠为主33例，累及左侧结肠13例；粪检和细菌培养均未发现病原体。

2 治疗方法

所有病例均给予口服中药芪参肠泰方。处方：黄芪30 g，太子参、山药、苍术、白术、白花蛇舌草、五倍子、诃子、白及各12 g，苦参、土茯苓、鸡内金各15 g，石榴皮、乌药各10 g，云南白药1/3瓶。每日1剂，水煎，分早晚2次口服。同时配合西药康体多4 mL肌肉注射，每日1次；思密达每次1袋，每日3次，口服；谷维素每次30 mg，每日3次，口服。治疗4周为1疗程。4周后观察疗效。

3 疗效标准与治疗结果

3.1 疗效标准

疗效标准参照《最新国内外疾病诊疗标准》[1]。近期临床治愈：症状消失，纤维结肠镜复查黏膜正常，停药或仅用维持量药物，观察6月无复发。有效：临床症状基本消失，纤维结肠镜复查黏膜有轻度炎症反应及部分假肉形成。无效：治疗后，临床症状与内镜检查无改善。

3.2 治疗结果

近期临床治愈28例，有效16例，无效2例，治愈率为60.87%，总有效率为95.65%。

4 体会

慢性溃疡性结肠炎发病机制尚不清楚，目前有资料表明其可能与免疫功能异常、细菌或病毒感染、饮食、精神刺激等因素有关[2]，以往临床多使用柳氮磺胺嘧啶和激素治疗。近年来报道采用中药煎汤保留灌肠治疗本病[3]，疗效肯定，副作用小，但起效慢，患者依从性差。本病属中医学痢疾、泄泻、肠澼等范畴，病位在脾、胃、大肠，病因为饮食、情志失调、过度劳累，导致脾失健运，湿热内生，蕴结大肠，损伤肠道，肉腐血败而致病，证属脾虚湿盛，兼有气滞郁热。故笔者采用芪参肠泰方治疗，方中黄芪、白术、太子参、山药、鸡内金益气健脾，扶助正气；白花蛇舌草、苍术、土茯苓清热燥湿化浊；五倍子、诃子、石榴皮涩肠止泻；白及收敛止血，消肿生肌；云南白药化瘀止血，活血止痛，解毒消肿；乌药行气化滞止痛。诸药合用，共奏健脾益气、燥湿化浊、固涩生肌、行气止痛之功。配合康体多、思密达、谷维素保护肠道黏膜，调节肠道功能，加快肠道黏膜修复及病灶消除，疗效满意。

参考文献

[1]陈贵延,薛赛琴.最新国内外疾病诊疗标准[M].北京:学苑出版社,1991:284.

[2]刘为文.炎症性肠病的病因与发病机制[J].临床内科杂志,1998,6(2):3.

[3]刘安祥.结肠汤加云南白药保留灌肠治疗溃疡性结肠炎36例[J].中国中西医结合杂志,2004,24(11):1037-1038.

地坛牌清开灵治疗急性脑血管病的疗效观察

急性脑血管病系脑部或支配脑的颈部动脉病变引起的脑局灶性血液循环障碍，本病发生于中老年，尤其是高血压病动脉硬化患者，其发病特点为起病急骤，短时间内胸损害症状达到高峰，临床治疗棘手，死亡率、病残率均较高。1992—1997年，我们采用清开灵注射液治疗急性脑血管患者156例，收到满意疗效，现报告如下：

1 临床资料

1.1 一般资料

治疗组156例均为住院患者，男性86例，女性70例，年龄最大74岁，最小52岁，其中缺血性脑血管病100例，出血性脑血病56例。

对照组病例按就诊顺序随机抽取同期未采用清开灵注射液住院患者70例，其中男性42名，女性28名，年龄最大78岁，最小46岁，两组病例年龄和病情基本相似。

1.2 治疗方法

治疗组采用清开灵注射液（北京中医药大学药厂生产）40~60 mL加入5%葡萄糖注射液300~500 mL，每日一次，辅以西药脱水、抗血栓、止血、降压、抗炎、细胞活化剂等常规治疗；对照组单用西药常规治疗。以上病例均经CT检查确诊。

1.3 疗效判断

按照使用药物前后的意识状态、神经症状和体征的变化对比，分为显效、有效和无效三种治疗结果。

1.3.1 显效

急性期病例主要是意识障碍转为清醒、瘫痪肢体肌力提高2级以上，麻木、火语、智能、记忆、定向及计算力等明显好转。

1.3.2 有效

有效指意识障碍好转，神经症状和体征有改善。

1.3.3 无效

用药前后病情无变化，加重或死亡。

2 结果

清开灵治疗组用药时间最长15 d，最短3 d，平均7.3 d；显效50例（32.1%），有效88例（56.7%），无效18例（11.5%）；对照组用药时间最长18 d，最短2 d，平均8.4 d，显效20例（27.1%），有效34例（48.5%），无效16例（22.8%），两组对比均有显著性差异，$P<0.01$，清开灵治疗组疗效明显优于对照组。

3 讨论

急性脑血管病来势凶险，临床症见突然昏仆，不省人事，牙关紧闭，两手握固或目合口开，手撒遗尿等症，其病理多为邪滞清窍，扰乱神明，气血逆乱，导致全身脏腑功能失调，治疗应从整体出发，纠正全身脏腑功能紊乱。清开灵注射液是在《温病条辨》一书中安宫牛黄丸基础上研制而成，具有清热化痰、祛瘀通络、醒神开窍、镇惊祛风等作用，以纠正人体气血运行紊乱，促进神明的恢复，进而使急性脑血管病的病理状态得以改善。现代药理研究表明，清开灵使全血黏度血球压积，血小板数量明显降低，凝血酶原，凝血酶时间延长，红细胞电泳时间明显缩短，从而改善血流动力学及血液流变学，降低血管通透性及血管阻力，对抗脑水肿，改善脑缺血，保护脑细胞，缩小胸梗塞面积，促进脑血肿吸收，使脑血管病患者从急性期稳定转入康复期；清开灵注射液还具有较强的抗病毒作用，对急性血管病并发细菌或病毒感染更有防治作用，但对病理属气虚，寒痰闭窍，或见脱症、阳虚，疗效不佳。我们在长期临床应用中未发现其毒副作用，亦无需皮试，更适用于在基层推广。

参考文献

[1]戴自英.实用内科学第8版[M].北京:人民卫生出版社,1980.

[2]张青云.100例脑血管意外死亡病例的死因分析[J].中西医结合实用临床急救,1995,3(2):53.

[3]林越,高彦彬.清开灵在内科急诊中的应用[J].中医杂志,1993,(1):31.

[4]全国中风急症科研协作组清开灵注射液治疗中风急症的临床研究[J].北京中医学院学报,1998,11(3):21.

[5]施新献.医用动物实验方法[M].北京:人民卫生出版社,1980.

[6]陈怀珍,张宗铭.清开灵注射液合生脉注射液治疗急性梗塞38例临床研究[J].中西医结合实用临床急救,1997(11):506.

金芪利水排石颗粒治疗泌尿系结石
120例临床研究

金芪利水排石丸为我院制剂，经临床疗效观察，对泌尿系结石具有一定的疗效，但存在吸收较少，药物起效慢，生物利用度低等不足。为克服丸剂存在的固有不足，将其应用现代药物制剂技术改制成较为先进的颗粒剂，并通过临床疗效观察，研究金芪利水排石颗粒对泌尿系结石的临床疗效。

1 资料与方法

1.1 一般资料

收集120例本院门诊及住院被诊断为泌尿系结石的患者，其中男68例，女52例；年龄11～79岁，平均年龄45.8岁；肾结石39例，输尿管结石46例。其中上段结石21例，中段结石13例，下段结石9例，膀胱结石3例；肾与输尿管均有结石者35例。所有病例均有肾绞痛病史，均经B超或X线平片及尿路造影确诊，其中74例伴有血尿，16例伴有脓尿，59例伴有尿频、尿急、尿痛。病程为4 h～3年；结石直径最大者1.4 cm×1.1 cm，最小者0.6 cm×0.8 cm。

1.2 研究药物

金芪利水排石颗粒，处方组成：由黄芪、鸡内金、萹蓄、冬葵子、白茅根、淮山药、白术、金钱草、石苇、琥珀、王不留行、川牛膝、台乌、瞿麦等十余种中药组成。规格：9 g/袋。

1.3　诊断标准

诊断标准参照《新药（中药）治疗尿路结石的临床研究指导原则》[1]制定。①肾绞痛发作，面色苍白，出冷汗等。②肉眼血尿或尿常规检查可见红细胞。③泌尿系B超检查或X线腹部平片、静脉尿路造影可明确结石部位。具备以上①并有②或③中任何两项者即可确诊。

1.4　治疗方法

采用随机数字表法将病例分为治疗组与对照组，治疗组60例，其中男31例，女29例；对照组60例，其中男28例，女32例。两组均给予金芪利水排石制剂，其中治疗组服用丸剂，每日3次，每次9g（相当于生药30g），对照组服用颗粒剂，每日3次，每次9g，均以磁化水冲服，每日饮磁化水2000 mL左右。2周为一个疗程，连续服用一个疗程，治疗期间均不服用其他药物，治疗后3个月随访。

1.5　疗效标准

痊愈：腰部或腹部绞痛消失，尿中发现结石，B超检查或X线静脉尿路造影证实结石已排出。好转：肾绞痛等临床症状有所缓解，B超或X线腹平片检查可见影像缩小或下移。未愈：临床症状无缓解，经B超或静脉尿路造影证实原结石影像无改变[2]。

2　结果

2.1　2组疗效对比

2组治疗对比详见表1。

表1　2组疗效对比

组别	例数	痊愈（例）	好转（例）	未愈（例）	有效率(%)
治疗组	60	30	25	5	91
对照组	60	20	25	15	75

注：$P<0.05$，差别具有统计学意义。

2.2　2组复发情况对比

治疗后3个月随访，治疗组有效55例中，复发10例，复发率占18%；对照组有效45例中，复发15例，复发率占33%。

2.3　不良反应

治疗期间2组均未发现明显不良反应。

3　讨论

在中国，泌尿系结石的主要成分为草酸钙，治愈后复发率高达60%～80%[3]。排石中药对小粒结石的治疗及预防复发有明确效果，作用机理多与促进输尿管蠕动、降低尿液pH值、增加尿液对草酸钙的溶解性及利尿有关[4]。本方组方科学合理，与现代医学研究成果相吻合。

根据中医理论，泌尿系结石属于石淋、血淋范畴。结石的成因为膀胱气化不利，下焦湿热蕴结，煎熬尿液，热郁瘀结，日久成石。目前尚无较好的治疗药物，常用的体外冲击波碎石及手术治疗等方法虽然有效，但对病人损伤较大，治疗费用高。近年来，中药排石方面的研究成为治疗泌尿系结石的热点，中药因其费用低廉、疗效确切、副作用小等优点日益得到广大患者的认可。

金芪利水排石颗粒是在本单位多年临床验方的基础上研究而成，因其传统的丸剂存在胃肠道中溶解缓慢、药效发挥迟缓、小儿服用困难等不足，影响了疗效的发挥和临床推广使用。因此，将其通过剂型改造，制备成吸收速度快、生物利用度高、药理作用强度高的颗粒剂。临床研究表明，其临床疗效、治疗复发率与丸剂相比有统计学意义。金芪利水排石颗粒疗效确切，值得在临床推广使用。

参考文献

[1]郑筱萸.中药新药临床研究指导原则[M].北京:中国医药科技出版社,2002.

[2]国家中药管理局.中华人民共和国中医药行业标准——《中医病证诊断疗效标准》[M].南京:南京大学出版社,1994:26.

[3]代海涛,陈志强,叶章群.草酸、草酸钙结晶-上皮细胞相互作用[J].国际泌尿系统杂志,2006,3(2):254-256.

[4]谷现恩,李学义.枸橼酸钾预防草酸钙结石的研究[J].中华实验外科杂志,1994;11(2):10.

菊藤珍草汤治疗
高血压病（阴虚阳亢型）疗效观察

高血压病是严重危害人类生命和健康的最常见心血管疾病。中药治疗高血压病标本同治，重视调节体内阴阳的平衡，改善症状好，副作用小，有一定的优势。我们用菊藤珍草汤治疗高血压病（阴虚阳亢型）患者120例，临床效果显著，现报道如下：

1 资料与方法

1.1 临床资料

病例来源于2009年10月—2010年11月天水市中医院门诊及住院病人。将符合标准的120例高血压1级患者按照自愿原则分为治疗组和对照组，治疗组60例，其中男29例，女31例，平均年龄（60.12±6.03）岁，平均病程（7.04±1.22）年。对照组60例，其中男32例，女28例，平均年龄（57.14±5.05）岁，平均病程（7.12±1.23）年。两组在性别、年龄、病程、高血压分级、治疗前血压值、中医单项症状比较、并发症等方面均无显著性差异（$P>0.05$）。

1.2 诊断标准及分级标准

高血压诊断标准及分级标准采用《2005年中国高血压治疗指南》，中医辨证分型诊断参照2002年国家药品监督管理局颁布的《中药（新药）临床研究指导原则》中的高血压病的辨证分型标准。

1.3 治疗方法

治疗组用菊藤珍草汤，组方（组方中草药由天水市中医医院中药房提供）：杭菊花12 g，钩藤10 g，珍珠母20 g，夏枯草10 g，生牡蛎15 g，生石决明10 g，磁石20 g，泽泻10 g，茯苓10 g，桑寄生9 g，葛根9 g，怀牛膝9 g。水煎服，2次/日，1袋/次，200 mL/袋；连用1个月。同时服用硝苯地平缓释片（扬子江制药股份有限公司生产），每次10 mg，每日2次，连用1个月。对照组用硝苯地平缓释片，每次10 mg，每日2次，连用1个月。两组均辅助饮食、生活调理，治疗期间不得使用其他抗高血压的药物及措施。

1.4　疗效标准

1.4.1　中医疗效标准

主要观察患者头痛、眩晕、心悸、失眠等症状与体征，每周记录1次，采用记分法评定症状轻重程度，轻度记1分，中度记2分，重度记3分，无或消失记0分。

1.4.2　临床疗效标准

临床疗效标准根据《中药新药治疗高血压病的临床研究指导原则》[1]中的疗效标准拟定。药物疗效评定标准为显效：①舒张压下降10 mmHg（1 mmHg=0.133 kPa）或以上，并达到正常范围；②舒张压虽未降至正常，但已下降20 mmHg或以上。有效：①舒张压下降不及10 mmHg，但已达到正常范围；②舒张压较治疗前下降10～19 mmHg，但未达到正常范围。③收缩压较治疗前下降30 mmHg。无效：未达到以上标准者。

1.5　统计学方法

采用SPSS 13.0统计分析软件进行统计学分析，计数资料用χ^2检验，计量资料两两比较及治疗前后比较用t检验。

2　结果

2.1　治疗组和对照组两组症状疗效比较

治疗组和对照组两组症状疗效比较见表1。

表1 治疗组和对照组两组症状疗效比较

组别	时间	眩晕	头痛	心悸	失眠
治疗组	治疗前	4.08±0.47*	3.36±1.15	1.579±0.16	1.24±0.09
	治疗后	3.62±0.59*#	3.08±0.97*#	1.38±0.27	1.37±0.19
对照组	治疗前	4.07±0.84*	3.58±0.74	1.37±0.34	1.28±0.69
	治疗后	3.92±1.10#	3.04±1.13#	1.53±0.65	1.38±0.63

注：治疗组与对照组相比有可比性（$P>0.05$），*代表与治疗后相比有显著意义（$P<0.05$），#代表与治疗后相比两组收缩压与舒张压均下降，而与对照组相比治疗组经治疗后舒张压下降更明显。

2.2 治疗组和对照组用药前后血压比较

治疗组和对照组用药前后血压比较见表2。

表2 治疗组和对照组两组用药前后血压比较

组别	治疗前		治疗后	
	收缩压(mmHg)	舒张压(mmHg)	收缩压(mmHg)	舒张压(mmHg)
治疗组	153.42±9.34*#	99.28±9.63*#	119.01±9.11	78.56±9.64
对照组	150.26±8.25#	98.21±8.94	126.53±9.71	87.07±9.42

注：*表示组内治疗前后血压对比，治疗组及对照组均有显著性差异（$P<0.01$）；#表示治疗后治疗组与对照组比较，两组之间无差异（$P>0.05$）。

3 讨论

高血压病属中医"眩晕""头痛"等病证的范畴。古代文献对高血压病的病因病机早有论述，如《素问·至真要大论》云："诸风掉眩，皆属于肝"。《灵枢·海论》云："髓海不足，则脑转耳鸣，胫瘦眩冒。"阴虚阳亢型是高血压病常见的一种证型[2]。其原因在于先天禀赋、饮食不节、五志过极、情志不畅、久病内伤等，与肾、肝、脾三脏有关，本虚标实，其本在肾，其标在肝。

菊藤珍草汤中，菊花味甘苦，性微寒，《神农本草经》中记载，菊花"主诸风头眩、肿痛、目欲脱、皮肤死肌、恶风湿痹，久服利气，轻身耐劳延年。"有散风疏风清热、清肝明目作用。《本草纲目》："钩藤，手、足厥阴药也。足厥阴主风，手厥阴主火，惊痫眩晕，皆肝风相火之病，钩藤通心包于肝木，风静火熄，则诸症自除。"钩藤、石决明均有平肝熄风之效。夏枯草苦辛，寒，入足厥阴、少阳经。《滇南本草》云："祛肝风，行经络，治口眼歪斜。行肝气，开肝郁，止筋骨疼痛、目珠痛，散痕窃、周身结核。"辅以石决明、夏枯草平肝熄风潜阳。珍珠母咸、寒，归肝、心经，平肝潜阳，安神定惊，清肝明目。怀牛膝活血通络，引血下行，令血不致瘀阻于上，配合桑寄生能补益肝肾。茯苓、泽泻共奏补气健脾化湿之功，以绝生痰浊之源。桑寄生归肝、肾经，补肝肾，强筋骨。诸药合用共起滋肾平肝潜阳之效。

现代药理学研究表明，野菊花具有舒张血管的作用。其主要治疗头痛、眩晕、目赤、心胸烦热、疗疮、肿毒等症。野菊花提取物（2 mL/kg）给小鼠腹腔注射，连续 7 d，发现其血清中一氧化氮合酶（Nitricoxidesynthase，NOS）的含量升高，一氧化氮（NO）水平增加，血管内皮舒张，从而具有降低血压的作用[2]。腹腔注射 0.8 mg/kg TFC 可有效降低大鼠血压，但相同浓度的野菊花挥发油对血压值无明显改变[3]。夏枯草具有降压、降糖、抗菌、抗炎、抗过敏及抗病毒等功效[4-5]。钩藤具有 Ca^{2+} 的拮抗作用，能阻滞外 Ca^{2+} 内流和内 Ca^{2+} 释放[6-7]，钩藤及钩藤碱能使血压明显下降，石决明含有大量钙质，而低钙饮食是高血压病的病因之一[8]。葛根素在改善高血压及冠心病患者的脑血管张力、弹性和搏动性供应等方面有积极的保护作用，主要表现为局部微血管血流和运动的幅度增加[9]，一定剂量的葛根素可以封闭肾上腺素的第二时相的降压作用，并且对异丙肾上腺素具有封闭效应[10]。

高血压病治疗的目的之一是要改善高血压患者的生活质量。Bulpil 等将生活质量概括为 3 个方面，即行为能力、自我感知和症状，其中症状是指高血压病特有的症状及降压药物的副作用。症状可直接影响患者的行为能力和自我感知，因此，改善高血压患者的生活质量首先要消除症状。菊藤珍草汤可明显改善高血压病患者临床症状，无毒副作用，可提高患者生活质量。

参考文献

[1]郑筱萸.中药(新药)临床研究指导原则[M].北京:中国医药科技出版社,2002:73.

[2]张忠,程富胜,张霞,等.野菊花提取物对小鼠血清NO、NOS的影响[J].中兽医医药杂志,2006,25(1):21-22.

[3]戴敏,刘青云,刘道中,等.菊花解热、降压作用的物质基础研究[J].中药材,2001,24(7):505-506.

[4]冯怡,徐德生.夏枯草化学成分及药理作用的研究概况[J].江苏中医药,2005,26(5):55.

[5]国家药典委员会.中华人民共和国药典,2005年版[M].北京:化学工业出版社,2005.

[6]唐省三,马亚珍,陈冬娥.钩藤碱抑制小鼠吗啡戒断症状的探讨[J].军事医学科学院院刊,2004,2(1):97-99.

[7]蔡水敏.最新中药药理与临床应用[M].北京:华夏出版社,1999:403.

[8]王莉莉.天麻钩藤饮治疗高血压病肝阳上亢证的作用机制研究进展[J].湖南中医杂志,26(2):124.

[9]戴琳,余兴华.葛根素的药理作用及临床应用新进展[J].海峡药学,2006,16(6):8.

[10]徐永先.葛根素药理作用的临床研究(综述)[J].中国城乡企业卫生,2010(137):115.

糖尿病胃轻瘫（消渴胃痞DGP）

糖尿病胃轻瘫（消渴胃痞DGP），是糖尿病患者常见的并发症之一，与自主神经及内在神经病变、胃肠道运动、胃肠激素异常、幽门螺杆菌感染以及间质细胞数目减少等因素有关，是继发于糖尿病基础上的以胃动力低下为特点的临床症候群，其特征是在没有胃机械性梗阻的情况下出现胃排空延迟。其临床主要表现为恶心、早饱、餐后腹胀、纳减、呕吐、腹痛和体重减轻等症状，主要特点是胃扩张、胃蠕动减慢和排空延迟。

糖尿病的发病率近年来呈逐步上升趋势，据有关资料显示，2013年，中国糖尿病发病率高达11.6%，而糖尿病胃轻瘫发病率为30%～50%，不仅影响糖尿病患者的生活质量，而且影响糖尿病的有效控制，导致不可预测的血糖波动，加速了病情恶化。

DGP的西医诊断标准：①具有糖尿病病史；②参照国际公认的功能性消化不良。符合以下1个或多个症状，即餐后饱胀不适、早饱感、上腹痛、上腹烧灼感，并且没有可以解释上述症状的其他功能性和器质性疾病，诊断前症状出现至少6个月，近3个月满足以上标准；③胃排空检查。不透X线标记物在胃内停留>5 h。

中医学中虽无明确记载，但我国古代的中医学家已发现了消渴胃痞（糖尿病并发胃轻瘫）的临床事实，如明孙一奎在其《赤水玄珠》一书中，就记载了消渴"……一日夜小便余度……味且甜……载身不起，饮食减半，神色大瘁。"即是说糖尿病人尿多且甜，若病程久延，就可出现饮食显著减少、身体枯瘦的表现。张景岳在其《景岳全书杂证漠·三消干渴》中也提到了"不能食而渴"的认识。《伤寒杂病论》曰"但满而不痛者，此为痞"，《赤水玄珠》记载"消渴，饮食减半神色大瘁……不能食者必传中满鼓胀"。《景岳全书痞满》云："……痞满证，大有疑辨，则在虚实二字，凡有邪有滞而痞者，实痞也无邪无滞而痞者，虚痞也有胀有痛而满者，实满也无胀无痛而满者，虚满也。"现代诸多医家根据临床经验及体会提出来脾虚学说，从理论上强调健脾和胃降逆在治疗消渴胃痞（糖尿病胃轻瘫）中的重要作用。近年，国家中医药管理局糖尿病协作组将糖尿病胃轻瘫命名为"消渴胃痞"，其中医辨证分型，目前没有统一的标准，但多属本虚标实、虚实夹杂之证，本虚多为气虚、阴虚、阳虚，标实多为湿邪、热邪、痰食瘀血等阻滞，与脾胃虚运化无力密切相关，同时涉及肝肾等其他脏腑。

消渴胃痞（糖尿病胃轻瘫）的治疗方法很多，根据八纲辨证，三焦辨证，卫气营血辨证等，切入点不同，治法各异，辨证分型繁多。

脾胃虚弱证：脘腹满闷，时轻时重，喜热喜按，纳呆便溏，神疲乏力，少气懒言，语声低微，舌质淡，苔薄白，脉细弱。

肝胃不和证：胃脘胀满，胸闷吸气，心烦易怒，善太息，大便不畅，得嗳气、矢气始舒，口干微苦，舌质淡红，苔薄黄，脉弦。

痰湿中阻证：脘腹痞塞不舒，胸膈满闷，头晕目眩，身重困倦，呕恶纳呆，口淡不渴，小便不利，舌苔白厚腻，脉沉滑。

胃热蕴结证：胃脘痞闷灼热，得凉则舒，遇热加重。口干喜热饮，口臭不爽，口舌生疮，大便秘结，舌质红，苔黄少津，脉滑数。

胃阴亏虚证：脘腹痞闷，嘈杂，饥不欲食，恶心嗳气，口燥咽干，便秘结，舌红少苔，脉细数。

1.脾胃虚弱证

治法：补气健脾，升清降浊。方药：补中益气汤加减。

2.肝胃不和证

治法：疏肝和胃，理气消痞。方药：柴胡疏肝散加减。

3.脾湿中阻证

治法：祛湿化痰，顺气宽中。方药：平胃散合二陈汤加减。

4.胃热蕴结证

治法：清胃泻热，辛开苦降。方药：半夏泻心汤加减。

5.胃阴亏虚证

治法：滋阴养胃，行气消痞。方药：益胃汤加味。

针灸治疗。主穴：足三里、内关、中脘、胃俞、三阴交；配穴：胃脘胀满配阳陵泉、太冲以疏调胃气；脾胃虚弱配气海、关元、三阴交；呃逆配膈俞降逆止呕；恶心、呕吐配合谷；肝胃不和配曲池、阳陵泉、太冲；胃中虚寒配上脘，并负命门、关元；热邪犯胃配合谷以泄热；痰浊上逆配丰隆以化痰饮；饮食积滞配下脘。

中药热奄包外敷。耳穴：脾、胃、肝、胰、神门、小肠、大肠、内分泌、糖尿病点、三焦、皮质下。

瘀血阻络贯穿消渴胃痞（糖尿病胃轻瘫）的整个过程。

（1）不挑食。平衡的饮食应包括碳水化合物、水果、蔬菜、奶制品、肉类、禽类、鱼类和健康的脂肪。

（2）少食多餐。糖尿病胃轻瘫让患者食欲下降，同时味觉也变差，因此少食多餐更可行。建议每日吃3次少量的正餐，外加3次健康小吃，分别为早饭和午饭之间一次、午饭和晚饭之间一次和一次夜宵。

（3）吃"健康的糖"。"健康的糖"指的是全麦谷物、水果、蔬菜和低脂牛奶。要选新鲜的食物，少买罐头、盒装食品和冷冻食品。要挑选加工程序最少的食物，不买已加工好的或半成品食物。

（4）避免饮酒。酒精有神经毒性，还会导致血糖波动。对饮酒者建议如下：女性每日不要超过1杯，男性每日不要超过2杯。另外，千万别空腹饮酒。

（5）少吃油。患者应该坚持每日只吃3～5份脂肪。"1份"的量为1茶匙的橄榄油或人造黄油。请注意，"清淡、低盐"食物并不都是"低脂"食物。不要吃快餐食品。一顿快餐食品摄入的脂肪量相当于一周摄入的量。

参芪抑糖通络丸对糖尿病周围神经病变震动感觉阈值和踝肱指数的影响及试验研究

糖尿病周围神经病变（DPN）为糖尿病慢性并发症之一，发病率较高，严重影响糖尿病患者的生活质量和生命健康，其病因和发病机制尚未清楚，研究表明震动感觉阈值（VPT）和踝肱指数（ABI）的变化与DPN有相关性，是判断DPN程度、治疗效果和预后的主要观察指标，2009年8月—2010年9月，笔者采用参芪抑糖通络丸治疗DPN，观察治疗前后VPT、ABI及临床症状的变化，取得满意效果，现报道如下。

1 临床资料

1.1 诊断标准

诊断标准参照世界卫生组织糖尿病周围神经病国际协作研究（WHOF-NTF）标准[1]：①符合1999年WHO诊断标准的2型糖尿病患者[2]；②符合合并周围神经病变的诊断标准，即患肢皮肤感觉异常如肢体麻木、刺痛、灼痛、发凉或有戴手套、穿袜感等；肌腱反射（膝跳反射或/和跟腱反射等）减弱或消失；③排除其他病因如酗酒、维生素 B_1 缺乏、尿毒症等。

1.2 纳入标准

符合诊断标准：年龄在18～70岁；血糖控制稳定1月（空腹血糖5.0～8.0 mmol/L）；停用治疗DPN的药物2周以上。

1.3 排除标准

孕期或哺乳期女性，计划近期内生育者；对观察用药或其中成分过敏者；手术或有其他应激情况的患者；糖尿病酮症酸中毒或高渗性昏迷的患者；有明显的肝、肾疾病，严重的冠心病、高血压病患者。

1.4 一般资料

80例观察病例均符合上述标准，随机分为2组。治疗组50例，其中男29例，女21例；平均年龄（52.6±9.7）岁；平均空腹血糖为（6.9±0.7）mmol/L；平均糖尿病病程（8.1±1.2）年，合并周围神经病变病程平均为（5.3±0.8）年。对照组30例，其中男16例，女14例；平均年龄（54.6±10.3）岁；平均空腹血糖为（6.7±0.7）mmol/L；平均糖尿病病程（7.1±1.4）年，合并周围神经病变病程平均为（4.4±0.5）年。2组一般资料经统计学处理，差异均无显著性意义（$P>0.05$）。

2 治疗方法

2.1 治疗组

患者在控制饮食、加强运动及常规药物降血糖治疗的基础上，给予天水市中医院院内制剂参芪抑糖通络丸（批准文号：甘药制字Z1052076，处方：黄芪1140 g，人参、苍术、知母、鸡血藤各400 g，生地黄560 g，山药、丹参、枸杞子、川芎各750 g，茯苓560 g，山茱萸、黄精、麦冬、葛根各450 g。制成水丸），每次10粒，口服，每日3次。

2.2 对照组

在控制饮食、加强运动及常规药物降血糖治疗的基础上，采用甲钴胺片［卫材（中国）药业有限公司生产，批号070605A］治疗，每次0.5 mg，口服，每日3次。2组均以3月为1疗程。治疗1疗程后判断疗效。

3 观察项目与统计学方法

3.1 观察项目

观察患者VPT、ABL、肢体麻木、疼痛、发凉症状以及肌腱反射等。VPT和ABI使用英国亨特立公司（Huntleigh）生产的糖尿病足筛查诊断箱DiabeticFootKit（MD2）进行检查。VPT测试部位为双足拇趾末关节背面，随着电流的增强，振动钮的振幅亦逐渐增大，直至能为被检者所感知，读出此时的伏特数，测试3次取平均值即为VPT。ABI测定：患者取仰卧位，测量双侧上臂血压并取高值作为肱压，双侧胫后动脉和足背动脉中的收缩压为踝收缩压，踝收缩压除以肱压，所得值为ABL。

3.2 统计学方法

应用SPSS13.0统计学软件进行数据处理。计数资料采用卡方检验；计量资料以（$x\pm s$）表示。

4 疗效标准与治疗结果

4.1 疗效标准

疗效标准参照《中药新药临床研究指导原则（试行）》[3]拟定。显效：自觉症状明显好转或消失，膝腱、跟腱反射及VPT、ABI明显好转或恢复正常。有效：自觉症状改善，膝腱、跟腱反射及VPT、ABI好转。无效：未达到上述标准。

4.2 2组临床疗效比较

2组临床疗效经Ridit分析，差异有极显著性意义（$P<0.01$），治疗组疗效优于对照组，详见表1。

表1　2组临床疗效比较

组别	例数	显效（例）	有效（例）	无效（例）	总有效率（%）
治疗组	50	25	19	6	88.0
对照组	30	8	11	11	63.3

4.2 2组治疗前后ABI、VPT比较

2组治疗前ABI及VPT比较，差异均无显著性意义（$P>0.05$）。治疗后治疗组ABI较治疗前明显升高（$P<0.01$），VPT数值较治疗前明显下降（$P<0.01$）。对照组治疗后ABI及VPT数值与治疗前比较，差异均无显著性意义（$P>0.05$）。2组治疗后ABI、VPT数值比较，差异均有极显著性意义（$P<0.01$）。

表2 2组治疗前后ABI、VPT比较

组别	例数	ABI		VPT	
		治疗前	治疗后	治疗前	治疗后
治疗组	50	0.82±0.13	0.98±0.16®®	18.32±4.71	15.57±2.75®®
对照组	30	0.81±0.12	0.87±0.13	18.64±4.68	17.09±1.15

注：®表示与治疗前比较，$P<0.01$；®®表示与对照组治疗后比较，$P<0.01$。

5 试验研究

5.1 试验目的

观察参芪抑糖通络丸灌胃给药后动物的急性毒性反应和死亡情况。

5.2 试验材料

5.2.1 试验药物

参芪抑糖通络丸，由甘肃省天水市中医医院制剂室提供，黑色水丸，每袋重9 g。临床成人用量为2次/日，9 g/次。按此药量计算，成人一日最大给药剂量为0.26 g/kg，2次/日。

5.2.2 试验动物

昆明种小白鼠，由甘肃中医药大学实验动物中心提供，SPF级，雌雄兼用，体重18～22 g，试验动物设施合格证为SYXK（甘）2004—0006，试验动物质量合格证为SCXK（甘）2004—0006，发证单位为甘肃省科技厅；动物按性别分笼饲养，食固体饲料，食水自由，饲料由甘肃中医药大学实验动物中心提供。室温20～25 ℃，相对湿度45%～52%。

5.3 试验方法及结果

5.3.1 试验预试

小鼠21只，♂♀各半，随机分为3组，每组7只，禁食12 h后，分别灌胃给予7.0%、14%、28%参芪抑糖通络丸水煎膏0.4 mL/10 g，一日3次，间隔6 h。观察14 d，结果无小鼠死亡，提示测不出LD50，故确定小鼠一日最大给药量。

5.3.2 正式试验

另取小鼠40只，♂♀各半，禁食12 h后，灌胃给28%（最大浓度）参芪抑糖通络丸0.4 mL/10 g，一日3次，间隔6 h。对动物的体重变化结果用统计软件SPSS13.0进行单因素方差分析处理，详见表3。饮食、外观、行为、分泌物、排泄物、死亡情况见表4。

表3 参芪抑糖通络丸急性毒性试验小鼠体重变化

组别	日次							
	0	1	3	5	7	9	11	13
给药组 (g)	21.5±1.4	23.5±1.5	25.4±1.9	27.5±1.9	28.8±2.8	29.5±2.8	30.7±2.1	31.0±2.2
对照组 (g)	21.7±0.9	23.2±1.5	25.2±1.8	27.2±1.8	28.8±2.5	29.4±2.2	30.0±3.1	31.2±2.5

注：与对照组比较，$P>0.05$。

结果表明，参芪抑糖通络丸给药组与对照组小鼠体重增长方面总体均数没有差异。

表4 参芪抑糖通络丸日最大给药量试验小鼠反应情况

组别	动物数	四肢活动	体毛	饮水	粪便	死亡
给药组	20	—	—	—	—	0
对照组	20	—	—	—	—	0

注：—代表正常。

结果表明，观察期间小鼠毛发光泽，活动自如，进食及大、小便正常，未发现有其他毒性反应。14 d内动物体重增加，由试验前（21.5±1.4）g增加到（31.4±2.2）g，无一只死亡。试验结束时颈椎脱臼处死小鼠，解剖肉眼观察主要脏器颜色及形态学改变，结果心、肝、脾、肺、肾、胃、肠等主要脏器未见异常改变。据此，参芪抑糖通络丸小鼠灌胃给药一日最大给药量为 33.6 g/kg，在本试验条件下未见明显急性毒性反应。

5.4 试验结论

小鼠一日最大给药量大于成人临床给药剂量的100倍被认为是安全的，参芪抑糖通络丸小鼠灌胃给药后，未发现明显急性毒性，小鼠一日最大给药量为33.6 g/kg，相当于临床成人每日用量0.26 g/kg的129倍。因使用原剂型，若按照丸剂中除药物基质以外的纯药物计算，小鼠一日给药量应大于临床给药剂量的129倍，因此在本试验条件下，未见该药明显的急性毒性反应，表明临床使用是安全的。

6 讨论

DPN是糖尿病的常见并发症，亦是糖尿病足溃疡发生的主要危险因素之一，目前定量感觉检查已广泛地应用于DPN的临床诊断和疗效判定。VPT作为一种深感觉的神经定量检查，已在国际上得到认可，其能较稳定地评价DPN的程度，并预测糖尿病足发生的危险性[4]。糖尿病震动感觉受损最早由Wliamson在1905年观察到，随后大量的研究证实它与糖尿病的早期神经病变密切相关，因此，VPT检查也被常规应用于评价糖尿病患者的神经损伤程度。VPT的定义是当震动刺激能被患者明确感知时，其所对应的震动刺激的最小伏特值，它评估的是由皮肤震动刺激引起的本体感觉通路的传导信息，与触觉、温度觉一样，震动感觉反映的是基于离散分布神经纤维的特定神经解剖学通路情况，它的神经选择性体现在有髓Aa和AP大感觉纤维。ABI与2型糖尿病周围血管病变的发生和严重程度密切相关，国外学者Fowkes亦指出，ABI<0.9与血管造影阳性相比，诊断的敏感性为95%，特异性几乎为100%。因此，ABI是2型糖尿病发生周围血管病变的有效初筛指标。而DPN与微血管病变明显相关，如毛细血管基底膜增厚、

血管内皮细胞增生、透明变性、糖蛋白沉积、管腔狭窄，这些微血管病变易造成周围神经低灌注，GianniniC 等[5]研究发现，糖尿病患者有多灶性缺血性近侧神经损害，在腓肠神经有大量关闭的毛细血管。所以，通过观察 VPT 和 ABI 可以判断 DPN 的严重程度和治疗效果，笔者用参芪抑糖通络丸治疗 DPN，临床观察 VPT 和 ABI 的改善，取得了显著疗效，显示了很好的应用前景。

DPN 属中医学消渴痹证范畴。消渴失治误治，日久耗阴伤气，气阴两虚，瘀阻脉络为 DPN 基本病机所在。为此，笔者以益气养阴、活血化瘀、通络止痛为法，筛选药物组成参芪抑糖通络丸治疗 DPN。通过临床观察发现，该方可以改善 VPT 和 ABI、缓解糖尿病神经病变症状，提高患者生活质量，达到治疗 DPN 的目的。参芪抑糖通络丸方由人参、黄芪、生地黄、山药、山茱萸、茯苓、鸡血藤、丹参、川芎、黄精、枸杞子、苍术、知母等药物组成，全方补泻兼施，标本同治。现代药理学研究证实，黄芪对 2 型糖尿病有促进胰岛 & 细胞分泌胰岛素的作用[6]；生地黄、枸杞子、山茱萸、山药等含丰富的维生素、微量元素、氨基酸及蛋白质，能营养神经细胞；鸡血藤、丹参、川芎等可扩张血管，降低血黏度，改善末梢循环，加强神经周围的血供，促进神经细胞修复；丹参、黄芪还具有醛糖还原酶抑制作用[7]。通过本临床观察，参芪抑糖通络丸对于 DPN 的 VPT 和 ABI 以及肢体麻木、疼痛等有显著的改善作用。动物试验证实，该制剂对试验小鼠无急性毒性反应，表明临床使用是安全的。

从《金匮要略》谈糖尿病及其并发症的辨证

《金匮要略》是我国现存最早的一部诊治杂病的专著，是张仲景创立辨证理论的代表作。古今医家对此推崇备至，称之为方书之祖、医方之经、治疗杂病的典范。糖尿病是由于胰岛素分泌缺陷和（或）胰岛素作用缺陷而引起的一组以慢性血糖增高为特征的代谢疾病群，以口渴、多饮、多食、身体逐渐消瘦为主要表现。久病可以引起多系统损害，其慢性并发症可遍及全身各重要器官，且发病率逐年上升，严重威胁人类健康。中医虽无此病名，但依据症状表现，当归属"消渴"范畴。其最早记载，首推《内经》之后《金匮要略》设消渴病篇论述其辨证论治，而金元以降，多宗"三消"分治。然而本病病机复杂，变证丛生，并发症较多，远非一法一方所能治。

本文以《金匮要略》《伤寒论》等相关论述为指导，将糖尿病及其并发症的治法归结如下，以期为临床治疗提供借鉴。

1 清热生津法

本法适用于肺胃热盛，津气两伤之上、中消证。其表现为口渴多饮，虽饮而渴不解，伴口舌干燥，脉大滑实等症，方以白虎加人参汤为主，可随症加入花粉、葛根、麦冬等。正如《金匮要略》云："渴欲饮水，口干舌燥者，白虎加人参汤主之。"方中白虎汤清肺胃之热，加人参益气健脾以生津，此方为后世治疗糖尿病主方之一。

2 温阳化气法

《金匮要略》曰:"男子消渴,小便反多,以饮一斗,小便一斗,肾气丸主之。"论述了肾阳虚弱,命门火衰,既不能蒸腾津液以上润,又不能化气助阳以摄水的下消证治。其表现为渴饮无度,尿频无制,舌淡苔白,脉多沉细。方用八味肾气丸补肾阳之虚,恢复其蒸津化气之功,则消渴自止。

3 通腑止渴法

《金匮要略》云:"趺阳脉浮而数,浮即为气,数即消谷而大坚;气盛则溲数,溲数即坚,坚数相搏。"即为消渴阐述了胃热气盛,逼迫津液偏渗膀胱而形成的中消证。其以消谷善饥,小便数,大便坚为主症。然本条重论机理,未出治方。后世医家多谨守本条病机,采用仲景调胃承气汤加减以通腑泄热,生津润燥以止渴。该方对于以尿频、便干为主要表现者每多获效。

4 滋阴泄热法

《金匮要略》消渴篇首条即云:"厥阴之为病,消渴,气上冲心,心中疼热,饥而不欲食,食则吐下之不肯止。"此条仲景置于消渴篇之首,其用意自然明了,当为消渴病之纲领。然因其又见于《伤寒论·厥阴病》篇,以致后世医家不明仲景之意,多言此消渴乃厥阴病热胜之症,不可与消渴病混为一谈,或言此为错简,或言采《伤寒论》条文凑入。岂不知厥阴乃风木之脏,内寄相火,若木郁生热,则风火相煽,燔烁津液则成消渴。对此清代名医陈修园早已论及,而广西的刘力红在《思考中医》中更有详尽阐述。治当选乌梅丸滋阴泄热,温阳通降以解木火内炽,而方中乌梅、人参更能生津以止渴,故用治消渴,甚为确当,尤适用于糖尿病伴慢性腹泻者。

5 活血化瘀法

糖尿病为慢性消耗性疾病，其病程较长，缠绵难愈。中医认为久病多瘀，久病入络。加之本病以热淫津伤为总因，日久必致气虚不运，津亏血瘀，瘀热阻滞，脉络不通。《金匮要略》十六篇有云："病者如热状，烦满，口干燥而渴，其脉反无热，此为阴伏，是瘀血也，当下之。"初次提出了瘀血致渴的证治。之后唐容川在《血证论》中明确提出"瘀血致渴及从瘀治渴"的观点。近代施今墨、祝堪予也从瘀血论治消渴病。当今医家亦认为瘀血内阻是糖尿病及其并发症的主要机理，活血化瘀为治疗糖尿病的主要途径之一。如广州熊曼琪等人经多年临床及试验研究，提出了加味桃核承气汤能降低血糖水平，改善消渴症状，并有防治及减轻糖尿病血管并发症的作用。故临床凡见病程较久，伴有明显血管病变者，均可采用本法治疗。方选《金匮要略》下瘀血汤、桃核承气合增液汤等。而陈氏则提出了用大黄虫丸加味治疗本型消渴，对年老体虚者更为有效。

6 化气利水法

《金匮要略》不仅论述了消渴的证治，对消渴并发症也有论述。如第十三篇《消渴小便不利淋病脉证并治》第四条曰："脉浮，小便不利，微热消渴者，宜利小便发汗五苓散主之。"第五条："渴欲饮水，水入则吐者，名曰水逆，五苓散主之。"第十三条："脉浮发热，渴欲饮水，小便不利者，猪苓汤主之。"此三条原文详尽论述了消渴患者感受外邪致水热互结膀胱，气化不行并发小便不利的证治。但因其均见于《伤寒论》，故后世医家多明确指出不属消渴病的范畴，此说实难令人信服。众所周知，《伤寒论》《金匮要略》原本为一书，而仲景行文又惜墨如金，何以如此多的条文前后重复？所以张氏认为"外感病邪客膀胱，固然可致口渴欲饮之消渴，内伤杂病中的消渴病，亦可因兼感外邪，而使已伤之津液更加难以周流，"此说深谙仲景之意而合临床实际，故当遵从。临证时初感外邪而兼见发热，小便不利者，宜用五苓散加味化气利水以止渴。但消渴毕竟是阴虚内热之病症，若水热互结日久，则阴更伤，故当用猪苓汤加减以育阴利水而治之，笔者以为此亦为仲景在行文上先后有别之用意。

7 温肾健脾法

此法适用于糖尿病合并肾病型水肿患者，方以栝蒌瞿麦丸加味。如《金匮要略》三篇云："小便不利，有水气，其人若渴，栝蒌瞿麦丸主之。"文中"若渴"据校勘当为"苦渴"，即苦于口渴不解。此即仲景将本条未列入水气病而列入消渴病篇讨论之缘由。消渴之病本为阴虚，日久不解必及于肾，阴损及阳而致肾阳衰微，气化不行，则既不能化津上承以润燥，又不能助膀胱气化以行水，故成上燥下寒之候。栝蒌瞿麦丸乃肾气丸之变剂，方中附子、山药、茯苓温肾健脾为主药，栝蒌根生津润燥以治本，瞿麦利水以消肿，诸药合用共奏温肾健脾利水，润燥生津止渴之功。王氏报道以本方加味治疗糖尿病合并肾病型高度浮肿2例疗效甚佳。本症进一步发展而成阴亏兼脾肾阳气俱虚，肿势尤甚者，则可用真武汤合猪苓汤温阳育阴以利水。

8 化瘀通淋法

此法适用于糖尿病合并尿路感染者。《金匮要略》消渴病篇第十一条曰："小便不利，蒲灰散主之；滑石白鱼散、茯苓戎盐汤并主之。"本条叙证极简，而治疗却三方并列，意在示人消渴所并发之淋证，虽均为日久病及下焦，瘀热、湿邪阻络，气机不利所致，然多有偏重，机理不一。临证时当谨守病机，随证而治。若湿热偏胜而致小便不利，尿道涩痛，小腹急痛者，可用蒲灰散加味，化瘀利窍以泄热。若热胜血瘀所致之血淋，以血尿，小便淋涩不畅，尿道刺痛，小腹胀满为主者，则用滑石白鱼散加味以化瘀止血，凉血利尿。如以中焦脾虚，下焦湿盛所致之小便滴沥不畅，尿后余沥不尽，当用茯苓戎盐汤健脾利湿益肾为宜。三方临证应用时均可酌加生津止渴之品以收标本同治之效。

9 宣痹通络法

本法适用于糖尿病并发周围神经病变，即中医所谓的消渴合并血痹。消渴日久不愈，气血阴阳俱虚，血脉失充，脉络空虚，极易遭受外邪侵袭，以致营卫失和，血行涩滞，不能濡养肢体肌肉筋脉，故有肢体麻木疼痛等症。此病机与《金匮要略·虚劳病》所论血痹之病机如出一辙。故临证时选用治疗血痹之主方黄芪桂枝五物汤加活血通络，益气生津之品治疗本病，每多获效。该方现已被广泛用于治疗糖尿病血管神经病变。

由于糖尿病病机十分复杂，涉及免疫、代谢、内分泌、血流变等多个领域。而其后期并发症更是累及多个组织器官，且在不同阶段、不同个体上症状表现及病机症候各不相同，故以上诸法诸方也并非能尽愈临床诸疾。本文亦不过抛砖引玉，只要我们能认真研读《伤寒论》《金匮要略》，遵仲景之法而勿囿于成方，谨守病机，活用经方，定能提高糖尿病及其并发症的治疗水平。